MANUAL DE

CIRUGÍA PLÁSTICA PARA PÚBLICO GENERAL

EDICIONES UNIVERSIDAD CATÓLICA DE CHILE
Vicerrectoría de Comunicaciones y Asuntos Públicos
Alameda 390, Santiago, Chile
editorialedicionesuc@uc.cl
www.edicionesuc.cl

MANUAL DE CIRUGÍA PLÁSTICA PARA PÚBLICO GENERAL
Dr. Pedro Vidal G-H.
Editora Ejecutiva: Marzia Simonetti C.

Enero 2010
ISBN N° 978-956-14-1108-1

Primera edición
3.000 ejs.
Corrección Gramatical y Ortografía: José Hernández.
Diseño y Producción Gráfica:
Juan Carlos Jara y Daniela Jaramillo
Impresor: Salesianos Impresores S.A.

CIP - Pontificia Universidad Católica de Chile
Vidal, Pedro.
Guía de Cirugía Plástica para Público General / Pedro Vidal G.H.
1. Cirugía Plástica-Manuales
2010 617.952+ddc22 RCAA2

MANUAL DE
CIRUGÍA PLÁSTICA PARA PÚBLICO GENERAL

Dr. Pedro Vidal G.H.
Profesor de Cirugía Plástica y Reconstructiva
Pontificia Universidad Católica de Chile.
Editor, Revista Chilena de Cirugía Plástica.
Presidente, Sociedad Chilena de Cirugía Plástica, 2008 - 2009.
Fellow, Royal College of Surgeons of England.
Director y Vicepresidente, Sociedad Chilena de Cirugía Plástica, 2004 - 2007.

PONTIFICIA UNIVERSIDAD CATÓLICA DE CHILE
EDICIONES UC

Nota del autor

NOTA DEL AUTOR

La Medicina es una ciencia inexacta y siempre cambiante. Las opiniones vertidas en este texto no pueden considerarse absolutas ni terminantes. Este libro muestra la forma habitual de proceder de la mayoría de los Cirujanos Plásticos calificados y con un buen entrenamiento académico, sin poder considerarse verdades tautológicas.

Sin duda, se encontrarán diferencias de opinión o del modo de realizar las operaciones. Más aún, como la Medicina está en constante desarrollo, los cirujanos van incorporando innovaciones tecnológicas y cambiando los procedimientos quirúrgicos en pro de un mejoramiento constante. Recuerde que este manual es un apoyo para su conocimiento sobre la Cirugía Plástica, pero no reemplaza la indispensable consulta con un especialista acreditado.

Los textos de este libro han sido revisados por Cirujanos Plásticos de reconocida trayectoria nacional e internacional, a modo de brindar al lector una visión más amplia.

Conten

CONTENIDOS

dos

SECCIÓN 2: CIRUGÍAS PLÁSTICAS MÁS FRECUENTES

SECCIÓN 3

PRÓLOGO

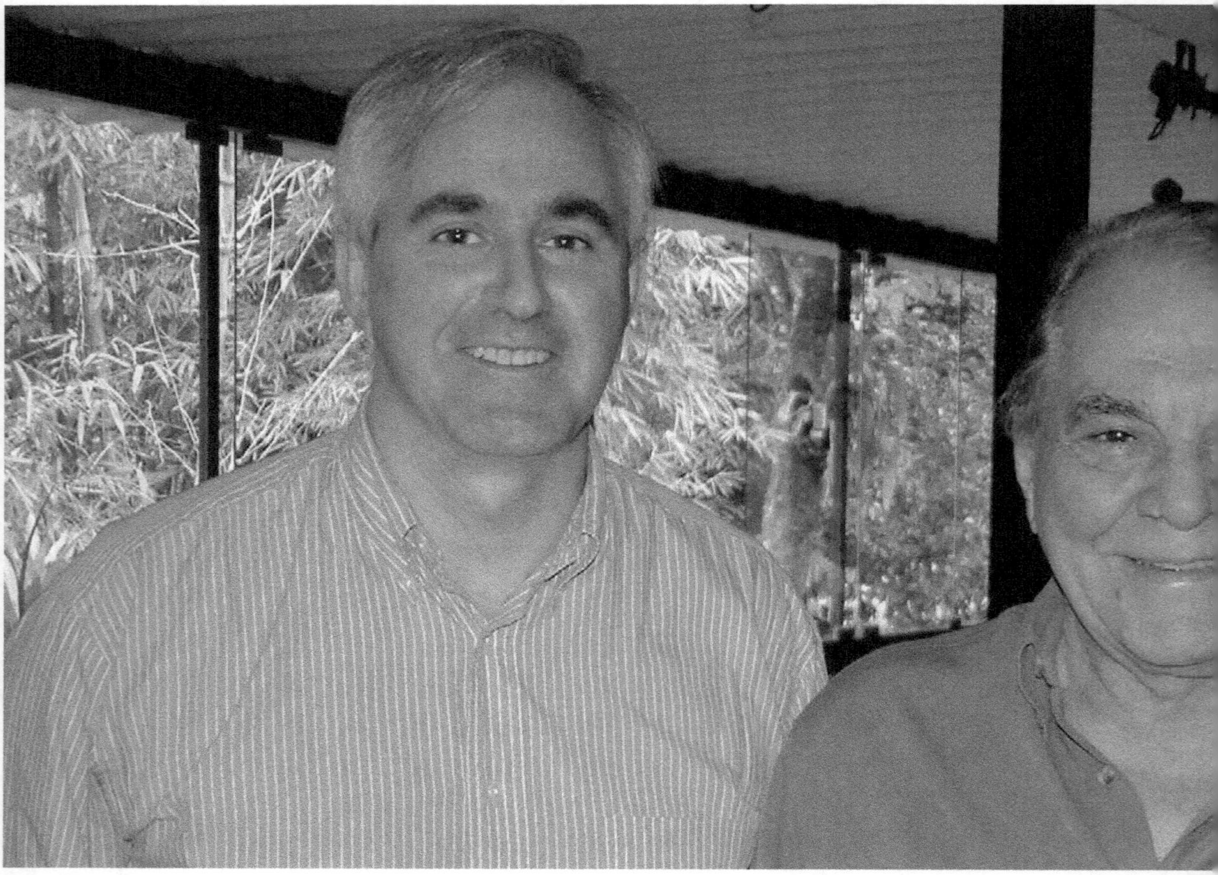

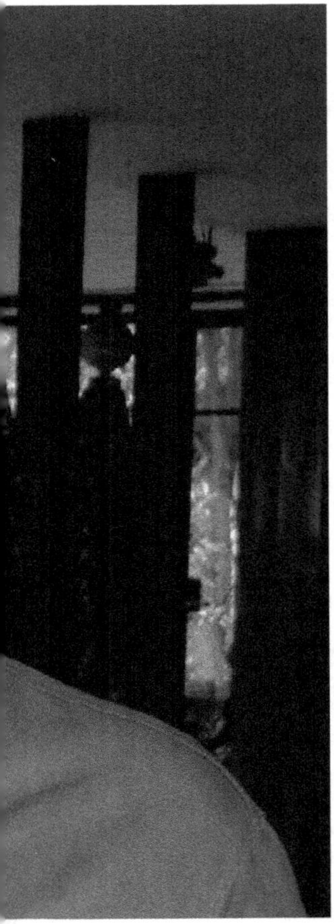

El siglo XX ha sido testigo de una consolidación de la Cirugía Plástica, noble rama de la Cirugía General, como una de las más importantes especialidades quirúrgicas. Recorriendo un largo camino, la Cirugía Plástica conquistó su espacio con el refinamiento de la enseñanza y el perfeccionamiento de las técnicas quirúrgicas, asegurando así resultados cada vez más satisfactorios y espectaculares.

Los seres humanos tienen el derecho legítimo de corregir deformidades y de rejuvenecer su fisonomía mediante la ayuda y creatividad de los profesionales que trabajan en esta área. En sus comienzos, la Cirugía Plástica era practicada por muy pocos cirujanos y los resultados eran discretos. Actualmente se puede encontrar Cirujanos Plásticos bien entrenados, incluso en hospitales pequeños. Esto se debe al proceso continuo de enseñanza y aprendizaje por parte de los especialistas con más experiencia, con el deseo profundo de compartir sus conocimientos a través del desarrollo académico en las Universidades.

El "Manual de Cirugía Plástica" escrito por mi estimado colega y discípulo Dr. Pedro Vidal G-H., muestra al lector los diversos procedimientos quirúrgicos, que realizados por manos de profesionales capacitados conllevan un alto grado de satisfacción. Para esto el autor resalta que es importante escoger un profesional calificado y bien entrenado, que sea capaz de aclarar y detallar lo que cada acto quirúrgico puede ofrecer.

Es para mí un gran honor presentarles el "Manual de Cirugía Plástica" del Dr. Vidal, que, sin duda alguna, servirá su propósito de informar correctamente a todos los interesados y a aquellos que deseen someterse a una Cirugía Plástica.

Profesor Ivo Pitanguy
Rio de Janeiro, Brasil

El Profesor Ivo Pitanguy es Profesor Titular del Curso de Post Graduados en Cirugía Plástica de la Pontificia Universidad Católica de Rio de Janeiro y del Instituto de Post Graduados Médicos Carlos Chagas. Jefe de la Cátedra de Cirugía de la Santa Casa da Misericórdia do Rio de Janeiro. Es también miembro titular de la Sociedade Brasileira de Cirugía Plástica, de la Academia Nacional de Medicina y de la Academia Brasileira de Letras. Fellow of American College of Surgeons, Fellow of Irish College of Surgeons, TCBC.

INTRODUCCIÓN

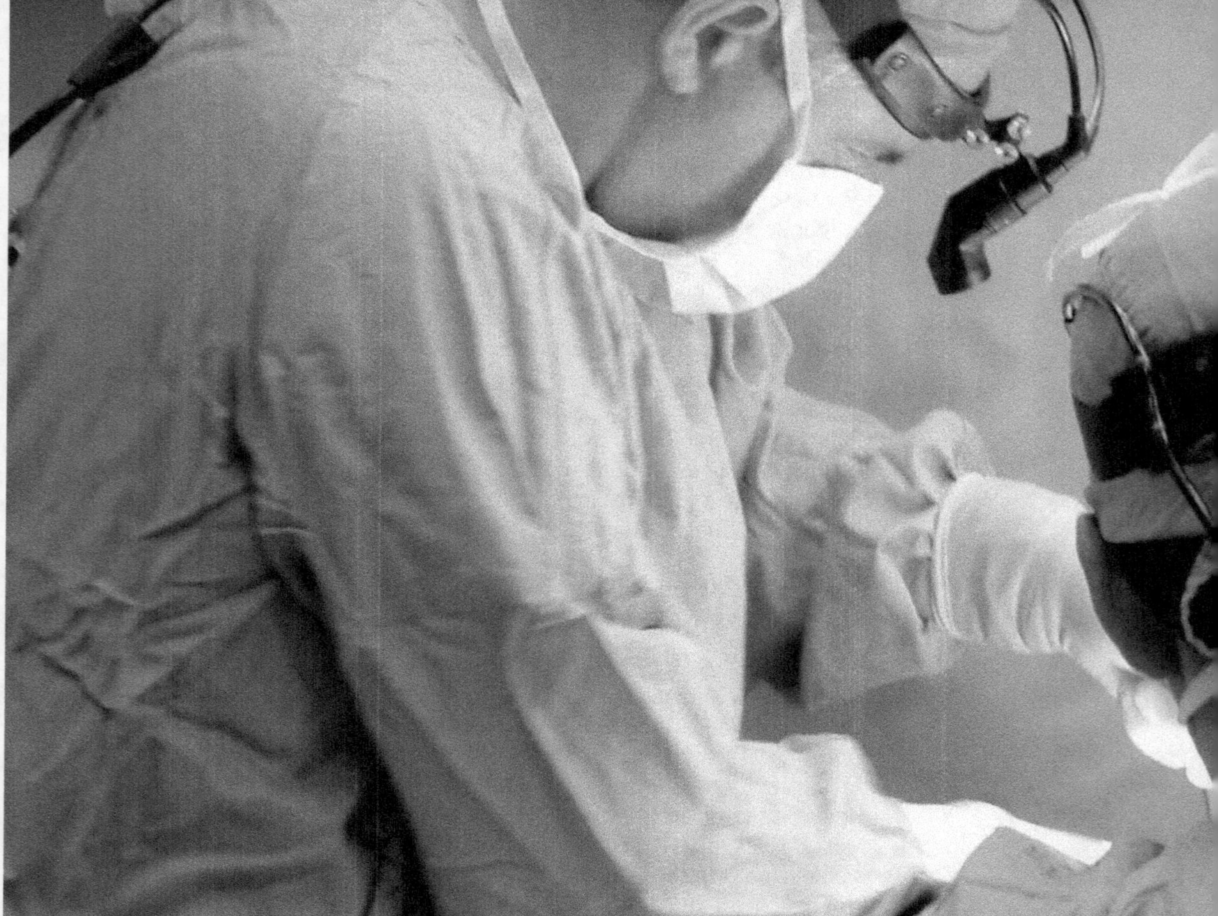

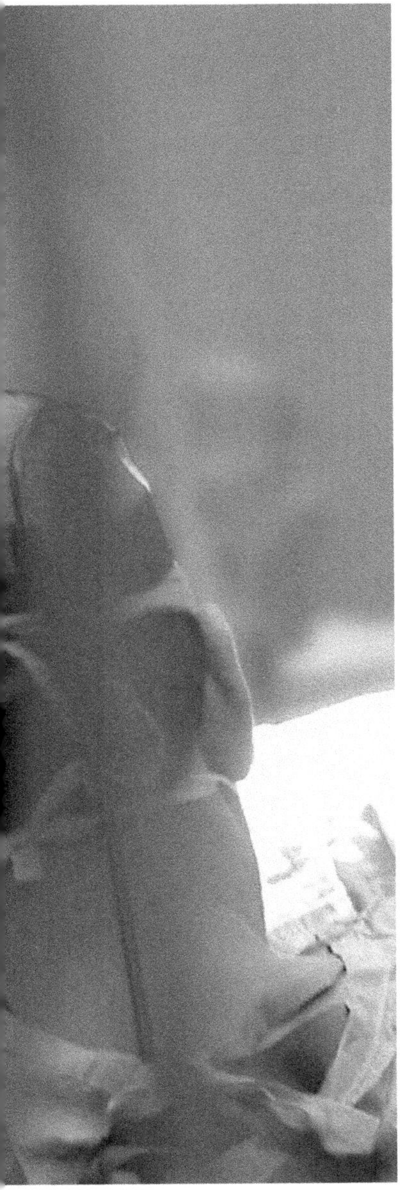

La Cirugía Plástica debiera ser, para la mayoría de las personas, un regalo a sí mismos, una manera sana de superar complejos que limitan la vida diaria de muchos y entorpecen sus relaciones interpersonales. Es común que cuando los pacientes asisten a su primera consulta lleguen no sólo por un problema estético sino, además, con una serie de prejuicios por el desconocimiento y la falta de información respecto al tema.

Para los profesionales que practicamos esta disciplina es una obligación entregar información, que sirva de guía y orientación para todos los que necesitan o quieren someterse a una Cirugía Plástica. Esa fue una de las principales razones que motivaron la realización de este manual, que reúne años de experiencia y que hoy llega a ustedes para explicar los temas más recurrentes de manera clara, sintética y responsable.

La Encuesta Nacional Bicentenario realizada en Enero del 2009 por la Pontificia Universidad Católica y Adimark, llamada "Una mirada al alma de Chile", mostró datos muy relevantes: Sobre el 70% de la población se encuentra disconforme con su apariencia física, y el 60% de las mujeres chilenas se haría alguna Cirugía Estética, siendo la proporción discretamente menor en los hombres.

Queremos poner en sus manos lo básico para conocer y entender un poco más sobre la verdadera revolución que ha significado el desarrollo de la Cirugía Plástica en el último tiempo. El nuevo siglo ha situado esta rama de la medicina, como una práctica absolutamente integrada a la vida actual razón por la que, informar es responder a la necesidad que tienen todos los interesados por educarse en el tema.

Muchos de ustedes han buscado respuesta a sus inquietudes en mi primer libro, donde intenté responder y explicar los procedimientos más comunes de la Cirugía Plástica en la forma más completa y objetiva posible. Felizmente tuvo una gran acogida y ha sido un referente y guía para pacientes a lo largo del país. Mi intención, al escribir esta nueva edición, es complementar la información entregada anteriormente, con los últimos avances y, a la vez, contestar nuevas preguntas. Este conocimiento les ayudará a tomar una decisión consciente basada en información objetiva y real.

Dr. Pedro Vidal García-Huidobro
Santiago, Chile 2010.

LA LECTURA DE ESTE LIBRO

Este libro, que hemos llamado Guía de Cirugía Plástica, fue creado y pensado originalmente para el público femenino, sin embargo hoy también sirve para los hombres interesados en el tema. El número de varones que se opera anualmente sigue en aumento vertiginoso.

Usted encontrará toda la información que necesita para tomar una buena decisión en el momento de someterse a una intervención quirúrgica de Cirugía Plástica Estética. Debe tener en cuenta, sin embargo, que las técnicas quirúrgicas y tecnologías evolucionan constantemente, por lo mismo siempre habrá preguntas y dudas por aclarar. La práctica de la Cirugía Plástica es infinitamente más complicada que lo que podría ser transmitido al lector a través de un libro.

El propósito de este libro es facilitar la comunicación entre usted y su Cirujano Plástico, pero de ninguna manera debe ni puede reemplazarlo. Recuerde que un Cirujano Plástico acreditado sabe muy bien cómo tratar el tema que a usted le preocupa. Cabe destacar la importancia de evitar el autodiagnóstico y tomar en cuenta que toda decisión sobre procedimientos quirúrgicos debe ser evaluada en conjunto con su cirujano tratante.

Es importante que los hombres también acompañen a sus mujeres en la lectura de este libro para que puedan comprender el complejo proceso al cual está siendo sometida, como también el valioso apoyo psicológico y afectivo que le pueden brindar a su pareja.

Como Cirujano Plástico, he dedicado muchos años a ayudar a pacientes a entender qué es lo que exactamente pueden esperar de la Cirugía Estética y al mismo tiempo, explicarles lo que no van a lograr a través de intervenciones quirúrgicas.

La Cirugía Plástica comprende la restauración de tejidos dañados o anormales para convertirlos en normales, toda vez que esto sea posible.
La Cirugía Estética describe las técnicas usadas para mejorar tejidos y estructuras normales, que a través de las operaciones mejoran su aspecto. Los Cirujanos Plásticos calificados son los médicos idóneos para con su habilidad y destreza quirúrgica reconstruir lo anormal y mejorar lo normal.
Hay dos grandes grupos de pacientes. Los que simplemente buscan arreglar pequeños defectos físicos (producidos por el paso de los años y la fuerza de gravedad) ya que desean verse tan joviales como se sienten.
El otro grupo de pacientes, que son gran inspiración de nuestra profesión, son los que necesitan cirugía reconstructiva, debiendo someterse a procedimientos de mayor envergadura (producidos por enfermedades, accidentes o cáncer de la piel, pechos y mucosas).
En ambos casos es necesario que el paciente converse con su médico y analicen los posibles resultados de la intervención quirúrgica, dado que es fundamental manejar las expectativas cuando éstas no son reales.
Es importante recordar que falsas expectativas pueden causar grandes desilusiones para un paciente que sólo necesita recuperarse, sabiendo que el resultado que obtuvo fue lo mejor que la ciencia, su propia fisiología y la experiencia de su médico pudieron lograr.

Sección

SECCIÓN 1: LOS 7 PASOS DE UNA CIRUGÍA EXITOSA

Los 7 pasos de una cirug

I. DECIDIR SI USTED REQUIERE UNA CIRUGÍA ESTÉTICA Y AVERIGUAR SI ES UNA BUENA CANDIDATA PARA ELLO.

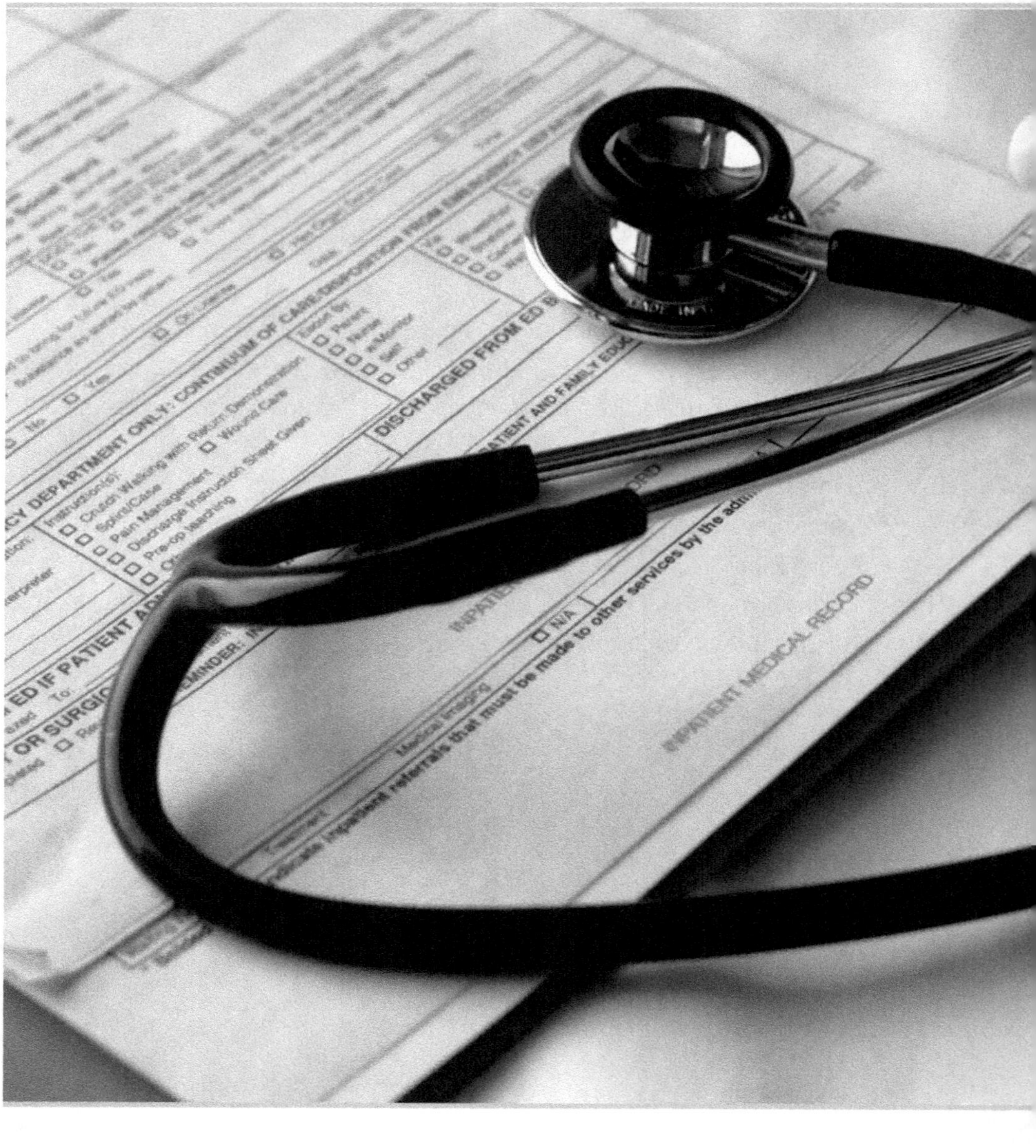

¿SOY UNA BUENA CANDIDATA PARA CIRUGÍA PLÁSTICA?

La apariencia física, de nacimiento o adquirida, afecta la percepción de sí mismo y la interacción con los demás. Nuestra autoestima se basa, en gran parte, en nuestra apariencia física. La decisión sobre una cirugía no es para los demás, ni para complacer a otro, es suya y de nadie más.

La dificultad consiste en balancear los potenciales riesgos con los beneficios anticipados. Es necesario tomar en cuenta los costos financieros, el tiempo de ausencia de la actividad laboral, el riesgo médico y la posibilidad de sufrir decepción, imaginaria o real. Es imposible predecir si el resultado final justificará pasar por este camino lleno de obstáculos. Sólo usted puede tomar esta determinación. Este libro destaca temas importantes a considerar.

Los aspectos emocionales y racionales no siempre se compatibilizan al momento de presenciar los resultados de una Cirugía Estética o reconstructiva. Este punto es importante considerando que el cuerpo humano es completamente asimétrico, es decir, el lado izquierdo es distinto al lado derecho. Esto puede comprobarse si nos miramos en una fotografía u observamos los pechos de cualquier mujer, que son siempre diferentes entre sí.

El conflicto interno para algunas pacientes no es un tema menor, ya que muchas veces la culpa aparece asociada con el patrón de situar a los demás antes de sí mismas. Esta costumbre, que muchas mujeres poseen, de postergarse a favor de los hijos, la casa, el marido y el trabajo les causa un gran sentido de culpa al momento de someterse a un procedimiento quirúrgico. Otro factor para un posible sentido de culpa es la sensación de banalidad por un acto, que en nuestra sociedad, podría calificarse como frívolo. Hace 50 años la estética dental era considerada una banalidad. Cabe preguntarse si hoy día alguien consideraría frívolo poner frenillos dentales a una adolescente. ¿Entonces, cuál sería la diferencia con reducir la montura de la nariz de una joven universitaria?

> Por último me permito recordarle que si tiene una afección cardíaca, consulte a un Cardiólogo, si padece de un problema digestivo, consulte a un Gastroenterólogo, y por lo mismo si desea realizarse una Cirugía Estética, visite a un Cirujano Plástico. La decisión de visitar al especialista certificado le dará la seguridad que a usted como paciente le corresponde.

II. ELECCIÓN DE UN CIRUJANO PLÁSTICO ACREDITADO Y UN CENTRO MÉDICO SEGURO.

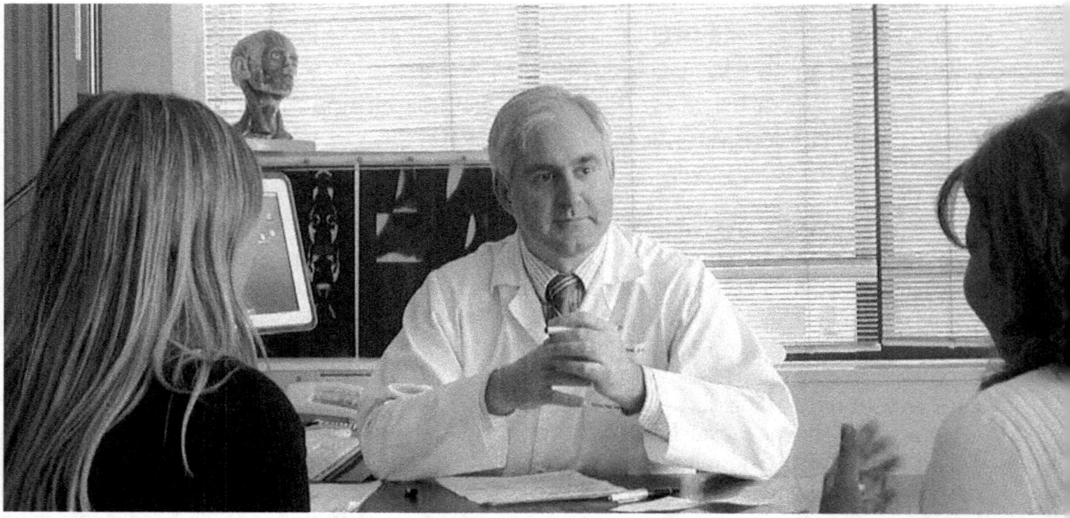

Planear una Cirugía Plástica no es muy distinto a organizar un viaje. Debe manejar algunos detalles que le ayudarán a planificar en forma pensada e inteligente. Por ejemplo considerar su agenda de trabajo, la época del año, las compras para dejar la casa abastecida mientras esté convaleciente, contactar a algún familiar de confianza para que continúe con las labores domésticas mientras usted se recupera.

Debe tomar en consideración que todo procedimiento quirúrgico provocará molestias e hinchazón y que influirá en su aspecto físico, por lo que se recomienda distanciar los eventos sociales a semanas de la operación. Igualmente importante es pensar qué se les dirá a los compañeros de trabajo y al círculo de personas cercanas. Finalmente, recuerde que usted no podrá conducir un vehículo de vuelta a casa por lo que se recomienda ponerse de acuerdo para que algún familiar lo acompañe.

Cualquier operación necesita cierta preparación, la cual va desde informar al paciente hasta el cuidado de la alimentación e ingesta de medicamentos en los días previos a la cirugía.

El estado anímico adecuado es esencial: el paciente debe llegar a operarse con un estado psicológico positivo, ya que en una intervención la tranquilidad es muy importante.

Es una situación similar a subirse a un avión: en ninguna de las dos usted tiene el control, éste queda en manos del piloto o del Cirujano. Usted como paciente debe confiar en que ellos, junto a sus respectivos equipos de trabajo, están preocupados por que usted "llegue a puerto" en forma segura.

Títulos y estudios de un Cirujano Plástico

- Título de Médico.
- Magíster en Cirugía General.
- Magíster en Cirugía Plástica.
- Miembro de la Sociedad Chilena de Cirugía Plástica.
- Certificación de Cirugía Plástica por CONACEM.

Se requiere un mínimo de 13 años de estudios para obtener la especialidad de Cirujano Plástico:

Medicina .... 7 años
Cirugía General .... 3 años
Cirugía Plástica .... 3 años

ESTÁNDARES DE SEGURIDAD

Si usted desea comprar un auto, preguntará todo, inclusive la marca de los neumáticos, verá otros modelos y no dejará de visitar a otros vendedores. Con mayor razón aún, cuando se trata de su cuerpo, usted debe informarse adecuadamente, consultar segundas opiniones y quizás pedir consejo a un médico de confianza. La Cirugía Plástica es un área que atrae a muchos médicos no especialistas a practicarla. Las razones son obvias: es una especialidad de gran prestigio y bien remunerada, pero para llegar a desempeñarla en forma adecuada hay que estudiar por lo menos trece años.

¿TENDRÁ SU MÉDICO LA EXPERIENCIA ADECUADA?

Lo más indicado es que usted le pregunte al médico directamente por su entrenamiento, incluso que le pida un resumen escrito, el cual debiera estar preparado en forma de currículum. En éste encontrará su historia académica y profesional: en qué Universidad y año se tituló de Médico Cirujano, dónde realizó su beca de Cirugía General, y la subespecialidad de Cirugía Plástica, en qué clínica u hospital trabaja.
Es improbable que una clínica de prestigio permita a un médico cirujano realizar procedimientos para los cuales no tiene entrenamiento. Usted tiene derecho a solicitarle a la clínica antecedentes del especialista que desea ver o que ya visitó. Además, puede contactarse con las instituciones oficiales, como la Sociedad Chilena de Cirugía Plástica Reconstructiva y Estética (www.sociedadcirugiaplastica.cl) y la Corporación Nacional de Especialidades Médicas (CONACEM) para verificar la información.
No confíe en los diplomas que cuelgan en las paredes, ya que existen múltiples entidades de escueta reputación que los otorgan sin mayor certificación. Una tarjeta de visita o aviso en Internet donde dice "Cirugía Plástica" no quiere decir que ese médico sea Cirujano Plástico y menos que esté acreditado.

CUIDADOS AL ELEGIR SU CIRUJANO PLÁSTICO

Cada vez que los seres humanos elegimos y decidimos nos enfrentamos a la posibilidad de errar. Para no equivocarnos en la elección del Cirujano Plástico es importante tener claro que no debemos tentarnos con avisos comerciales o publirreportajes sobre médicos que promueven sus talentos y ofrecen soluciones instantáneas. Tampoco es óptimo elegir al cirujano por lo conveniente que nos resulte el precio, a veces "lo barato cuesta caro".

Por otra parte, debe analizar la Clínica u Hospital donde el Cirujano Plástico elegido realiza sus operaciones. Es indispensable que la infraestructura sea la adecuada y que el personal posea la experiencia necesaria para actuar y resolver satisfactoriamente cualquier evento inherente a toda intervención quirúrgica. Estudios revelan que al menos un 20% de las operaciones de Cirugía Estética es realizado por médicos no especialistas. Con este conocimiento, es su deber asegurarse que cualquier operación de Cirugía Estética sea hecha por un especialista, es decir, un Cirujano Plástico calificado. La evaluación más importante de un Cirujano Plástico es la que realizan sus propios pares, para eso la Sociedad Chilena de Cirugía Plástica en su sitio de Internet (www.sociedadcirugiaplastica.cl), puede ser de mucha ayuda. Las sociedades de Cirugía Plástica de cada país acreditan y califican a sus especialistas. Todas ellas se llaman "Sociedad de Cirugía Plástica de...", y no son Sociedades Esteticistas ni de especialistas en "Medicina Estética", que no son una especialidad académica reconocida.

RELACIÓN DE CONFIANZA

Cualquier intervención de Cirugía Plástica, estética o reconstructiva, necesita de una relación honesta y transparente. El paciente debe confiar en el médico que ha elegido y éste, a su vez, no debe crear falsas expectativas o prometer resultados mágicos cuando éstos no son posibles. Más aún, **la Cirugía Plástica, al igual que cualquier rama de la medicina, no ofrece garantía de resultados**, por lo que la confianza en su médico es fundamental.

Cuando el paciente elige su Cirujano también está escogiendo a todo un equipo médico y a un hospital o clínica, por lo que su elección debe ser responsable y racional.

De la misma forma, su médico debería explicar el procedimiento completo incluyendo otras alternativas, todas las limitaciones y los riesgos, preocupándose de ser detallista al momento de describir la recuperación y las dudas respecto a la intervención misma. Si usted siente que sus preguntas no quedan totalmente contestadas, que no logra establecer una empatía con su cirujano o simplemente está disconforme, busque una segunda opinión calificada.

Legislación de Especialidades Médicas en Chile

■ La ley de Chile reconoce sólo Médicos Generales, sin distinción de especialidad médica. Esto permite que médicos generales hagan propaganda de "ser" especialistas en cualquier área, publicitando sus servicios como expertos a través de diversos medios de comunicación, sin una certificación académica. Más aún, existen médicos extranjeros que por convenios de gobiernos de hace 100 años, pueden practicar la medicina en Chile, sin necesidad de certificación alguna, lo que ocasionalmente permite trabajar a médicos cuyo entrenamiento básico es deficiente. Existe, sin embargo, una comisión nacional que reconoce a los especialistas llamada CONACEM (Corporación Nacional de Especialidades Médicas) a la que se puede consultar, además de la Sociedad Chilena de Cirugía Plástica.

www.cirugiaplastica.cl
www.sociedadcirugiaplastica.cl
www.conacem.cl

III. INFORMARSE Y CONOCER LOS FACTORES DE RIESGO.

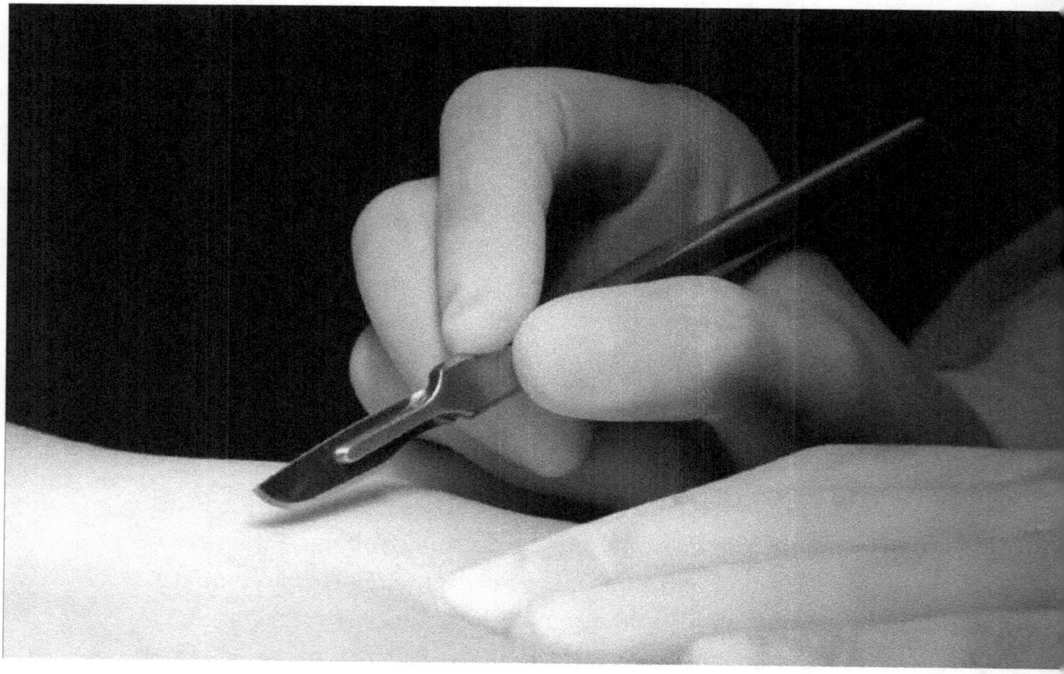

DATOS QUE DEBEMOS MANEJAR.

Todo lo que hacemos en la vida se asocia a un cierto riesgo: permanecer en nuestra casa o salir de ella, conducir un automóvil, cruzar la calle, ir a un asado, cortar el pasto, viajar en Metro, etc.

La Cirugía también implica un riesgo, ya que, como en cualquier operación, la experiencia quirúrgica y de recuperación dependerán, en gran medida, de la genética de cada paciente, porque somos seres únicos e irrepetibles que funcionamos en forma diferente. Hay otros riesgos que son propios de la Cirugía Plástica, porque la seguridad es un término relativo. Es imposible probar que un procedimiento quirúrgico es absolutamente seguro. Por otro lado, es realista y apropiado comparar, por ejemplo, dos procedimientos y concluir que uno es relativamente mejor y más seguro que el otro. Es deber del paciente informarse de las posibilidades que tiene, para que pueda optar por la alternativa más segura.

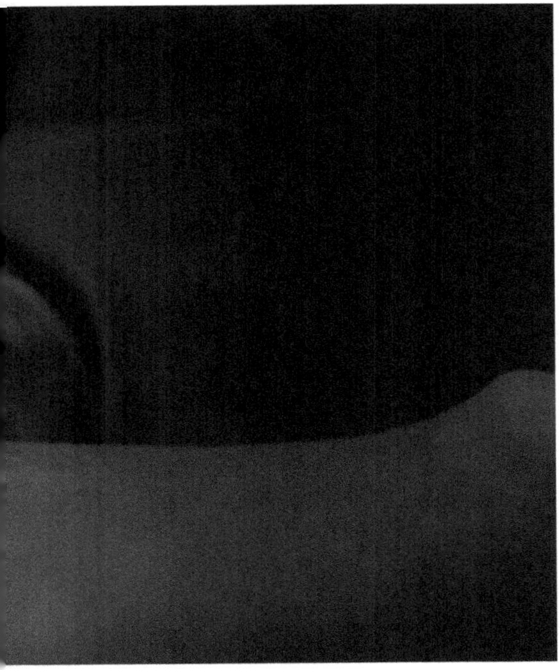

Prevenir complicaciones debiera ser un tema de preocupación constante, tanto para pacientes como para Cirujanos.

Una forma de prevenir complicaciones para los pacientes es contar con la información necesaria acerca de cada operación y sus riesgos. En cambio, un buen consejo para los médicos es evitar pacientes con expectativas irreales, y con un historial médico con problemas serios. En general, muchas de las complicaciones están directamente relacionadas con la falta de criterio, demasiada confianza y poco conocimiento en la materia. Hay otras producidas por las características genéticas de cada paciente.

TABAQUISMO, UN GRAN RIESGO ADICIONAL

Fumar cigarrillos produce placer, si no nadie fumaría, sin embargo los efectos del tabaco en el organismo son devastadores, desde el cáncer, alteraciones en la piel, enfermedades cardiovasculares, respiratorias hasta alteraciones en el embarazo.

También está asociado al cáncer de labio, boca, faringe y esófago. Causante de la mayoría de los cánceres de pulmón, es un hábito que causa invalidez y muerte.

La piel está expuesta a los efectos del humo del tabaco en forma directa (por contaminación del aire). El tabaco contiene más de 4.000 sustancias químicas que se generan al prender un cigarrillo y las sustancias tóxicas procedentes del humo del tabaco llegan al pulmón cuando éste es inhalado. Estas sustancias son la Nicotina, el Alquitrán, Amonio, Arsénico, Formaldehídos y algunos químicos usados en insecticidas.

El humo del tabaco disminuye la oxigenación de los tejidos, especialmente de la piel, provocando la deshidratación de la epidermis y destruyendo las fibras elásticas de la dermis en forma indirecta.

Todo esto produce un envejecimiento cutáneo prematuro, es por esto que la mayoría de los fumadores tienen arrugas muy marcadas en el rostro, profundizando las líneas de expresión. El cutis se vuelve seco, apagado y de color amarillo grisáceo. Se produce también una dilatación de los poros, causada por los depósitos de alquitrán en la piel.

Más de 4 millones de personas, entre ellos 14 mil chilenos, mueren anualmente debido a enfermedades causadas por el tabaco. En Chile, casi el 42% de las personas fuman.

FACTORES DE RIESGO

Los factores de riesgo constituyen un tema poco grato para discutir en la relación médico-paciente, sin embargo, es importante hacerlo. Existen riesgos inevitables e inesperados, como un infarto cardíaco en cualquier momento de la vida, incluido el momento en que se realiza una cirugía. Por otra parte hay riesgos que se pueden evitar, como una mala elección del Cirujano Plástico, de su equipo médico o el centro donde se realizará la operación.

Ya sea por factores de riesgo personales del paciente o por otros externos a él, el equipo médico debe estar preparado para enfrentar situaciones inesperadas.

Para disminuir cualquier factor de riesgo es muy importante que el paciente informe a su doctor de cualquier antecedente que pueda influir en el desarrollo y resultado de la cirugía; por ejemplo, haber tomado algún medicamento como aspirina o Vitamina E en días previos a la operación, ya que inducirá a mayor sangrado.

COMPLICACIONES INESPERADAS

El riesgo estadístico de tener una complicación inesperada dentro de una operación de Cirugía Plástica es muy bajo, del orden de 1 cada 100 operaciones, en comparación con una operación de apéndice que es de 1 en 10, o una operación de hernia que es de 1 en 50. La complicación más frecuente en cualquier operación es una infección de la herida, riesgo que disminuye si se han seguido los cuidados necesarios durante el período pre y post-operatorio.

RIESGOS POST OPERATORIOS

La Cirugía Plástica, como cualquier cirugía, tiene riesgos asociados, tales como infecciones, que pueden ocurrir después de un procedimiento quirúrgico, éstas se tratan con antibióticos y ocasionalmente requieren remover los puntos para drenar el líquido acumulado.

Otro riesgo son los hematomas, que son una acumulación de sangre en el lugar de la incisión causando dolor e inflamación.

Existe también la posibilidad de presentar un seroma, que es una acumulación de fluidos dentro de una cavidad de la herida.

Es normal tener asimetrías en el cuerpo, así explicamos entonces que los pechos de una mujer o las dos mitades de la cara sean distintos entre sí. Después de una Cirugía Plástica, estas asimetrías siguen existiendo. Sin embargo, cuando éstas alcanzan niveles severos se recomienda la revisión quirúrgica.

Pérdidas de sensibilidad es otro factor normal que se recupera con el paso del tiempo en la mayoría de los casos.

La necrosis es un riesgo asociado al tabaquismo ya que compromete la circulación sanguínea y no permite cicatrizar normalmente.

La calidad de las cicatrices resultantes depende principalmente de la genética y antecedentes de las pacientes, y no de la calidad de la sutura, por lo que es un tema que debe analizarse cuidadosamente antes de cada operación.

Factores Personales de Riesgo

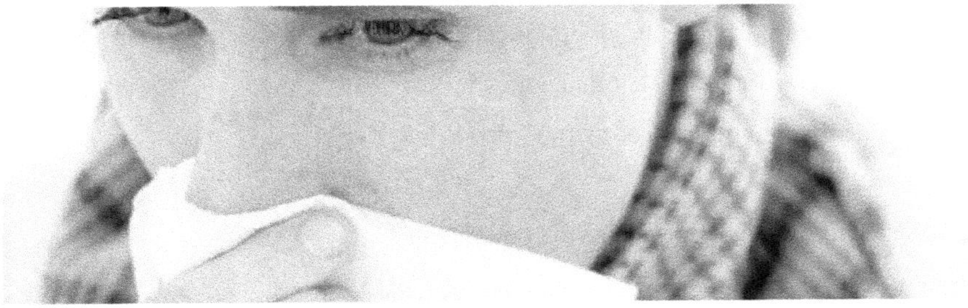

- No seguir rigurosamente los pasos de la recuperación.
- Ser vegetariana.
- Ser una persona frágil o enferma.
- Tener un historial médico complejo, por ejemplo, de trombosis.
- Ser fumador.
- Enfermedades no controladas: Diabetes, Hemofilia, Anorexia,
- Obesidad Mórbida, Bulimia, Hipertensión.
- Antecedentes de mala cicatrización.
- Inestabilidad psicológica.

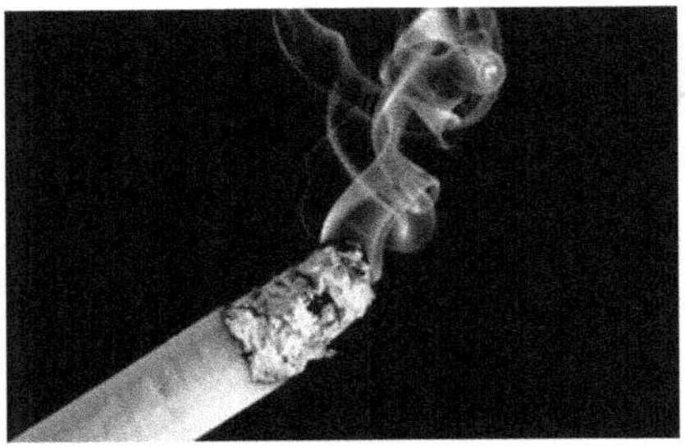

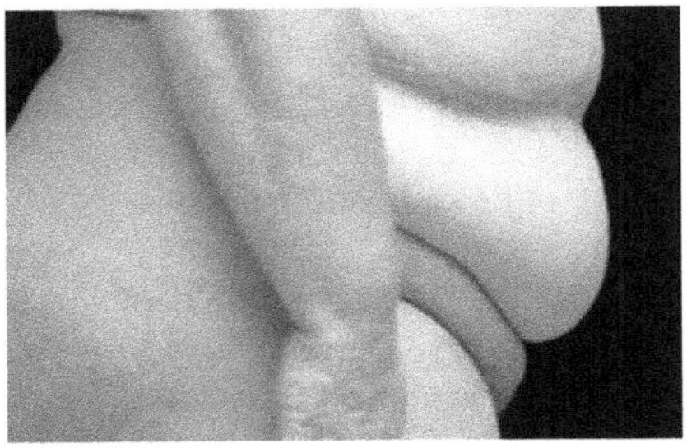

Todo lo que hacemos tiene riesgos: Algunas estadísticas:

- Riesgo de sufrir un accidente grave en vacaciones:
  1 cada 800 personas
- Riesgo de tener cáncer mamario en la vida:
  1 cada 10 mujeres
- Riesgo de morir si se enferma de influenza :
  1 cada 1.000 casos
- Riesgo de tener cáncer a lo largo de la vida:
  3 cada 10 personas
- Riesgo de tener apendicitis en la vida:
  1.5 cada 10 personas
- Riesgo de tener Hipertensión arterial:
  4 de cada 10 adultos
- Riesgo de pérdida de un embarazo:
  2 cada 10 mujeres
- Riesgo de sufrir un accidente en automóvil durante el año:
  20 cada 100 personas
- Riesgo de morir en un accidente aéreo:
  1 en 4.000.000 de pasajeros
- Riesgo de sufrir una complicación en Cirugía Estética con un Cirujano Plástico calificado:
  4 de cada 100 personas
- Riesgo de sufrir una complicación en Cirugía Estética con un Médico no especialista:
  50 de cada 100 personas.

Una buena elección reduce los riesgos:

- Operarse en un Centro Médico de reconocido prestigio.
- Verificar que el Centro Médico tenga Unidad de Tratamiento Intensivo y Banco de Sangre.
- Asegurarse que el equipo de Anestesistas esté bien preparado y haya más de un especialista disponible en todo momento.
- Asegurarse que ha elegido a un Cirujano Plástico bien entrenado y con especialización reconocida por las instituciones científicas correspondientes.

Páginas Web sugeridas:

www.cirugiaplastica.cl
www.sociedadcirugiaplastica.cl
www.conacem.cl

Dejar de Fumar es Fundamental

- El tabaquismo dificulta severamente la cicatrización, por lo que es recomendable dejar de fumar 6 semanas antes y por meses después de cualquier intervención quirúrgica. Esta abstinencia también ayudará a disminuir la frecuencia de complicaciones respiratorias o infecciones, además de obtener una mejor cicatrización.

Para realizar una Cirugía Plástica es necesario revisar la historia médica del paciente. Ciertos procedimientos quirúrgicos, en especial aquellos que utilizan anestesia general, requieren exámenes preoperatorios para determinar el estado general de salud. Es importante para su médico conocer estos antecedentes ya que le ayudarán a anticipar cómo será el comportamiento de su cuerpo durante la operación, el período de recuperación y postoperatorio. La historia médica de un paciente puede predecir en forma anticipada cómo resultarán aspectos tan relevantes como la cicatrización y el grado de edema o hematomas postoperatorios.

El cirujano además debe saber si el paciente tiene alguna condición particular (Anemia, Diabetes sin tratamiento, Hemofilia, Hipertensión arterial no controlada, etc.), para poder evaluarlo de manera responsable. Por eso, cuando discuta su historia médica con su cirujano no omita ningún dato, aunque le parezcan poco relevantes; deje al equipo médico evaluar la importancia de ellos.

Todas las tabletas que usted toma deben ser advertidas a su Médico; así, el consumo de Vitamina E o Gingko biloba y algunas tabletas de Homeopatía son causantes de hematomas y hemorragias durante o después de la operación. Los medicamentos para el dolor de cabeza, antidepresivos o para dormir también son importantes.

FUMADORES Y PERSONAS QUE RETIENEN LÍQUIDO:

Hay algunas pacientes que naturalmente retienen más líquido que otras, que frecuentemente se levantan "con los ojos hinchados", o que durante el período pre-menstrual suben de peso. Estas pacientes demoran mucho más tiempo en desincharse completamente, y pueden requerir el uso de medicamentos diuréticos, los que serán eventualmente recetados por su médico. Los fumadores son otro grupo que demora mucho más en la evolución de la cirugía de párpados. Esto se debe a una peor circulación a nivel de capilares de la piel, lo que también implica una peor cicatrización.

ELEMENTOS RELEVANTES DE LA HISTORIA MÉDICA

- Edad
- Operaciones previas
- Consumo de drogas y medicamentos
- Enfermedades del corazón
- Hipertensión arterial
- Asma, Diabetes y Alergias
- Reacciones a medicamentos
- Uso de anticoagulantes y derivados de la Aspirina
- Consumo de cigarrillo
- Antecedentes de Cicatrización en el paciente y familiares
- Pacientes que retienen líquido
- Salud Psicológica del paciente.

Para evaluar el estado de salud del paciente, el Cirujano Plástico generalmente pide los siguientes exámenes:

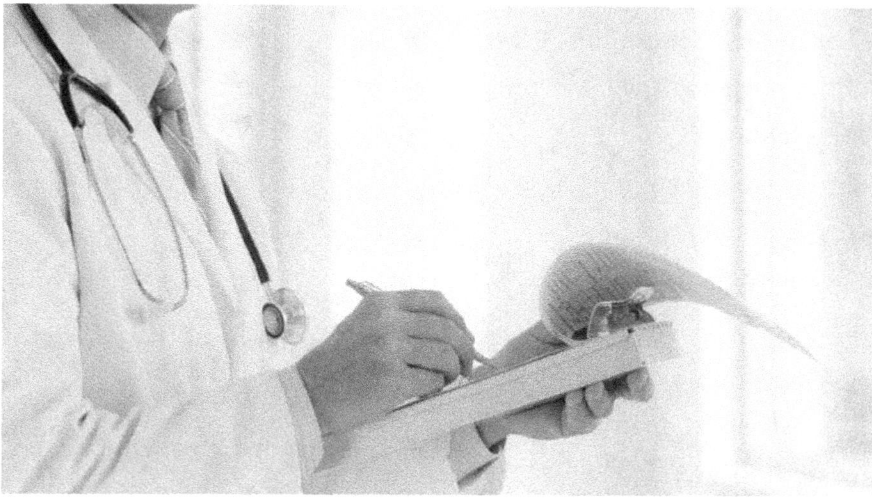

- Hemograma y velocidad de sedimentación.
- Perfil bioquímico.
- Tests de coagulación.
- Electrocardiograma.
- Otros exámenes: Dependiendo del problema a tratar se piden algunos exámenes específicos como Mamografía, Ecografía de pared abdominal, Ecotomografía mamaria, Rinomanometría, Scanner de cavidades paranasales o nivel de hormonas tiroídeas, sedimento urinario, y otros.

SECCIÓN 1

Medicamentos Contraindicados

antes de una intervención quirúrgica

- Aspirina, Cafiaspirina, Ecotrín
- Ibuprofeno, Advil, Motrín
- Vitamina E
- Gingko biloba
- Medicamentos para adelgazar
- Adiro
- Anacín
- Descongestionantes, Sinutab, Pax
- Antigripales
- Diseren
- Dominal
- Ajo en tabletas o en alimentos
- Ewin
- Gluspirín
- Mejoral
- Obleas chinas
- Tapal
- Thrombo As
- Trigesic
- Veradín
- Yastá, Alka Seltzer
- Antioxidantes
- Ketoprofeno, Profenid
- Homeopatías
- Sibutramina, Reductil
- Dristán
- Piroxicam, Feldene
- Diclofenaco, Voltarén,
- Tenoxicam
- Naproxeno, Naprosyn
- Dexametasona, Dacam
- Prednisona
- Metilprednisolona
- Ulmaria.

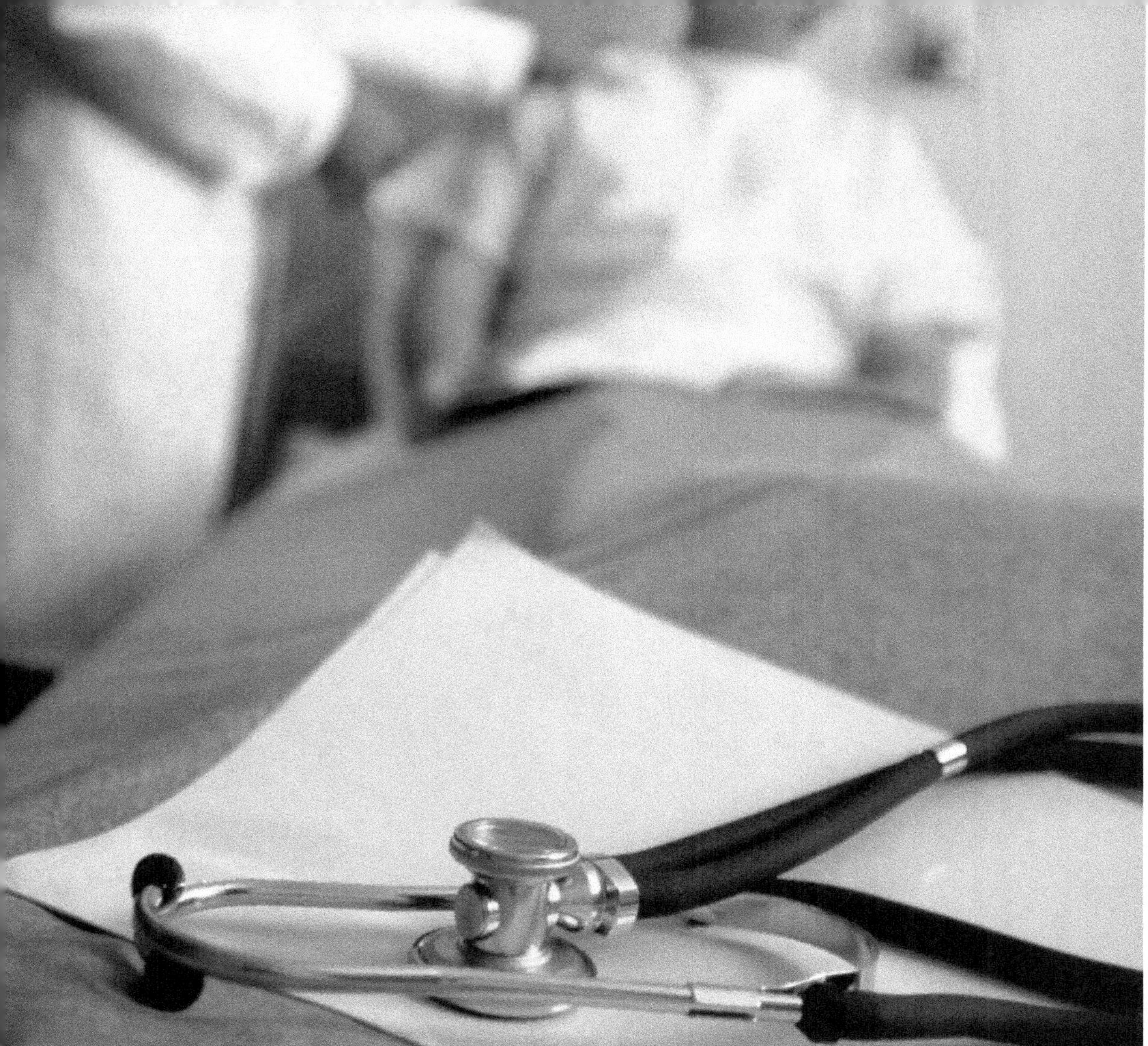

Tanto el equipo de Anestesia como los Médicos y Enfermeras de la sala de recuperación están entrenados para realizar sus funciones de manera profesional. Forman parte de un grupo profesional que conoce las necesidades de cada paciente y, lo principal, trabajan bajo estrictos criterios de higiene, seguridad y profesionalismo, lo que garantiza un cuidado eficiente.

IV. PREPARACIÓN Y RECUPERACIÓN.

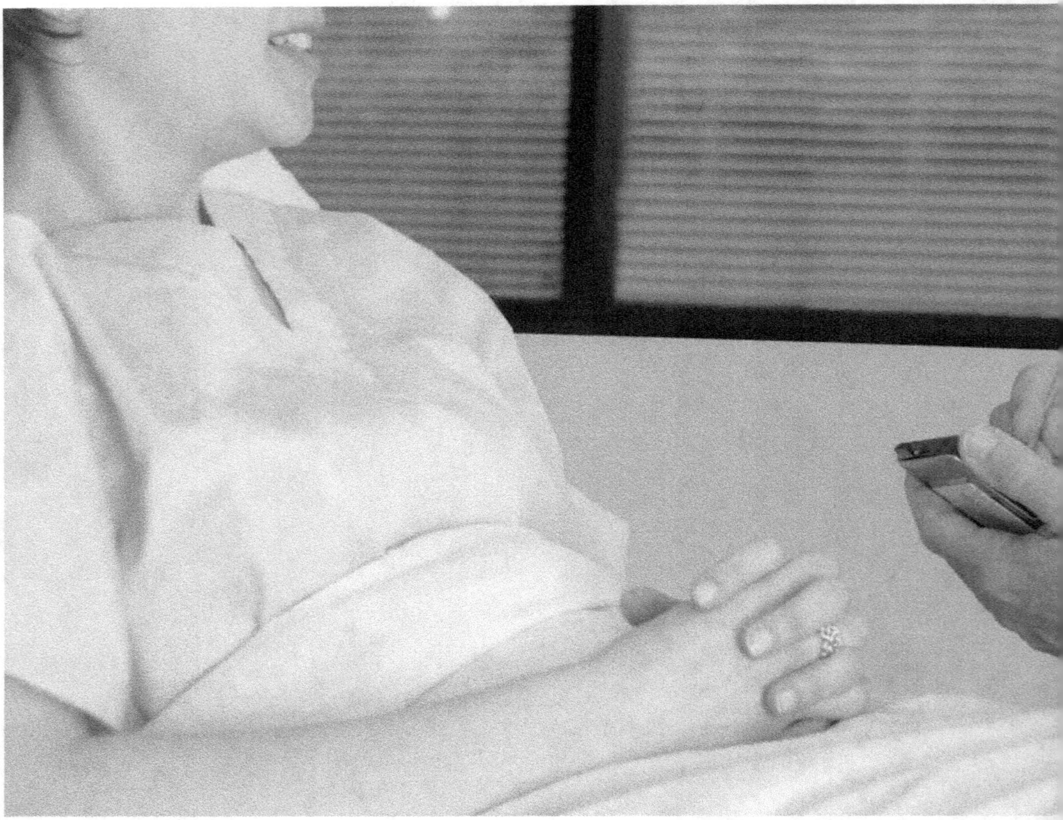

LA SEMANA ANTERIOR

Una semana antes de la intervención se debe suprimir los medicamentos anticoagulantes como la Aspirina, ya que producirán mayor sangrado. También debe evitar los antioxidantes, medicamentos para bajar de peso, Gingko biloba, Vitamina E y los antinflamatorios, del tipo Ibuprofeno, Ketoprofeno y otros que puede discutir con su médico.

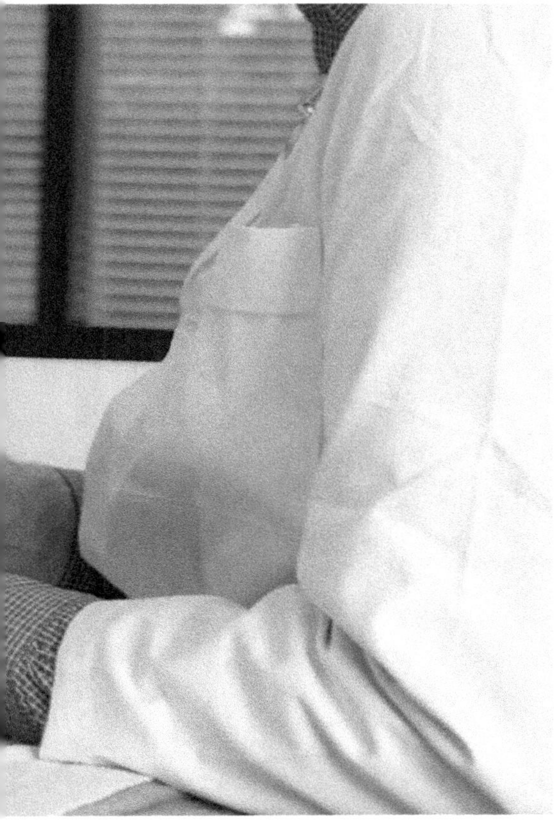

Un buen candidato para Cirugía Plástica

- **Salud:**
  Ser relativamente sano física y psicológicamente.
- **Autoestima:**
  Tener una valoración positiva de su persona y cuerpo.
- **Comportamiento postoperatorio:** Estar dispuesto a vivir un período de recuperación según las instrucciones de su médico.
- **Realismo:**
  Tener claro que la Cirugía Plástica no es la fuente de la felicidad, sino una pequeña ayuda.

Una dieta balanceada, sin ingesta de alcohol, ayuda a la reparación de tejidos y con ello a una rápida cicatrización. Se recomienda dormir lo suficiente para descansar el cuerpo y la mente. La abstinencia del cigarrillo es muy importante. En el caso de las mujeres, si le corresponde su período menstrual, pregunte a la enfermera si interfiere con el procedimiento a realizar. Recuerde que durante esos días el organismo femenino tiende a sangrar un poco más y se retiene más líquido. Todos los pacientes a operar deben leer, comprender y firmar una autorización especial para una intervención quirúrgica, y la Cirugía Plástica no es la excepción, ya que se asumen los beneficios pero también los riesgos involucrados en el procedimiento. Esta firma se realiza antes de la operación, de modo que tenga suficiente tiempo para pensar y decidir con calma. Compre el jabón antiséptico que requerirá antes de la operación.

CONSENTIMIENTO INFORMADO.

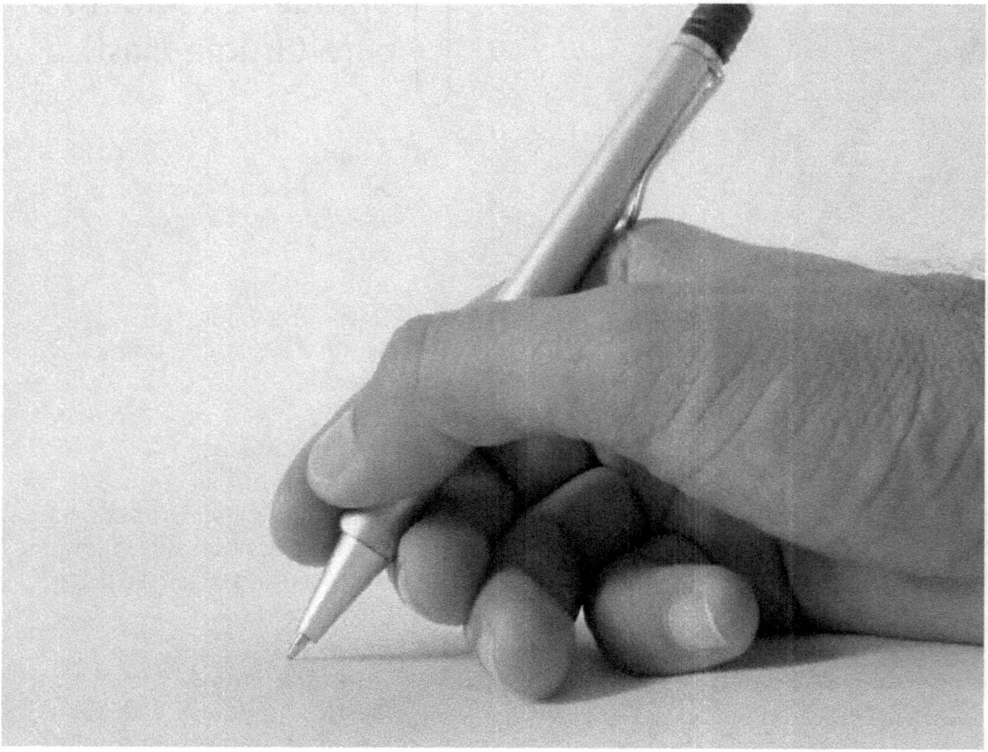

Cada Clínica y Equipo médico tiene una Autorización que la paciente debe firmar antes de su operación. Personalmente exijo a los pacientes haberse informado en detalle y en conciencia, además de investigar específicamente todos los beneficios y posibles riesgos de cada procedimiento quirúrgico al que se someten. Para esto les pido que lean detalladamente este libro y que revisen nuestra página Web (**www.cirugiaplastica.cl**).
Finalmente, cuando el paciente no tenga dudas y esté completamente seguro de someterse a una cirugía, debe firmar una autorización similar a ésta:

AUTORIZACIÓN PARA UNA Cirugía Plástica

Por medio de este instrumento autorizo expresamente al Dr. Pedro Vidal GH, y a los miembros de su equipo médico del (Hospital, Clínica o Centro Médico) .... para realizar la(s) siguiente(s) intervención(es) quirúrgica(s): ....

....

....

Declaro que entiendo en detalle de cada una de ellas, que me han sido explicados claramente el tratamiento, sus implicancias, las posibles complicaciones tanto de la cirugía propiamente tal como de la anestesia y la eventual necesidad de realizar intervenciones quirúrgicas posteriores para optimizar resultados. Entiendo además que toda cirugía necesariamente deja cicatrices, cuyas características dependen de la genética personal y cuidados posteriores, por parte del paciente, más que del cirujano, las que podrán ser tratadas y atenuadas, pero nunca desaparecerán por completo; Se me ha explicado en forma comprensible y claramente dónde estarán localizadas estas cicatrices. Autorizo también al equipo médico para tomar fotografías y/o filmar parte o la totalidad de las intervenciones quirúrgicas a las que yo sea sometido(a), material que posteriormente podrá ser publicado en publicaciones médicas, libros, textos científicos o de divulgación, revistas de ciencias de la salud o similares. Acepto que mis cirujanos no pueden garantizar óptimos resultados, entiendo que aplicarán toda su experiencia y conocimientos para lograrlos, aun si esto requiere procedimientos correctivos posteriores. En este caso asumo los gastos hospitalarios que correspondan. Declaro haberme informado concienzudamente acerca de las posibles complicaciones de las cirugías a las que me someto en plena voluntad y acepto todos y cada uno de los aspectos enunciados en esta autorización, la cual firmo en forma voluntaria y sin restricciones. Declaro haber leído el libro "Guía de Cirugía Plástica para pacientes", escrito por el Dr. Pedro Vidal GH., y su página de Internet, "www.cirugiaplastica.cl", informándome en detalle de los procedimientos que me haré y cada uno de sus riesgos e implicancias.;
Finalmente declaro: QUE ME HAN SIDO EXPLICADOS DE FORMA COMPRENSIBLE PARA MÍ:

A. El tratamiento citado anteriormente o procedimiento a realizar.
B. Localización y características posibles de las cicatrices.
C. Los procedimientos alternativos o métodos de tratamiento.
D. Los riesgos de los procedimientos propuestos y aceptados por mí.
E. Doy el consentimiento para el tratamiento o procedimientos, y los puntos citados arriba.
F. Estoy totalmente satisfecho/a con la explicación y no me quedan dudas.

Nombre completo ....Firma......................................
Rut ....

Santiago, ... de .... de 2010

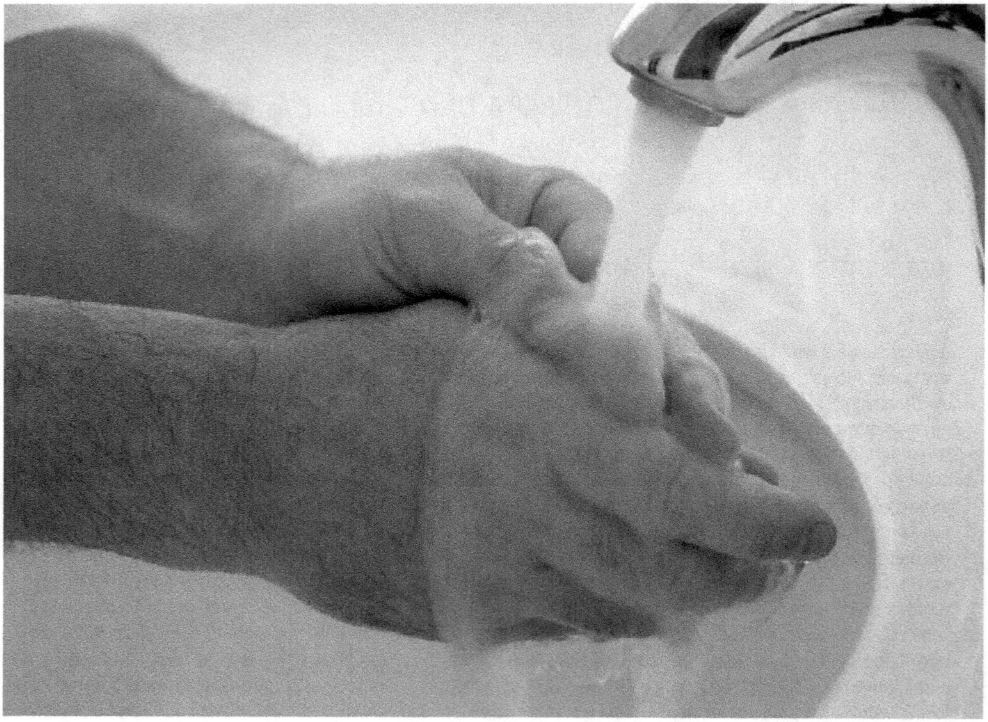

UN DÍA ANTES

Previo a la cirugía visite al equipo de su médico, para las últimas instrucciones y evaluaciones. Con probabilidad se le tomarán fotografías, para ser de ayuda al cirujano en el pabellón durante su operación, por lo que si se realizará una cirugía facial, no use ningún maquillaje.

Compre el jabón antiséptico que requerirá antes de la operación. La última consulta es una buena oportunidad para que algún familiar o amiga le acompañe y conozca a su doctor. En esta visita usted podrá conversar ciertos detalles y dudas, averiguar la dirección de la Clínica donde se opera y dejar organizado el ingreso. Esta sesión fotográfica es de suma importancia. Ayudará al paciente a no olvidar su estado anatómico previo a la Cirugía, y al Cirujano Plástico le dará directrices respecto a las áreas a tratar, asimetrías e irregularidades. Por lo que se recomienda, en caso de cualquier Cirugía facial, no asistir a esta sesión con ningún tipo de maquillaje.

Téngase Presente

- Los pacientes que toman habitualmente medicamentos contra la Hipertensión Arterial, deben tomarlos incluso el día de su operación, pero sólo con un sorbo de agua.

LA NOCHE PREVIA

Antes de acostarse debe ducharse con jabón antiséptico, lo que se repite en la mañana de la operación. Debe hacer énfasis en la zona genital, perianal, axilas, ombligo, perineal, y pliegues. Si su cirugía está planeada durante la mañana, debe ayunar desde la medianoche.
La anestesia requiere de unas 6 horas de ayuno completo. Procure dormir bien y despertar a una hora prudente. Algunas personas requieren un sedante la noche anterior. Puede preguntarle a la enfermera si siente que lo necesita.

Ayuno significa no comer ni beber nada.

EL DÍA DE LA OPERACIÓN

El día de la cirugía debe ducharse y lavarse prolijamente con jabón antiséptico y realizar ayuno completo.
No use maquillaje alguno y evite la utilización de perfumes y esmalte de uñas.
Debe vestir cómodamente, sin relojes ni joyas; si usa lentes de contacto no los lleve ese día.
Evite manejar durante el trayecto a la clínica y en lo posible pida a un familiar o amigo que le acompañe.
Al llegar al pabellón usted será recibido por la Enfermera y el Anestesiólogo, además de su Cirujano. Será la enfermera quien le explique algunos pasos simples a seguir en los próximos minutos, como tomarse el pelo con una gorra especial, mostrarle las máquinas que conforman el pabellón y que ayudarán a cuidarle durante la operación, monitoreando sus signos vitales.
Esta pequeña introducción hace que la paciente se sienta más cómoda, en un ambiente que es nuevo y desconocido para cualquiera que por primera vez entra a un pabellón quirúrgico.
Es frecuente que el Cirujano discuta nuevamente el procedimiento y haga algunos dibujos con plumones indelebles sobre las áreas a intervenir.

Ayuno completo

- Significa no comer ni beber nada, ni siquiera un vaso de agua.

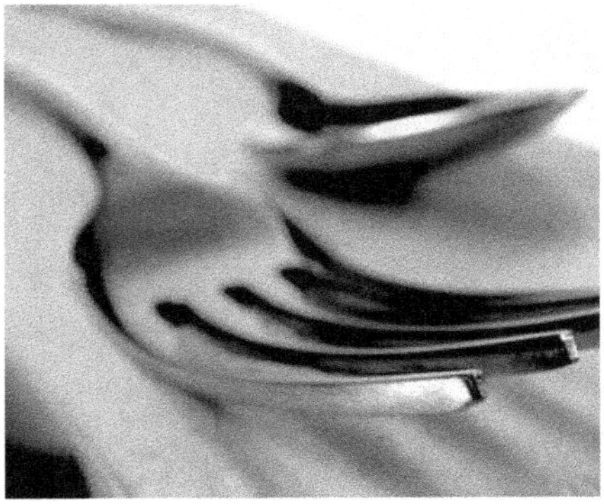

¿Qué se debe llevar a la Clínica?

- Historial Clínico
- Exámenes Médicos
- Radiografías y Scanner
- Nombre y números telefónicos de familiares de contacto
- Útiles de aseo personal
- Documentos para ingresar (Chequera, Carnet de Identidad).

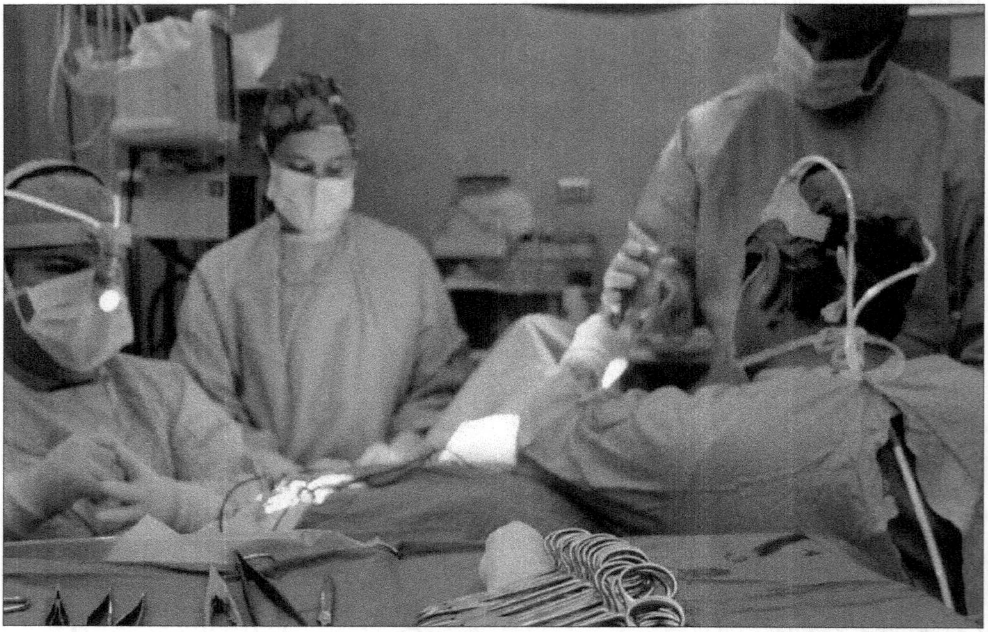

Cirugía Plástica ¿Fuente de felicidad?

- Los resultados de cualquier Cirugía Plástica no garantizan la felicidad de la persona, pero sí pueden ayudar a mejorar la autoestima, resolver inseguridades y enfrentar la vida con una mejor disposición.

CONSEJOS PARA SU ACOMPAÑANTE

- Recuerde dar su número de teléfono celular a la enfermera para mantenerlo informado acerca de la recuperación de su familiar.

- Espere en la habitación de su familiar, hasta que lleven al paciente recuperado desde la Unidad de Recuperación. No espere a la salida del pabellón, ya que entorpece el tránsito de camillas con pacientes, además de contaminar con bacterias el ambiente.

- Si la operación es larga, es recomendable que después de dejar al paciente en la clínica, usted vuelva a casa o a su trabajo. Esté tranquilo, porque al terminar la Cirugía, la enfermera lo contactará por teléfono.

Antes de una Cirugía

- Si usted toma medicamentos debe consultar a su médico si debe continuar tomándolos o suspenderlos temporalmente.
- Evite el consumo de cigarrillos y alcohol.
- Reúnase con su médico con suficiente antelación para afinar los detalles necesarios. Coordine con la enfermera para que lo llamen unas dos horas antes de la operación, evitando una espera prolongada en la Clínica.
- Avise a sus familiares.
- Recuerde llevar el cheque que le pedirán como garantía de pago en el Centro Médico.

Después de una Cirugía

- Necesita al menos 48 horas de descanso y relajo.
- La noche posterior ingiera líquidos en forma moderada. Coma liviano y evite comidas grasas.
- Evite el té y el café por su alto contenido de cafeína.
- En general, trate de dormir de espaldas.
- No tome medicamentos anticoagulantes.
- No fume.
- No levante objetos pesados.
- No realice actividades que puedan elevar su presión arterial.
- Evite recibir más de una visita. Esto interrumpe el descanso necesario después de la operación, y además aumenta las posibilidades de contagiarse con bacterias que vienen desde la calle con sus visitas.

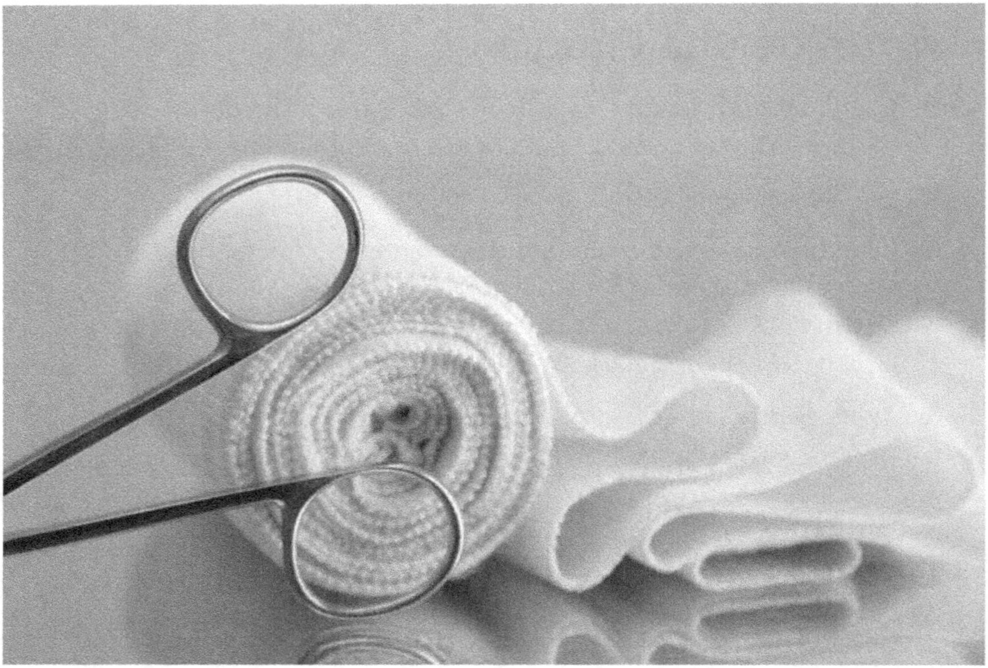

Posterior a la Cirugía Plástica, el cuerpo presenta reacciones diversas según el tipo de procedimiento quirúrgico y la propia fisiología de cada paciente. Esta sección le entregará algunos consejos útiles para enfrentar los días Post-operatorios.

Luego de terminar la operación, el paciente despierta y es llevado por su Anestesiólogo a la sala de recuperación. La forma de despertar depende de cada persona, de su tolerancia personal y del tipo de anestesia administrada. Puede que sea necesario el uso de oxígeno mientras despierta de la anestesia. Recuerde que si siente dolor o malestar debe avisar; el dolor no beneficia en nada la recuperación y puede producir complicaciones indeseables.

Los médicos y enfermeras a cargo de la sala de recuperación esperarán que el paciente se haya recuperado de los efectos de la anestesia y controlarán el dolor antes de enviarlo a su habitación. Le darán, en caso de ser necesario, medicamentos para tratar náuseas o vómitos. También vigilarán posibles sangramientos en el sitio de la operación. La sala de recuperación está equipada con monitores que registran la evolución del paciente.

No espere ver resultados durante su período de recuperación. Es habitual que se formen equimosis (que la gente llama habitualmente hematomas) y que se presente hinchazón en el área de la cirugía, los que llegan a su máxima expresión entre tres a diez días posteriores a la cirugía. Estos síntomas son diferentes en cada persona. Si le han efectuado una cirugía en cuello o rostro es importante mantener la cabeza en altura en forma rigurosa durante los primeros tres días para minimizar la hinchazón y acelerar el proceso de recuperación. El uso de gel refrigerado o hielo puede ayudar en las primeras horas.

TENGA PRESENTE

Existe una estrecha relación entre un paciente bien informado y su rápida recuperación. Sea honesta con su médico al analizar su historial de salud. Por ejemplo, diga el número real de cigarrillos que fuma diariamente, si ha ingerido medicamentos para el resfrío, antinflamatorios o aspirinas, si ha sufrido de Herpes u otras infecciones.

Datos Útiles

- Aunque su intervención quirúrgica haya sido mínimamente invasiva es preferible no quedarse sola en la noche cuando regrese a su casa. Puede necesitar ayuda para levantarse o ir al baño.
- Es posible volver a las actividades laborales en un período que varía entre tres días y dos semanas posteriores a la cirugía. Esto dependerá del tipo de procedimiento y de su recuperación.
- Es de suma importancia estar emocionalmente estable ya que es frecuente presentar sentimientos de nostalgia y tristeza posterior a la cirugía. Esta sensación inicial desaparecerá con su proceso de recuperación.

V. EL APOYO FAMILIAR.

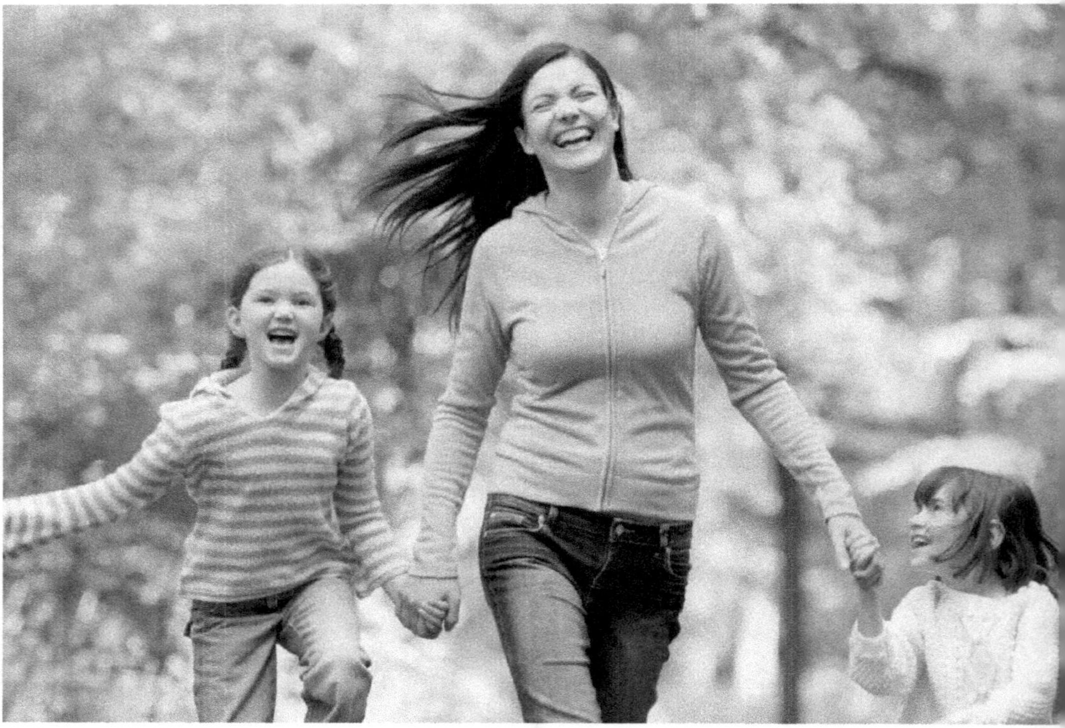

Las primeras semanas son difíciles para las pacientes, ya que frecuentemente hay críticas y recriminaciones dentro de la familia, que no ven un efecto inmediato. El resultado de las operaciones lleva un tiempo que no puede apurarse, por lo que la paciencia y cooperación de sus cercanos son fundamentales.

La Cirugía Plástica incide en los más variados aspectos de la vida cotidiana, ya que se ocupa de la reparación del cuerpo por causa de algún acccidente, y también de la restauración de la apariencia física, para aquellas personas que no están satisfechas con su aspecto. Cualquier resultado, supere o no las expectativas del paciente, tendrá una influencia importante en el área psicológica.

Si el resultado de una Cirugía Plástica es insatisfactorio, puede producir problemas o trastornos emocionales en el paciente. Esto probablemente se traducirá en cambios de su estado anímico y, por lo tanto, de su manera de relacionarse con quienes lo rodean. Si, por el contrario, el trabajo quirúrgico realizado cumple con las necesidades y expectativas del paciente, esto será un estimulante para me-

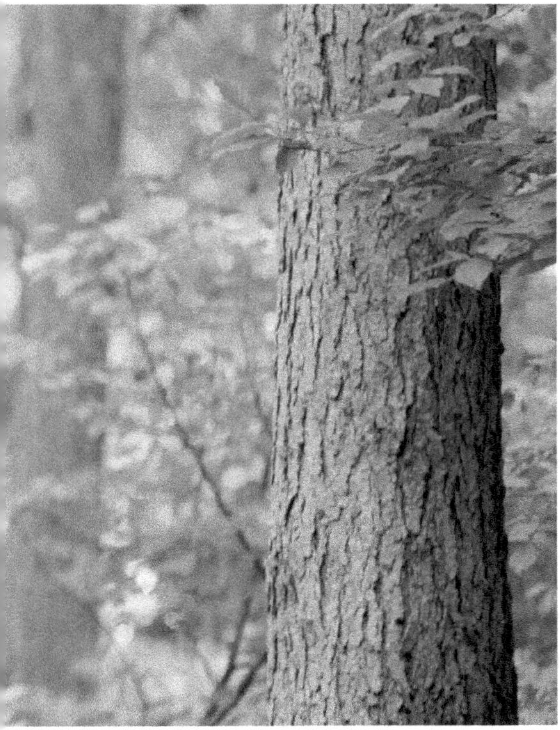

jorar su calidad de vida, al poder relacionarse con su medio con más confianza.

Acompañar a un familiar en una cirugía no es tarea fácil. **Es necesario considerar que pequeños problemas físicos son protagonistas de grandes complejos y vergüenzas, tan subjetivos, que a veces son difíciles de explicar y mucho más de entender por quien no los padece.** El grupo familiar debe intentar comprender al paciente en su búsqueda de cambios, para poder apoyarlo emocionalmente. Una pareja irónica, enojada o simplemente no apoyadora puede tener enormes consecuencias en el resultado.

Las claves del apoyo familiar

- Tratar de comprender y aceptar los cambios que la paciente quiere realizar.
- Ayudar en la elección de un Cirujano Plástico calificado y adecuado.
- Informarse sobre las condiciones del lugar donde se realizará la cirugía.
- Informarse con el Cirujano Plástico o su equipo, sobre cómo fue la operación, cómo se comportó el paciente y cómo estima que será su recuperación.
- Acompañar, física y psicológicamente al paciente en el período de recuperación
- Estimular al paciente y alentar su constancia en el proceso de cuidados postoperatorios.
- Integrar al paciente a la vida cotidiana aceptando los cambios personales que le haya provocado la cirugía.
- Evitar recriminaciones en las primeras semanas del Post operatorio.

VI. CUIDADOS POSTERIORES Y RESULTADOS.

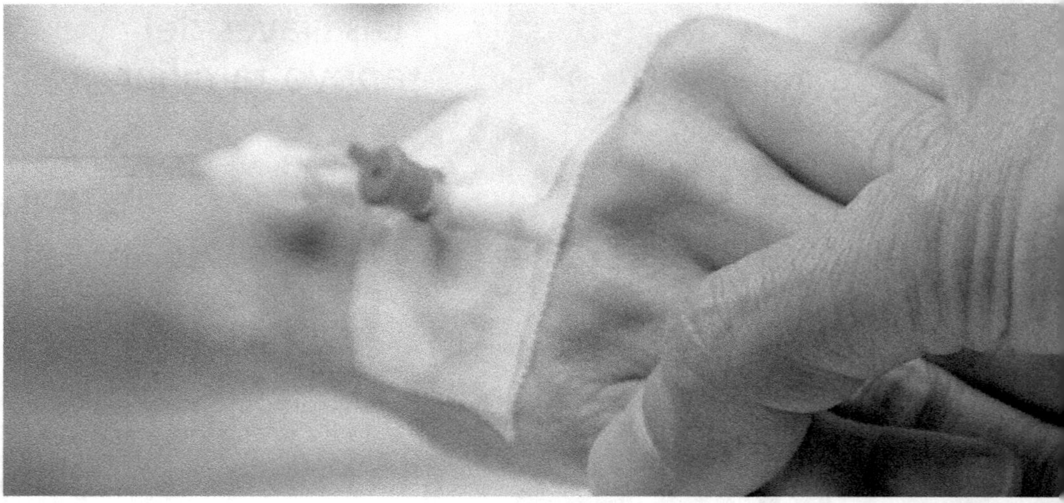

Un procedimiento quirúrgico debe ser realizado en un lugar adecuado y con un equipo médico acreditado. Sin embargo, esto no garantiza nunca un buen resultado. Dadas estas condiciones, el 95% de las operaciones obtendrá un resultado óptimo, un 3% obtendrá un resultado adecuado y sólo el 2% será insatisfactorio. Algunos casos de este último grupo requerirán de uno o varios nuevos procedimientos quirúrgicos para mejorar u optimizar el resultado.

GARANTÍAS DE UN RESULTADO

Cuando usted contrata a un abogado, le pide que haga todo lo que esté dentro de sus facultades para ganar el caso. ***Jamás un abogado le podrá asegurar que ganará la disputa legal, aun confiando que tiene la razón y experiencia para ganarlo.*** De la misma forma, cuando un cirujano oncólogo realiza una cirugía mamaria, no tiene forma alguna de garantizar que será capaz de eliminar todo el tumor. Es razonable entonces pensar que en base a la experiencia de ese abogado o médico, y dadas las condiciones del cliente o paciente, sólo pueden ofrecerle un resultado "esperado".

Los resultados de una Cirugía Plástica tampoco se pueden garantizar, pero sí se pueden estimar en base a las condiciones del paciente, la clínica y sus elementos de seguridad, la experiencia del cirujano en el procedimiento que realizará.

¿RESULTADO INSATISFACTORIO O COMPLICACIÓN?

Un resultado "insatisfactorio" puede ser desde una cicatriz poco estética, una asimetría mayor a las que todo el mundo tiene naturalmente, o

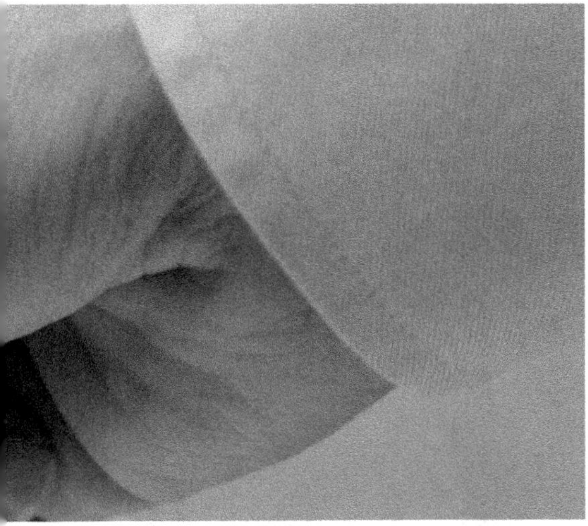

simplemente que el resultado "no quedó bonito". Una complicación, por otro lado, es algo inesperado y que debe ser tratado en consecuencia. Son ejemplos de complicaciones una hemorragia, una infección, el desplazamiento o endurecimiento de una prótesis, una trombosis o una reacción alérgica a los antibióticos.

Si el paciente y el cirujano coinciden en que el resultado de una Cirugía Plástica no es el esperado se lo llama "Resultado Insatisfactorio", pues no se logró lo que se intentaba. En general, el porcentaje de resultados insatisfactorios es bajo, esto es, un 2% de los pacientes intervenidos por Cirujanos Plásticos acreditados se enfrentará a una segunda operación o "retoque quirúrgico" para optimizar resultados.

Otro ejemplo frecuente son las cicatrices poco estéticas que pueden quedar después de una operación, algunas de las cuales pueden llegar a ser grandes y feas. Si usted tiene antecedentes en su familia de que alguien tiene cicatrices feas, gruesas, pigmentadas, o queloides, es probable que usted también esté genéticamente determinada a tenerlas, por lo que requerirá mucho más dedicación y cuidado de su parte para obtener cicatrices relativamente normales o poco visibles. Recuerde que toda cirugía deja cicatrices.

Si las cosas resultan de forma inadecuada, el cirujano será el primero en entenderlo e intentar mejorarlo. Si usted necesita reoperarse para mejorar el resultado, esto tiene un costo financiero que cirujano y paciente deberán asumir conjuntamente. Por convención ampliamente aceptada, el costo de hospitalizaciones y pabellón deberá correr por cuenta del paciente y el del equipo de profesionales lo pagará el cirujano. Si tiene dudas en estas materias deberá discutirlas con su médico antes de operarse. Toda segunda intervención tiene un costo, tanto para el paciente como para el Cirujano.

TODA CIRUGÍA PRODUCE CICATRICES:

Cualquier cirugía tendrá entre sus consecuencias dejar una cicatriz, pues la piel repara en forma natural los tejidos que han sido cortados por una incisión o una punción. Generalmente las cicatrices son de color rosado intenso durante las primeras semanas, para disminuir la intensidad de su tonalidad a medida que pasan los meses y ocasionalmente años. Su notoriedad dependerá del lugar donde se ubique, el tamaño y el tipo de cirugía. Por ejemplo, una cicatriz sobre la mandíbula, el tórax o el hombro se encuentra con mayor tensión que sobre la mejilla, y tiende a verse más prominente. Las cicatrices que se exponen al sol se pigmentan y se ven siempre más oscuras que la piel normal.

Otro factor a considerar en la notoriedad de una cicatriz es la edad del paciente, ya que cuando somos jóvenes la piel tiende a repararse muy rápidamente, formando cicatrices más gruesas que en la de un paciente de más edad. Por último, hay quienes cicatrizan mal debido a factores genéticos y, a pesar de todos los esfuerzos de su médico, formarán una cicatriz "hipertrófica" o una del tipo "queloide".

En nuestra experiencia diaria vemos muchos controles de operaciones antiguas. Es muy grato darse cuenta que en algunos casos las cicatrices prácticamente han desaparecido con el tiempo. En otros casos las cicatrices se mantienen, pero los pacientes las han adoptado, sin complejo alguno, como parte de su fisonomía, considerándose felices por los resultados que obtuvieron con la cirugía.

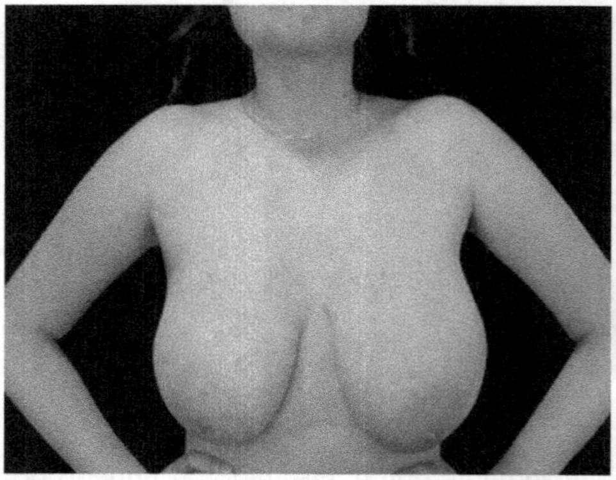

Antes

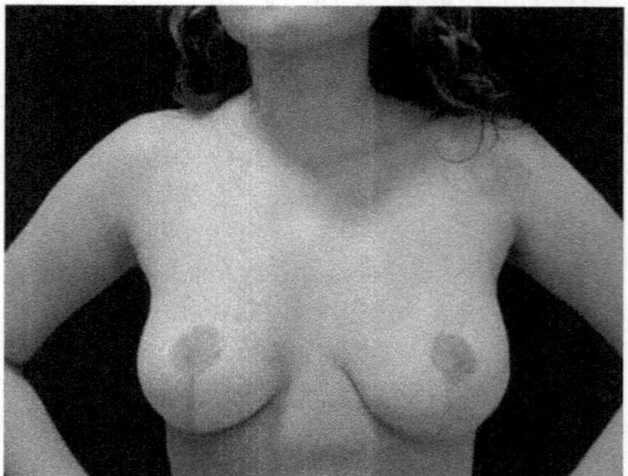

Resultado

Los pechos de esta paciente habían perdido elasticidad, turgencia y firmeza, además de presentar pezones retraídos o umbilicados. La mastopexia solucionó ambos problemas, devolviéndole autoestima y comodidad física. En este punto, las cicatrices son inevitables, pero con el tiempo su aspecto va mejorando.

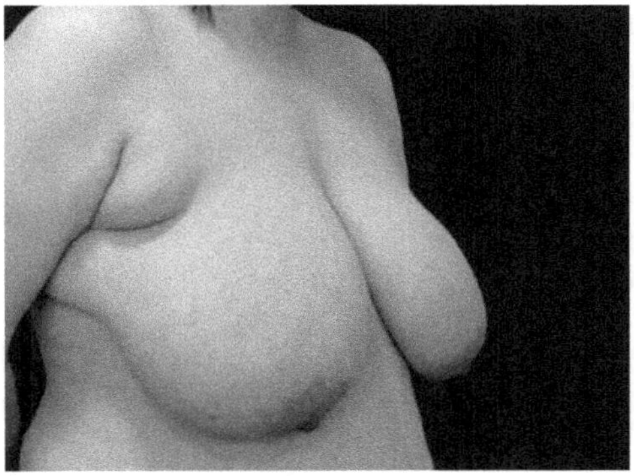

Antes

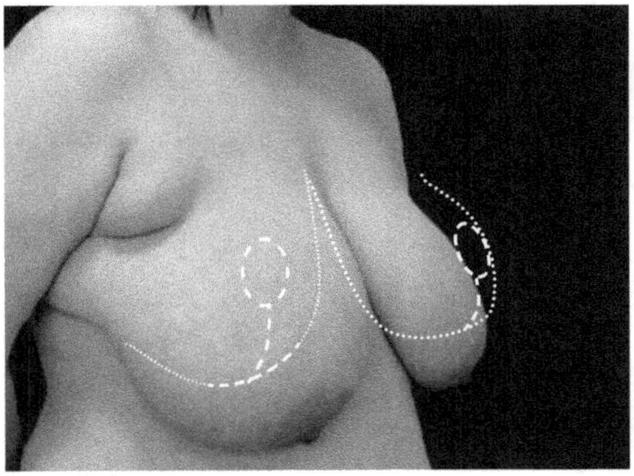

Procedimiento

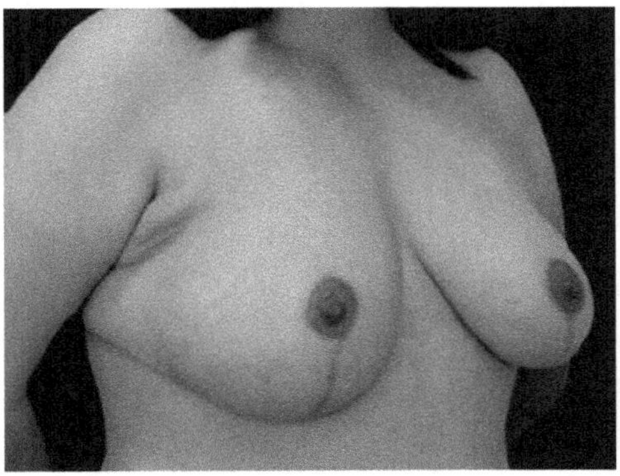

Resultado

En la cirugía de levantamiento mamario, la paciente intercambia una mejor forma y posición por cicatrices que se atenúan a través del tiempo.

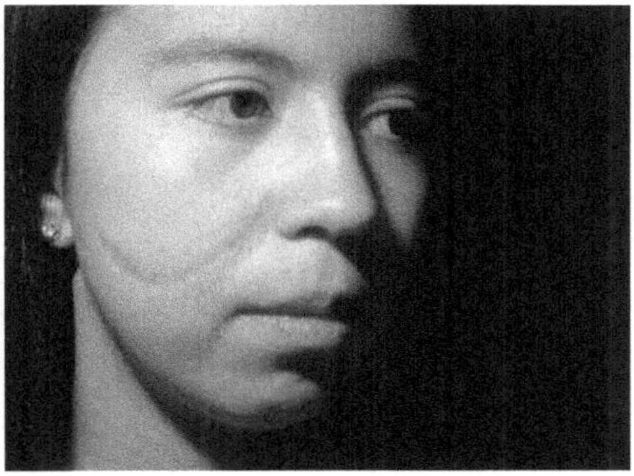

Antes

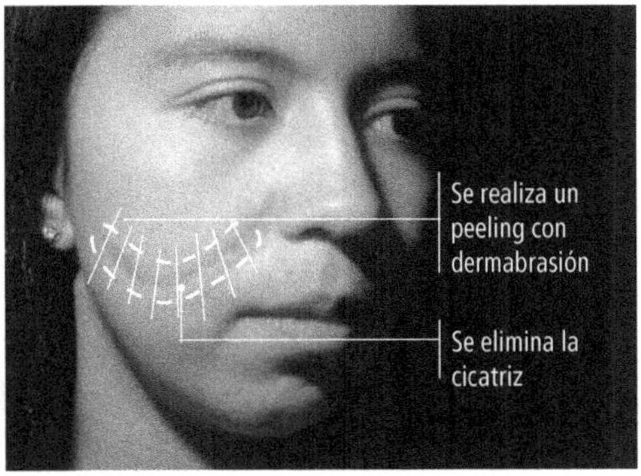

Procedimiento

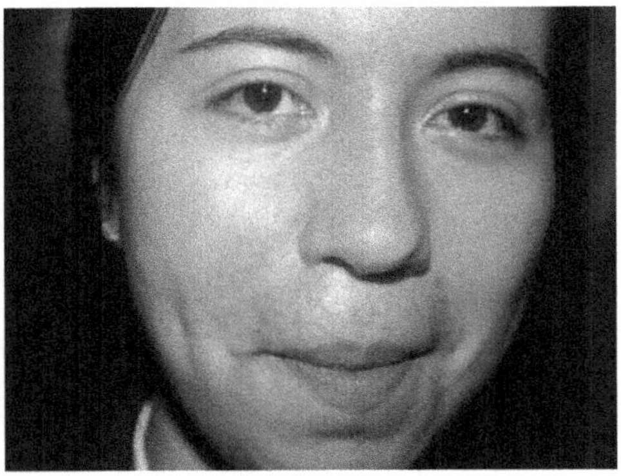

Resultado después de un año

Una cirugía puede mejorar el aspecto de una cicatriz. La mejora dependerá del tamaño, la forma y del tipo de cirugía. La experiencia del médico y de la genética del paciente son importantes en la recuperación.

Pacientes con buena calidad de cicatrización

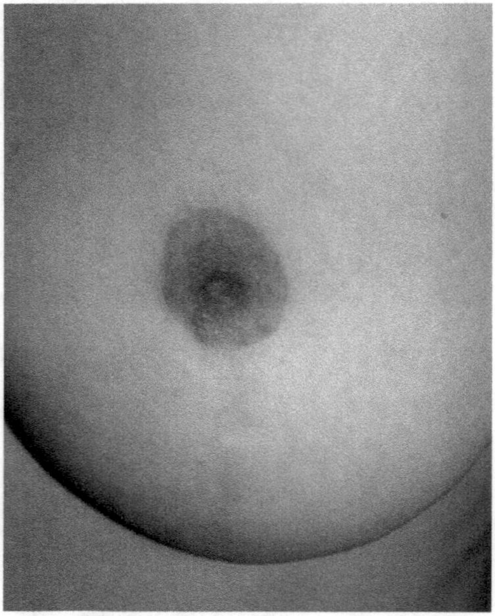

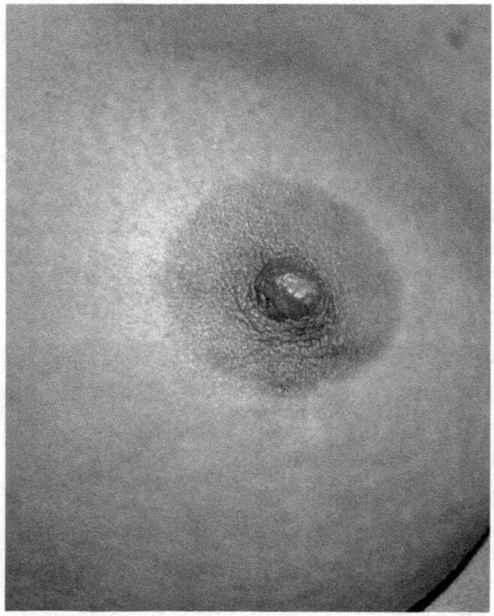

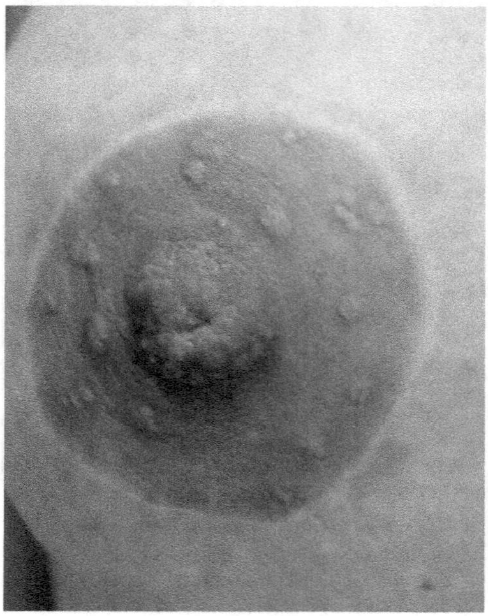

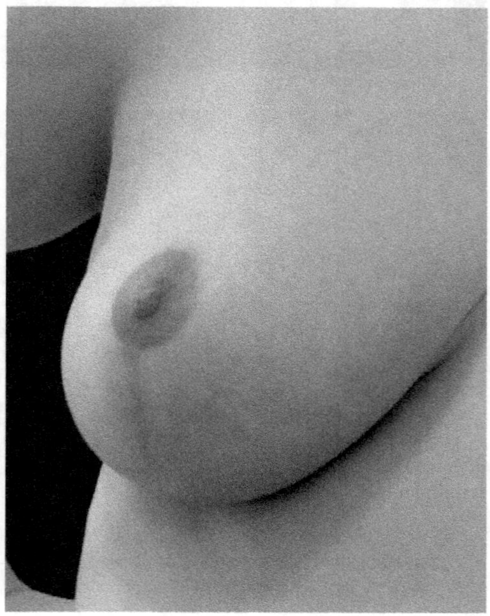

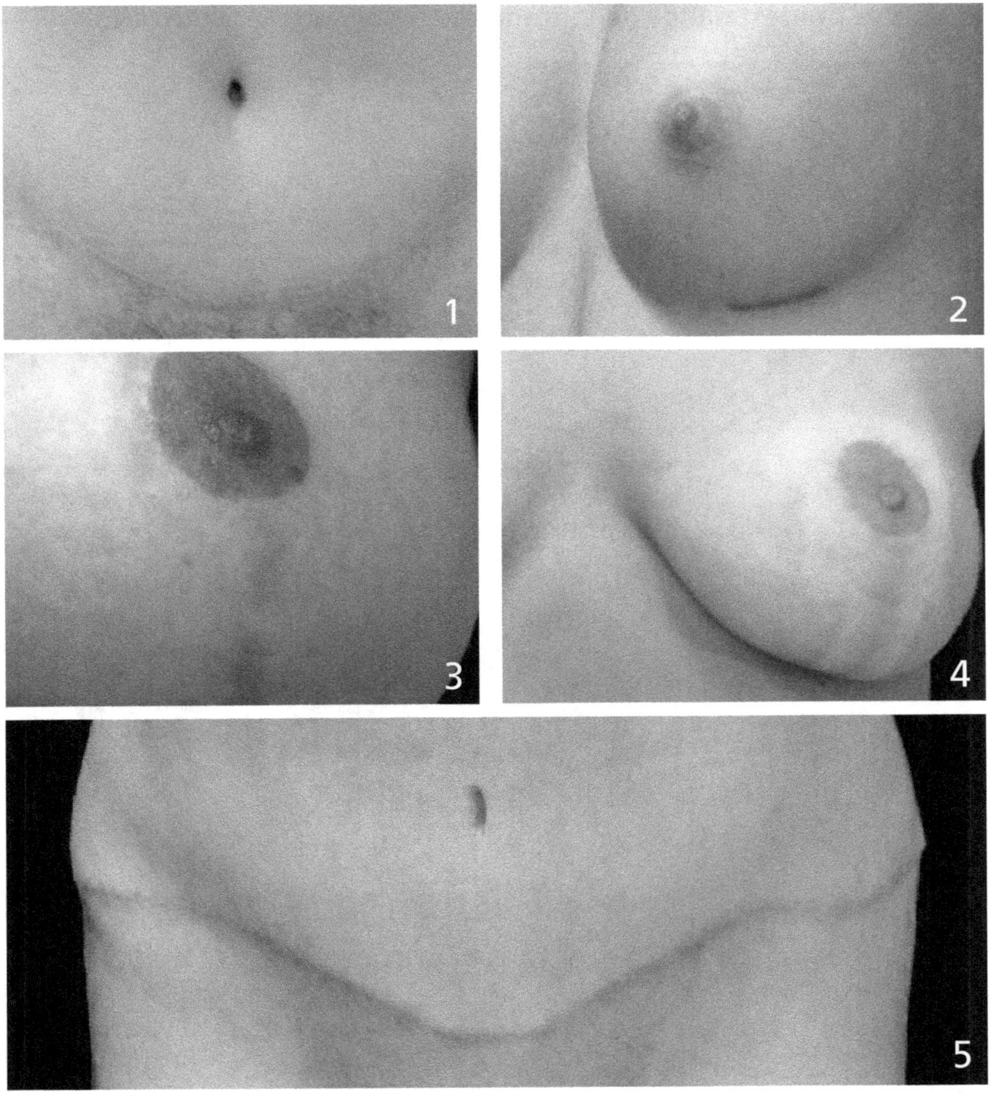

1.- Cicatriz hipertrófica de buena calidad.
2.- Cicatriz poco visible por estar bajo un pliegue.
3.- Cicatriz en evolución.
4.- El cuidado postoperatorio de una cicatriz mejora su aspecto final.
5.- Cicatriz satisfactoria producida por abdominoplastía, 3 meses después y en plena evolución.

Pacientes predestinados genéticamente a tener mala cicatrización

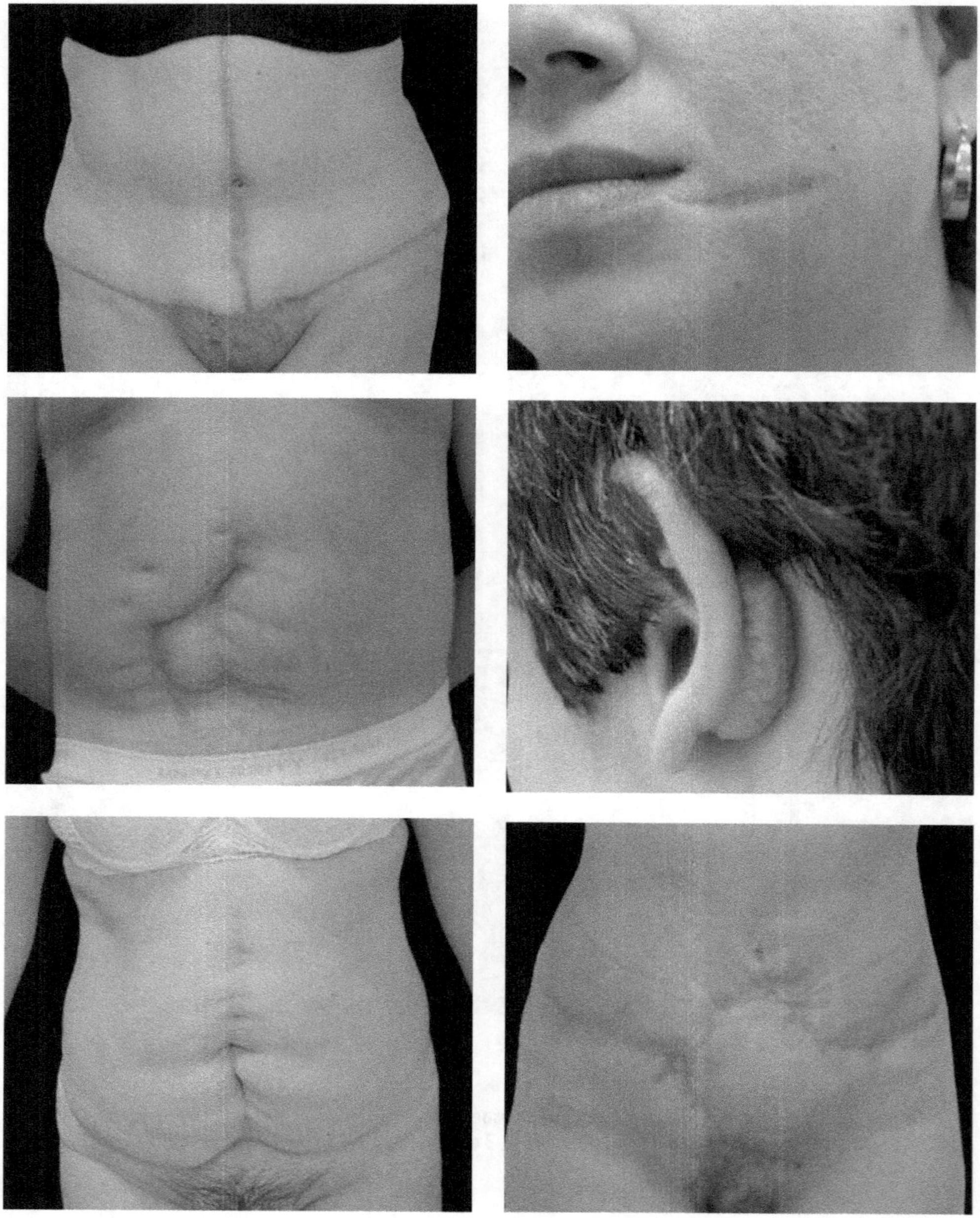

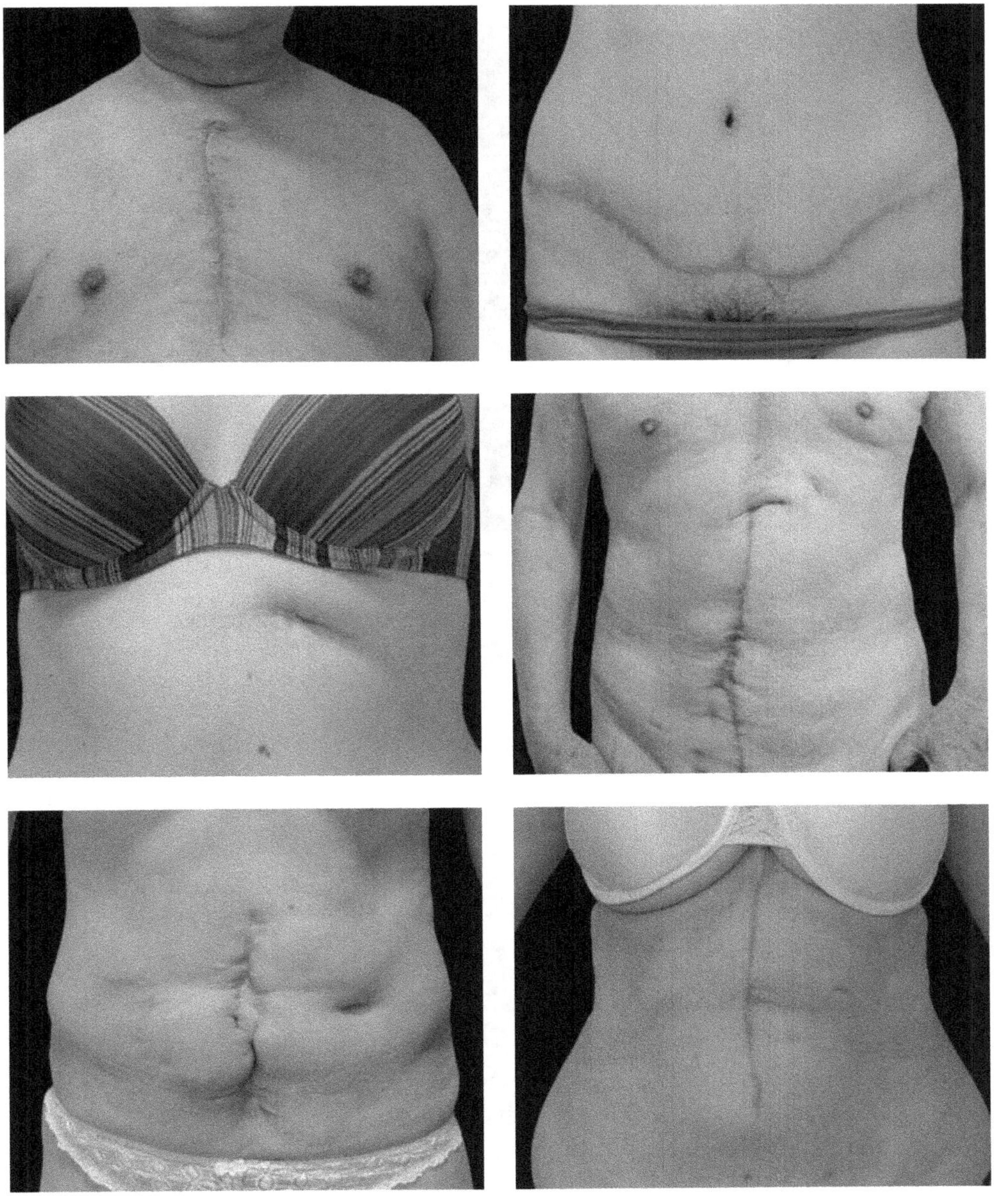

Hay factores que no manejamos, y se escapan del control del Cirujano, uno de ellos es el aspecto final que adoptan algunas cicatrices debido a las características genéticas y famiiares de cada paciente. Un hábito que contribuye a los problemas de cicatrización es el cigarrillo.

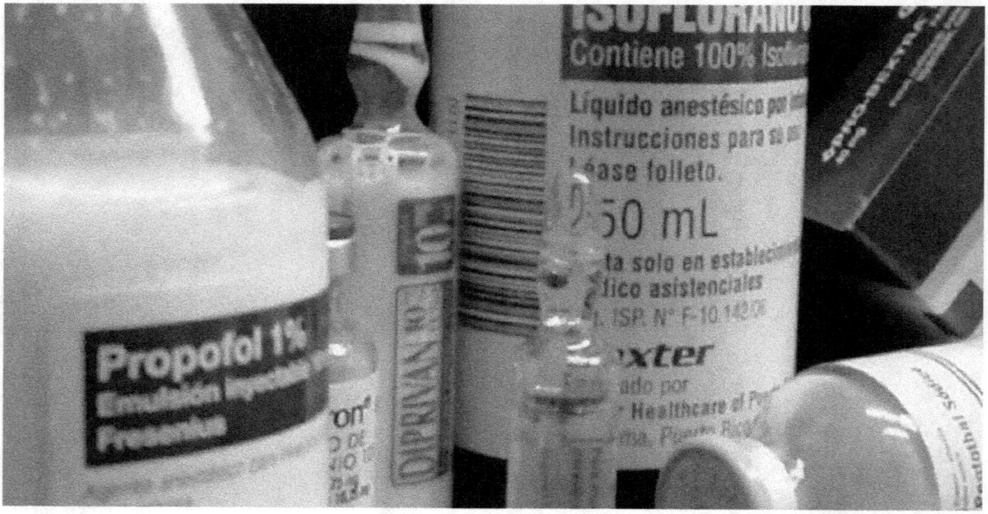

ANESTESIA

La anestesia es un acto médico en que a un paciente, mediante el uso de diversos fármacos, se le produce un estado de pérdida de la sensibilidad al dolor (analgesia). Cuando la anestesia es general, además se le produce hipnosis (pérdida de conciencia) y amnesia (ausencia de recuerdos).

La Anestesiología es la especialidad de la medicina que está dedicada al confort y cuidado especial de los pacientes durante las intervenciones quirúrgicas y otros procedimientos que puedan resultar molestos o dolorosos, como también el tratamiento del dolor agudo o crónico de causa no quirúrgica, por ejemplo la analgesia durante el trabajo de parto o el alivio del dolor en pacientes con cáncer.

La especialidad recibe el nombre de Anestesiología y Reanimación porque abarca el tratamiento del paciente crítico en distintas áreas, la evaluación y preparación preoperatoria, la recuperación postoperatoria y la emergencia.

Finalmente la Anestesiología es una de las ramas de la medicina que más ha evolucionado en los últimos años, y la aparición de nuevos medicamentos, equipos y técnicas anestésicas, ha reducido los riesgos. Si usted tiene dudas a este respecto, no vacile en consultar a su Cirujano o directamente a la Sociedad de Anestesiología de Chile.

¿QUÉ DEBO SABER SOBRE LA ANESTESIA?

Uno de los grandes miedos al someterse a cualquier cirugía es la anestesia. Generalmente, viene precedida de grandes mitos y de una serie de historias particulares.

Es importante familiarizarse con este tema para enfrentarlo de manera más relajada y natural. Así, todo el procedimiento quirúrgico se realiza en mejores condiciones, contando con su participación y colaboración.

Tipos Principales de Anestesia

1. **ANESTESIA LOCAL:**
   Sólo se elimina la sensibilidad dolorosa de una pequeña zona del cuerpo, generalmente la piel y mucosas.

2. **ANESTESIA REGIONAL:**
   Se elimina la sensibilidad de una región o de uno o varios miembros del cuerpo. Puede ser:

   A. Troncular: Es decir de un nervio o plexo nervioso.

   B. Neuroaxial: Ésta actúa bloqueando el impulso doloroso a nivel de la médula espinal, la que puede ser:

   *Epidural o peridural: se introduce el anestésico en las proximidades de la médula en el espacio epidural.

   *Intratecal o intradural: se introduce el anestésico en el espacio subaracnoideo mezclándose con el líquido cefalorraquídeo.

   C. Regional intravenosa: Mediante compresión, se vacia de sangre un miembro y se ocluye con un torniquete, rellenándolo posteriormente con una solución de anestésico local inyectada por vía venosa; así se produce la anestesia de ese miembro sin que el anestésico local llegue a la circulación general, gracias al torniquete.

3. **ANESTESIA GENERAL:**
   Se produce un estado de inconsciencia mediante la administración de fármacos hipnóticos por vía intravenosa, inhalatoria o por ambas a la vez. Actualmente, se realiza combinación de varias técnicas en lo que se llama anestesia multimodal. Los componentes fundamentales que se deben garantizar durante una anestesia general son hipnosis, amnesia, analgesia y relajación muscular.

VII. CONSEJOS SOBRE BUENA ALIMENTACIÓN Y EJERCICIOS.*

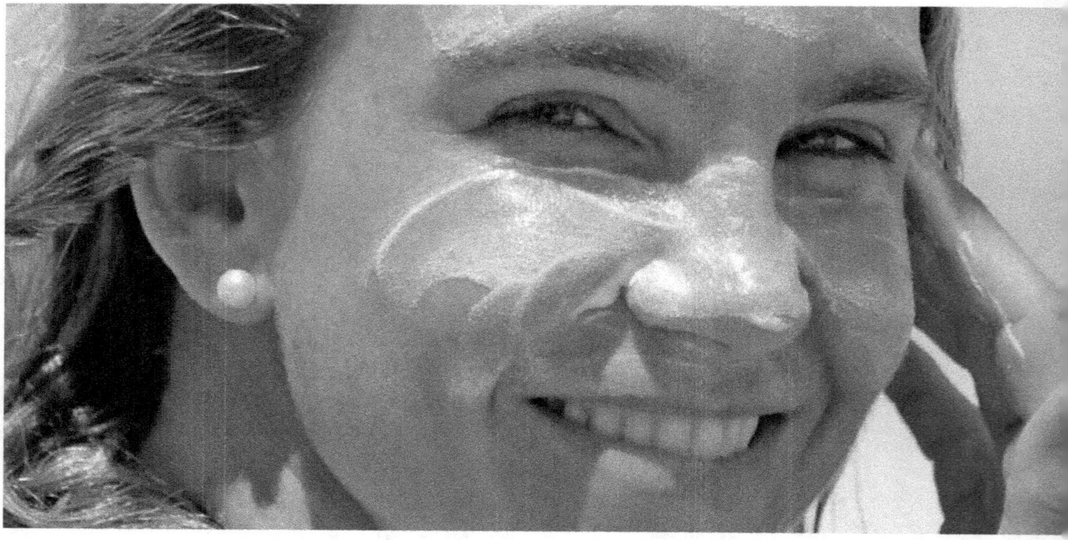

Más de la mitad de la población vive diariamente una ardua lucha contra el sobrepeso, tema que involucra niños y adultos sin distinción.
Es interesante que el conocimiento acerca de cómo alimentarnos es tomado muy a la ligera, a pesar de sus enormes consecuencias. Sorprende aún más que las políticas de gobierno en salud y educación no den a este elemento tan determinante para la vida, su verdadera posición e importancia.

Aprendemos de alimentación a través de costumbres familiares, experiencias ajenas de quienes han probado muchos métodos y sistemas para bajar de peso o simplemente nos dejamos influenciar por impactantes avisos en los medios que recomiendan dietas y sistemas milagrosos, todos con resultados excelentes y a muy corto plazo.
Peor aún, existe el mecanismo "dato de voz" entre las mujeres, que recomienda con mucha seguridad: un tipo de alimentación por sobre otra, cápsulas mágicas que aceleran el metabolismo y controlan la absorción de azúcares o grasas de la comida, dietas que mezclan ciertos tipos de carbohidratos y proteínas, algunos ejercicios que queman grasa, bandas elásticas que reducen centímetros, pastillas naturales que quitan el apetito, placas eléctricas que transmiten vibraciones a través de la piel y "endurecen las carnes", ungüentos adelgazantes y

* Este capítulo contó con la colaboración de Patricio Alfaro B.: Profesor de Educación Física, Consultor de Fitness y Master Trainer Pro Cycling.

un sinfín de alternativas, probadas por las postulantes a perder peso.
Llama aún más la atención descubrir que las candidatas gastan grandes montos de dinero en mágicas tabletas o pociones, en vez de tomar el tema en serio y simplemente consultar a un especialista, cuyo resultado sería más barato y ciertamente pudiese ser efectivo.

Buena Alimentación y Ejercicio, claves para mejorar los resultados de una cirugía: Para muchos el camino antes de una cirugía estética ha sido largo y difícil, lleno de intentos, con resultados regulares pero que no se han mantenido en el tiempo. Claramente el mantener un aspecto saludable implica hacer sacrificios a diario, no sólo a nivel nutricional y de hábitos, también implica asignarle tiempo a una rutina adecuada y rigurosa de ejercicios, lo que en conjunto permite mantener la imagen deseada y un bienestar general.

ALIMENTACION

El gran problema está en que la mayoría de las personas maneja el tema de alimentación y nutrición de manera absolutamente improvisada y desinformada. La nutrición es un aspecto esencial en la vida del ser humano que no debe ser dejado al azar.

Las intervenciones en la alimentación de una persona deben ser siempre supervisadas por un profesional, Médico-Nutriólogo o Nutricionista, quien evaluará el caso, solicitará algunos exámenes y llegará a un diagnóstico, para eventualmente sugerir los pasos adecuados a seguir, sin poner en riesgo la salud.

CONSEJOS GENERALES DE ALIMENTACIÓN

- Cada persona tiene un metabolismo único con requerimientos calóricos diarios de acuerdo a sus funciones básicas, que se denomina "Metabolismo Basal". Esto representa la base de cálculo para determinar la cantidad de calorías diarias a ingerir. Mediante un examen específico llamado Calorimetría se puede determinar el punto de equilibrio para cada persona; el resto será simple aritmética y se reduce a consumir menos calorías de las requeridas diariamente para perder peso, utilizando grasa de depósito como fuente energética.

- Una vez determinada la cantidad adecuada de calorías a consumir diariamente, su ingesta debe distribuirse en tres comidas principales y dos meriendas, lo que ayuda a evitar largos períodos sin consumir alimentos.

- Un error muy frecuente es "no comer". Todo organismo necesita energía para la realización de sus funciones diarias, y dejar de comer no debe ser considerado como una alternativa válida para bajar de peso ya que es inadecuada y peligrosa. Al pasar muchas horas de ayuno, nuestro organismo aprende rápidamente que parte importante de lo consumido debe ser guardado, y la forma en que se almacena es en depósitos de grasa.

- Es habitual escuchar pacientes relatando sus actividades diarias, en que la alimentación es dejada de lado, considerando más importante continuar el trabajo y eliminando el almuerzo. Muchas de estas personas llegan agotadas a casa y arrasan con todo lo que está en el refrigerador. Parece sorprendente, pero muchas veces la cantidad total de calorías no es muy superior a la que ese organismo requiere, lo lamentable es que una alta proporción será almacenada directamente en los depósitos grasos. El problema esencial es uno de prioridades: ¿Qué me importa más, ser obesa o más bien obligarme a una rutina de alimentación adecuada? Puedo recordarle aquí que los últimos cinco Presidentes de Estados Unidos gastan una hora diaria en ejercicio físico, siendo los hombres "más ocupados del planeta". La decisión final es suya.

¿QUÉ PUEDO COMER Y QUÉ DEBO EVITAR?

Una aproximación realista la puede obtener de un Médico con especialidad en Nutrición. No obstante, puedo comentar algunas ideas básicas que le ayudarán:

1. La ingesta de Carbohidratos debe limitarse. Así, es mejor evitar el pan, masas, pasteles, dulces, helados, chocolates, bebidas gaseosas con azúcar, y alcohol en grandes cantidades.
2. No se requiere disminuir el consumo de Proteínas, pero recuerde que pescado y carnes blancas son más saludables.
3. El concepto de "evitar las grasas" está errado. Debe limitarse a una ingesta normal, pero no eliminarlas del todo. Simplemente evite frituras y dulces con alto contenido graso.
4. Muchos elementos que usamos para sazonar, como aliños preparados o el aceite de Oliva, tienen altísimo contenido calórico. Infórmese en las etiquetas.
5. Debe aumentarse en forma muy importante el consumo de agua.
6. La comida rápida es un gran enemigo que debe evitar siempre.
7. Existen algunos alimentos con muy bajo contenido calórico, que pueden ser de gran ayuda al hacer dieta: Un ejemplo son las ensaladas sazonadas con vinagre y limón, la jalea baja en calorías, quesillo dieta, jamón de pavo, entre otros. Su consumo tiene el beneficio de mantener relativamente lleno el estómago, antes de las comidas principales, y quitando la sensación de hambre angustiosa que puede tener.
8. Un consejo razonable es comer muy bien al desayuno y almuerzo, y poco a la hora de la cena. Los "snacks" de media mañana y media tarde son importantes, pero deben contener pocas calorías.
9. Alguna fruta, como la uva y el plátano,

tienen un altísimo contenido de azúcar, y deben evitarse.
10. Es más fácil hacer dieta "en familia" que solo. La colaboración del grupo familiar es una gran ayuda.

MEDICAMENTOS PARA ADELGAZAR Y QUITAR EL APETITO

Es importante saber que grandes estudios muestran que personas que bajan de peso con medicamentos inhibidores del apetito, en el mediano plazo suben de peso luego que los dejan de tomar, y aun peor, alcanzan un peso más elevado que el punto de partida. Simplemente no son recomendables.

HIDRATACIÓN

El agua es fundamental para el funcionamiento del cuerpo y no se puede prescindir de este elemento. Más del 60% del peso del cuerpo humano corresponde a agua.

La ingesta de agua recomendada por día es de unos 2,5 lts.; cada individuo tiene necesidades específicas de hidratación en función de factores como la edad, sexo, metabolismo, nivel de actividad física y condiciones ambientales. Es importante entender que la sed aparece cuando hay una deshidratación relativa del orden del 2% de los fluidos, por lo que es necesario beber antes de tener sed.

MUCHO EJERCICIO

En el mundo del fitness y los gimnasios es muy común descubrir que la gran mayoría son autodidactas. Es frecuente pensar que un partido de fútbol, tenis o asistir un par de veces por semana al gimnasio nos transforma en expertos sobre deportes y actividad física; tanto así que no sólo administramos la propia actividad física sino que, además, aconsejamos respecto de lo que podría convenir a otras personas. La ansiedad de personas con sobrepeso por revertir su estado las lleva a estar en una constante experimentación de dietas, ejercicios, fármacos, tratamientos y, en general, todo aquello que crean les pueda servir. En el caso de pretender mantenerse en forma, la formula más eficaz se remite a mucha voluntad, rigurosidad y asesoría profesional. No debe tomarse la actividad física como una solución temporal a algunos problemas estéticos, el ejercicio es mucho más que eso; es una herramienta fundamental para mantener una buena calidad de vida y el cuerpo con sus funciones en óptimas condiciones, independiente del paso de los años. Mantener una buena condición física no sólo ayudará a disminuir las posibilidades de llegar a una liposucción, también, en caso de que esta cirugía sea el camino escogido, permitirá enfrentar el procedimiento quirúrgico de mejor manera, también ayudará a mantenerlos en el tiempo.

EJERCICIO ESPECÍFICO

Los **Ejercicios Aeróbicos** se llaman así por que se usa oxígeno para quemar azúcares y grasas, produciendo grandes cantidades de ATP, elemento que transporta la energía a nivel celular. Característicamente son ejercicios de intensidad moderada, y de larga duración, como las caminatas, el uso de la máquina elíptica, trotar, el esquí, la bicicleta, nadar, bailar, la maratón y los ejercicios grupales. Lo interesante de este tipo de ejercicios, es que al empezar, nuestro cuerpo usa el glucógeno disponible, pero rápidamente, cuando éste se agota, comienza a degradar la grasa. Algunos beneficios específicos del ejercicio aeróbico regular, son: Reducción de la grasa corporal, mejora la función cardiovascular, disminuye la hipertensión arterial, baja el colesterol y la glucosa sanguínea, reafirma los tejidos y la piel mejora su aspecto. Este tipo de ejercicio realizado en forma moderada, es lo más adecuado y eficiente para la quema de grasas para el público común. Consiste principalmente en la realización de ejercicios de ritmo sostenido, con una duración constante de 40 minutos o más y a una frecuencia cardíaca que no supere el 75% del máximo teórico de cada persona (220-edad).

Ejercicios Anaeróbicos o ejercicios de tonificación son típicamente de corta duración, gran intensidad y se caracterizan porque los músculos obtienen energía por un mecanismo que no depende del oxígeno. Son el tipo de ejercicios realizados por los físicoculturistas para ganar masa muscular, y deportes de baja resistencia y gran potencia, buscando el fortalecimiento y definición de los músculos del cuerpo. Normalmente se trabajan 3 ó 4 series de 12 o más repeticiones, buscando un trabajo integral y equilibrado. El ideal es trabajar 3 ó 4 veces por semana, partiendo siempre por los grupos musculares más grandes (piernas, pecho, espalda, abdominales), para luego hacer un trabajo más específico a nivel de brazos y hombros. Las opciones para este tipo de trabajo son máquinas de resistencia variable, pesas libres, máquinas con carga de discos y ejercicios libres. Ejemplos de ello son los abdominales y levantar pesas.

Elongación o Estiramiento de los Músculos
El trabajo de elongación es fundamental para mantener una buena movilidad muscular y articular. La pérdida de flexibilidad es uno de los principales motivos que hace a las articulaciones menos funcionales y los rangos de movimiento se limiten.

UN EJEMPLO DE RUTINA DE EJERCICIOS

Una rutina ideal de ejercicios, eficiente y balanceada debe típicamente considerar al menos lo siguiente:

1. Calentamiento (Previo); 10 minutos de duración a intensidad intermedia, busca la puesta a punto de todos los sistemas que estarán involucrados en el ejercicio (Sistemas cardiovascular, respiratorio, articulaciones y músculos).

2. Trabajo Muscular Específico; en 30 minutos, se trabaja la musculatura general haciendo énfasis en aquellos músculos que requieren de un trabajo más dedicado. Idealmente se seguirá un orden que implique trabajar primero los músculos más grandes y luego los pequeños. Para aquellas personas que requieren de una rutina más dinámica de trabajo, se podrán hacer circuitos de trabajo que involucren 2 ó 3 ejercicios alternados e

incluyendo alguna pausa activa (rebotes, trote en el lugar, saltar la cuerda, etc.).

3. Trabajo aeróbico final, de 40 minutos de duración, buscará la utilización de grasa como fuente energética. Es muy importante determinar la intensidad adecuada de trabajo de acuerdo a los requerimientos individuales. Este ejercicio se podrá hacer en bicicleta, trotadora, escalador o incluso en una clase dirigida (spinning, baile).

4. Elongación; debe durar unos 10 minutos y considerar una buena parte de los músculos del cuerpo, no obstante debiera enfatizarse la elongación de aquellos músculos que pueden haber tenido un mayor desgaste en la sesión de ejercicios. Siempre es bueno llevar un orden en el trabajo de elongación (piernas, tronco, brazos) de modo tal que haya un trabajo completo.

Finalmente, debo recordarle que ésta es sólo una guía general, y no reemplaza en modo alguno los consejos profesionales de expertos en áreas nutricionales ni a un buen Profesor de Educación Física. Mi consejo es siempre informarse adecuadamente, antes de iniciar una metódica de trabajo para mantenerse bien física y nutricionalmente.

CIRUGÍAS PLÁSTICAS MÁS FRECUENTES

Sección

2

SECCIÓN 2: CIRUGÍAS PLÁSTICAS MÁS FRECUENTES

SECCIÓN 3

Capítulo 1

I. REJUVENECIMIENTO FACIAL.

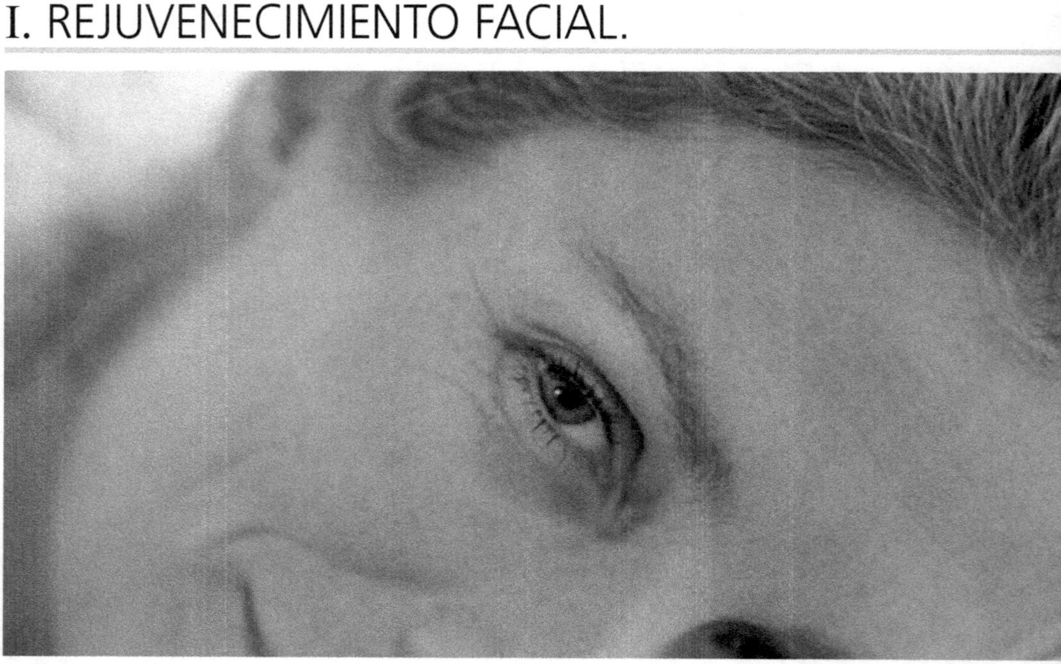

El término "lifting" es quizás la palabra más comúnmente asociada con la Cirugía Estética. Tanto es así, que se ha introducido en nuestro vocabulario para describir y definir la restauración y rejuvenecimiento de cualquier cosa, desde edificios hasta instituciones.

El transcurso de los años hace que las características juveniles de la cara y el cuello vayan dando paso a rasgos más toscos, que muchas veces nos recuerdan a nuestros padres y familiares mayores. Con la edad la piel se adelgaza, perdiendo su turgencia, lozanía y la grasa facial. Múltiples líneas acusan a su vez el daño producido por el sol. Las arruguitas sobre los labios y los dos surcos que corren entre la nariz y el mentón se acentúan y dan un aspecto cansado. Los párpados comienzan a descender, y a veces dificultan la visión hacia los costados.

Todo esto forma parte de un proceso natural, en que la madurez da paso al envejecimiento. La mayoría de los seres humanos acepta esta realidad, aunque muchos tenemos también el anhelo de disminuir su velocidad. Sin embargo, algunas personas sufren al mirarse al espejo, pues se sienten más jóvenes que la imagen que ven. Una de las alternativas más usadas para rejuvenecer el rostro es un "Lifting Facial".
La apariencia de su cara está determinada por tres elementos: La piel, tejidos blandos y sus huesos. Si la estructura de su cara no le gusta,

le falta o sobra proyección del mentón, tiene la mandíbula poco definida o las mejillas muy prominentes o planas, esto podría deteriorar significativamente su autoestima.
Definir las líneas faciales, los contornos y el ángulo natural proporciona una estructura equilibrada y una apariencia más atractiva.
Es importante tomar en cuenta que un lifting no mejora la calidad de su piel. Por lo tanto, textura, irregularidades en el color y manchas no se mejorarán con este procedimiento, y el ideal es usar varios tratamientos complementarios, que le darán un mejor resultado y además ayudarán a cuidar de su piel en el futuro. Su Médico le ayudará en este tema.
Existen muchas técnicas para realizar un Lifting Facial. Un buen resultado se logra con una combinación de habilidades quirúrgicas, arte, el buen juicio de su Cirujano Plástico y muchos cuidados posteriores de la piel.

¿A QUÉ EDAD SE REALIZA ESTE PROCEDIMIENTO?

La edad más común para realizar un lifting es entre los cuarenta y sesenta y cinco años.
Cuando un paciente considera esta operación, el factor principal que usted y su Cirujano Plástico deben analizar es la apariencia o aspecto facial (y no la edad). Esto se debe a que el proceso de envejecimiento no avanza de la misma forma o velocidad y varía enormemente de persona a persona. Todos envejecemos en forma diferente.
Existen varios factores que causan envejecimiento prematuro de la piel, tal como el tabaquismo y la exposición al sol, las características genéticas familiares, estrés emocional, depresión y algunas enfermedades.

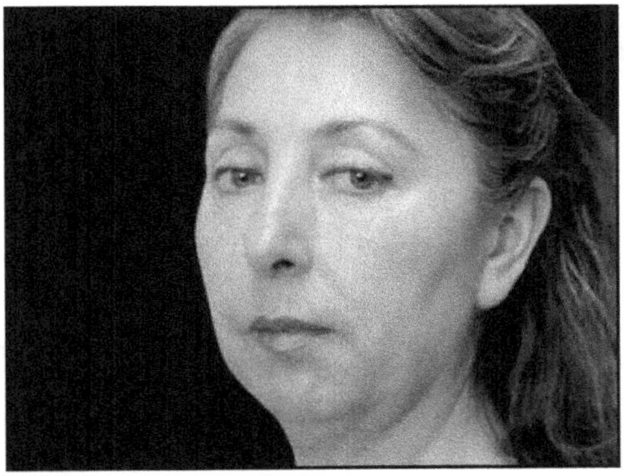

Antes

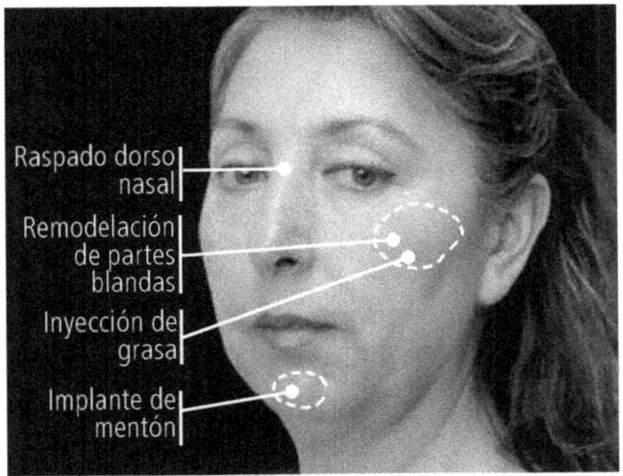

Procedimiento

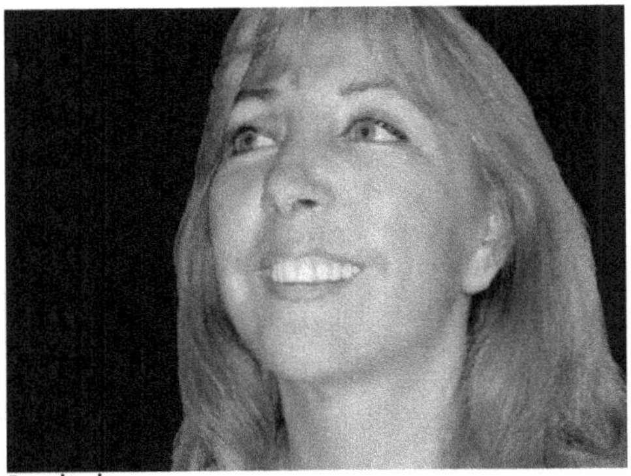

Resultado

El Lifting Facial realizado en esta paciente levantó las mejillas caídas, redefiniendo la línea de la mandíbula. Esto dio al rostro un aspecto jovial y descansado.

¿QUÉ MEJORAR CON UN LIFTING FACIAL?

Usted debe hacer un análisis cuidadoso de qué desea mejorar en su rostro.
La mejor manera de darse cuenta qué quiere mejorar o cambiar es sentarse frente a un espejo y observar, detenidamente y en orden:

- Frente
- Cejas
- Párpados superiores
- Párpados inferiores
- Bolas bajo párpados inferiores
- Arrugas alrededor de los ojos
- Mejillas
- Pómulos
- Boca, labios y líneas sobre ellos
- Nariz
- Mentón
- Lóbulos de las orejas
- Cuello

Para analizar su cuello mírese de frente y de lado, se dará cuenta de cuánta papada le sobra. Fíjese detalladamente en la asimetría de su cara.
Así, cuando visite al especialista tendrá mayor claridad en lo que desea modificar. Quizás deba considerar tomarse algunas fotografías de buena calidad de frente y costados y analizarlas con algún familiar, antes de ver al Cirujano Plástico.
Con un lifting su rostro se refrescará, obteniendo un aspecto más joven y menos cansado. Cuando es necesario sugiero un pequeño raspado del dorso nasal, lo que tiene un inmenso beneficio, al producir una cara más dulce.
Esta intervención no podrá eliminar todas las arrugas, en especial las más finas, ni suprimir todas las imperfecciones, o las manchas de su piel. Para eso existen otras alternativas fuera de la cirugía que tratan estos problemas de la piel, y su médico le recomendará los tratamientos necesarios antes y después de la Cirugía.

¿QUÉ TIPO DE MÉDICO ESTÁ PREPARADO PARA REALIZAR UN LIFTING FACIAL?

Sólo un Cirujano Plástico entrenado como corresponde. Usted debe tomar la decisión seriamente, desde la elección del médico hasta el más mínimo detalle.
Ver Capítulo
"¿Cómo seleccionar un Cirujano Plástico?"

UN ANÁLISIS POR SECCIONES:

FRENTE, CEJAS Y OJOS:

Si las cejas se encuentran caídas en la zona lateral, lo más probable es que usted requiera un "Lifting Frontal Endoscópico". Éste se realiza mediante sistemas de video en miniatura que se introducen por minúsculos orificios, cuyas cicatrices son pequeñas y se disimulan con el pelo. El lifting frontal da a la frente un aspecto rejuvenecido y limpio. Generalmente se combina con una cirugía de los párpados, que produce un resultado muy bonito, refrescando la mirada.

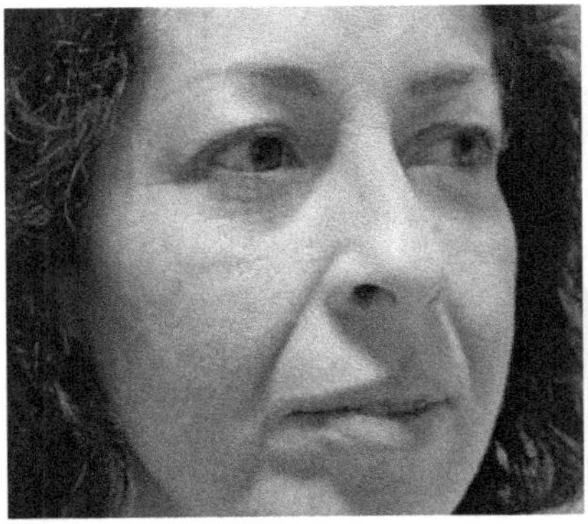

Antes

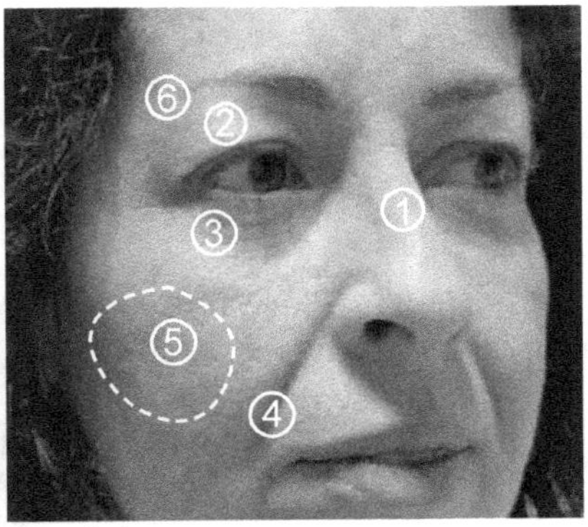

Procedimiento

1. Raspado nasal.
2. Blefaroplastía.
3. Eliminación de grasa en párpados.
4. Relleno de surcos con grasa.
5. Remodelación de partes blandas
6. Elevación de la cola de ceja.

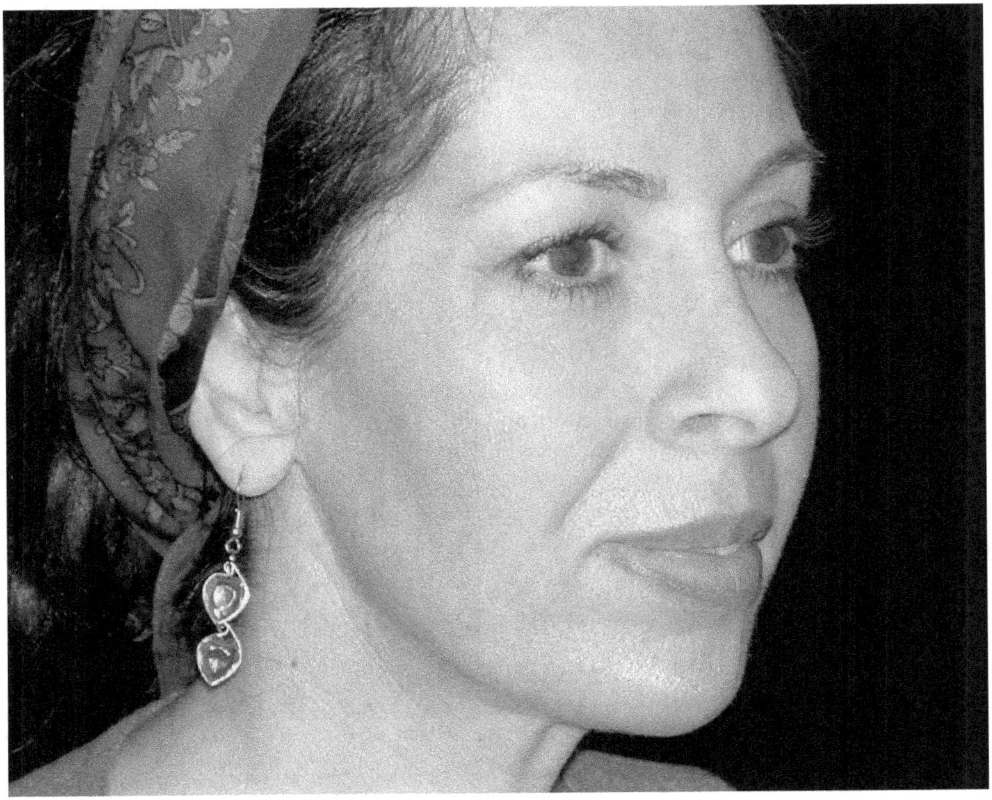

Resultado

Esta paciente se sometió a un Lifting Facial completo: Frente, cejas, párpados superiores e inferiores, pómulos, boca y cuello. El resultado es un rostro rejuvenecido y jovial.

PÓMULOS:

Con el paso del tiempo el realce de los pómulos va desapareciendo, principalmente por pérdida de la grasa bajo la piel, y por la reabsorción de los huesos, así, los pómulos se ven caídos y pesados, o simplemente más vacíos. El lifting puede elevar la grasa y los tejidos que componen el pómulo otorgando juventud al rostro. Como en otros procedimientos faciales, se puede utilizar la grasa extraída de la papada, que se inyecta una vez purificada. También puede usarse implantes, de otros materiales ajenos al organismo, si el defecto es mayor.

BOCA Y LABIOS:

La boca delata la edad y los hábitos. Con el correr del tiempo, los labios se adelgazan, los ángulos de la boca descienden producto de la gravedad y aparecen arrugas verticales. Este efecto es mucho más notorio en las personas fumadoras. Se puede rellenar estas arrugas o aumentar el volumen de los labios con grasa de la misma persona, o si esto no es posible, con distintos elementos inyectables.

CUELLO:

Con los años se va produciendo una "falta de definición" entre la línea mandibular o de la quijada y el cuello mismo; dicho de otra forma, no puede distinguirse dónde termina la mandíbula y comienza el cuello. Esto puede observarse fácilmente en fotos de perfil.

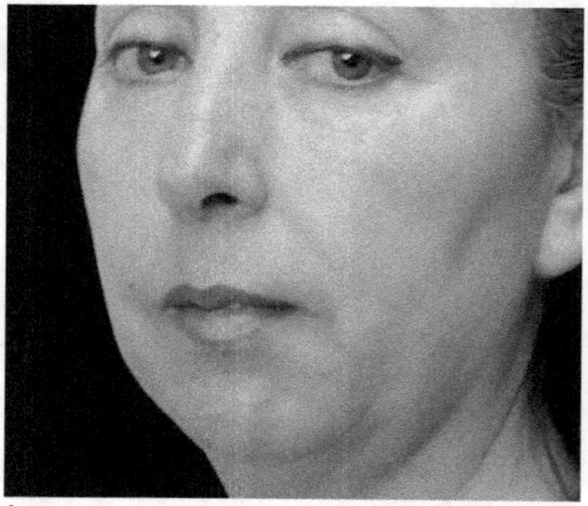

Antes

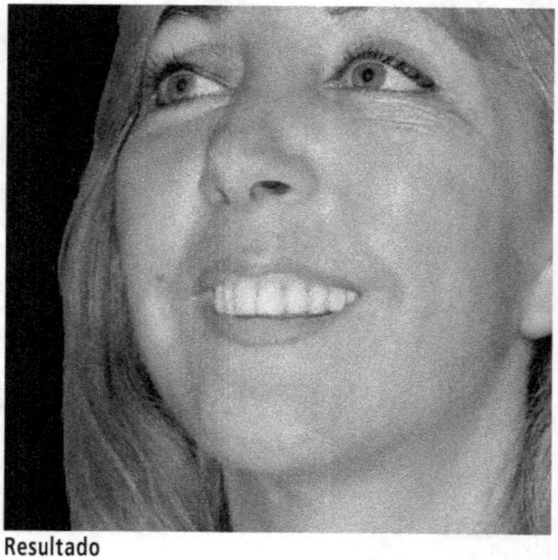

Resultado

En esta paciente se realizó cirugías para corrección de pómulos, definición mandibular, aumento de mentón y relleno de labios.

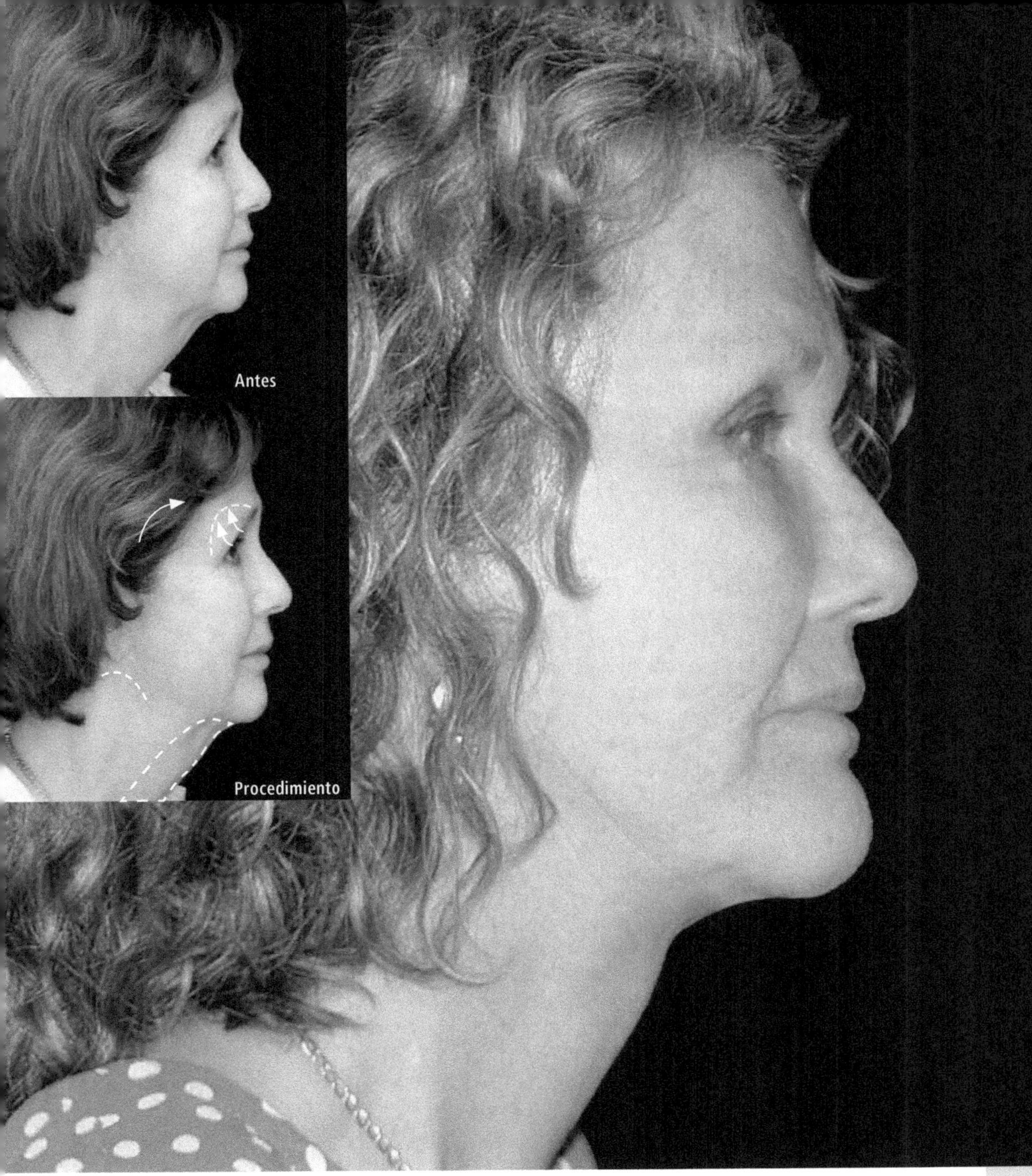

El Lifting de cuello produjo un cambio significativo en la apariencia de esta paciente, pero no resolvió todos los problemas de un rostro envejecido. Por eso, se combinó con un Lifting Facial completo.

Fíjese si: ¿Tiene acumulación de grasa, piel suelta o ambas en el cuello?
De esta forma usted podrá estudiar el aspecto de su cuello: Un cuello con gran aumento de volumen, **"Papada" o "doble pera"** envejece el rostro y, sobre todo, le resta elegancia.
Si existe una discreta papada, con una liposucción o aspirado de grasa localizada será efectivo, procedimiento rápido que se realiza generalmente en la consulta de su cirujano y con anestesia local. En las personas con sobrepeso lo recomendable es acercarse al peso ideal y mantenerlo para obtener un mejor resultado.
"Cuello de Pavo" es una forma de referirse al cuello envejecido, con las típicas líneas verticales y mucha piel fláccida. Esto sucede cuando los músculos del cuello, llamados "platisma", forman bandas que se notan particularmente a los lados de la línea media, muchas veces asimétricas. En este caso se habla de un cuello envejecido, donde músculos y piel han descendido producto de la edad y de la gravedad, pudiendo estar acompañados de grasa y papada.
En estos casos recomiendo realizar un lifting de cuello, casi siempre acompañado de un Lifting Facial. Un caso especial lo presentan los pacientes que se han sometido a una cirugía bariátrica, para curar la obesidad mórbida. Dichos pacientes tienen mayor laxitud cutánea, y el resultado es siempre más discreto que en una persona que ha tenido un peso relativamente normal y estable a través de su vida.
Ver Capítulo "Pérdida masiva de peso"

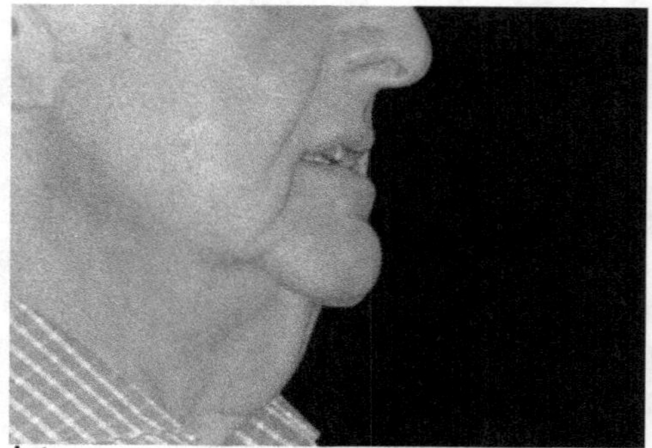

Antes

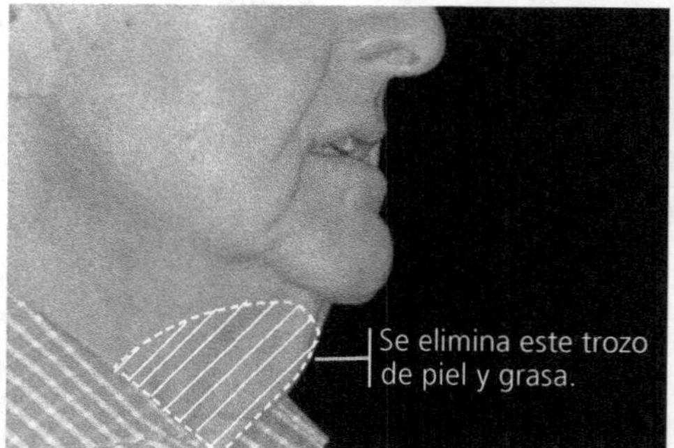

Procedimiento

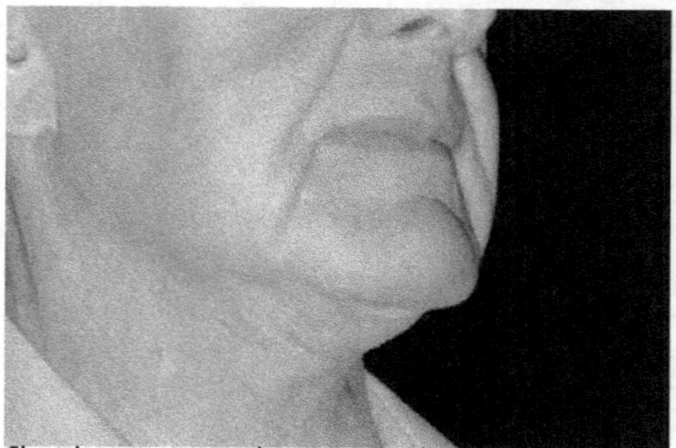

Cicatrices poco notorias a un año plazo.

A este paciente se le eliminó el exceso de grasa y piel que tenía en el cuello. El resultado es asombroso, otorgándole un aspecto más juvenil.

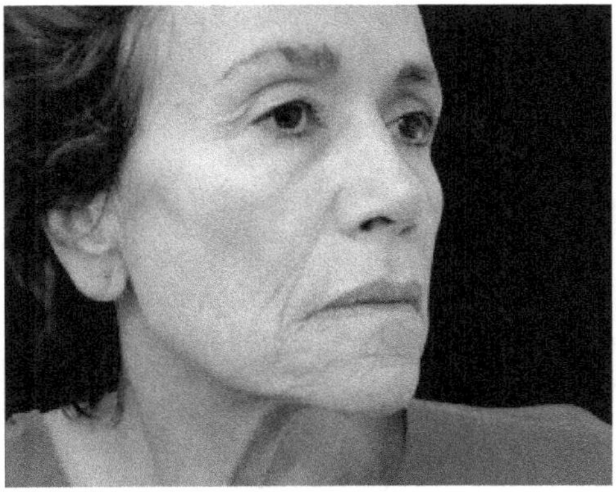

Antes

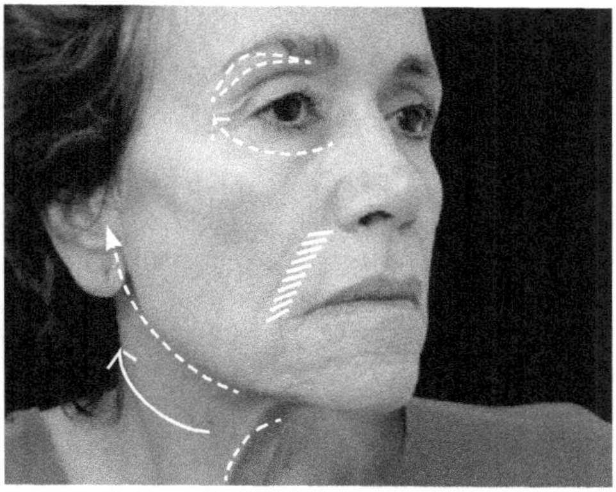

Procedimiento

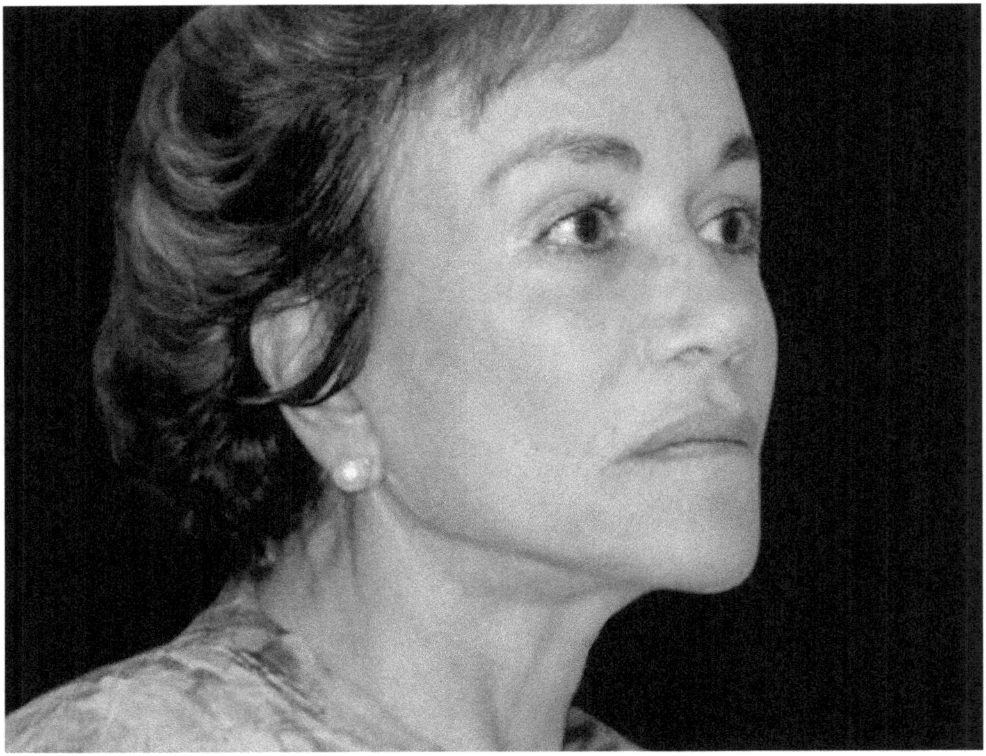

Resultado

El Lifting Facial refresca y reanima el rostro, pero no elimina por completo las arrugas, especialmente las más finas. Como muestra esta paciente, el lifting puede complementarse con la aplicación de láser o de sustancias inyectables para atenuar estas arrugas.

PROCEDIMIENTO QUIRÚRGICO

El Lifting Facial es una cirugía que requiere mucho entrenamiento, mediante la cual se estira la piel y la musculatura de la cara. Esta intervención levanta parcialmente las mejillas caídas, disminuye la papada, además de estirar en parte la piel suelta sobre el cuello, con lo cual se ve más definida la línea de la mandíbula.

El procedimiento puede durar varias horas y habitualmente se realiza con anestesia general. No es una cirugía que genere gran dolor, pero puede sentir molestias, principalmente por el lagrimeo e hinchazón de los ojos, durante dos semanas. Es necesario 1 a 2 noches de hospitalización para un adecuado cuidado postoperatorio.

Las incisiones de un Lifting Facial Clásico se realizan por delante y detrás de las orejas, en la línea de salida del pelo y frecuentemente bajo el mentón. Las cicatrices son disimulables con maquillaje, que podrá usar una vez terminado el período de recuperación. El cuidado metódico, a través de la aplicación de silicona en ungüento, ayudará a reducir las cicatrices.

Ocasionalmente se indica a los pacientes que complementen el lifting con un tratamiento de láser facial o dermabrasión para las arrugas más finas. Después de esta operación, hay una serie de cuidados a realizar que beneficiarán los buenos resultados a través del tiempo.

RECUPERACIÓN

Prácticamente no hay dolor en el postoperatorio de un lifting, lo que es sorprendente dado el grado de edema o hinchazón. En caso de presentarse molestias, éstas serán rápidamente controlables con analgésicos y anti-inflamatorios orales.

La recuperación es larga: la parte inicial dura alrededor de 3 semanas y durante este período la hinchazón y los moretones van disminuyendo paulatinamente, hasta desaparecer por completo. Los puntos se retiran a las 2 semanas de la cirugía. Es posible cierto grado de adormecimiento sobre las áreas operadas, lo que puede durar varias semanas e incluso meses.

Parte importante del resultado de esta cirugía depende del cuidado de las cicatrices, por lo

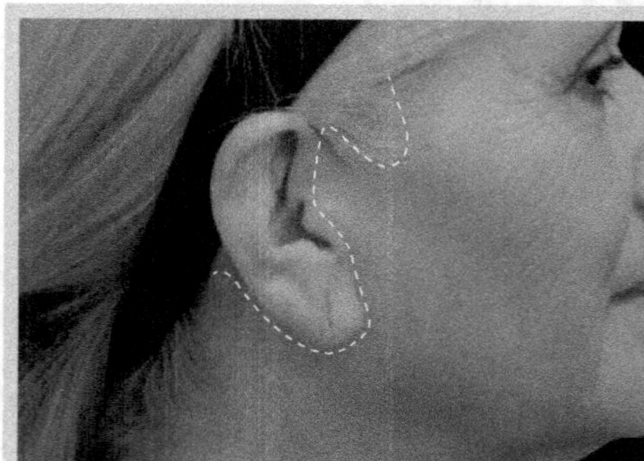

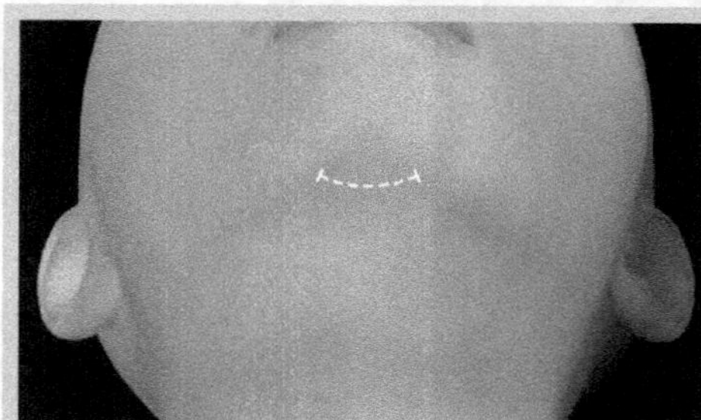

Las cicatrices de un Lifting Facial Clásico se encuentran ocultas tras las orejas, en la línea de nacimiento del pelo y bajo el mentón. La reducción de su apariencia dependerá de un buen cuidado postoperatorio y de la calidad de su cicatrización.

que deberá usar cremas con factor de protección solar por 3 meses o más. Los resultados preliminares del lifting comienzan a verse a las pocas semanas y el resultado final de la cirugía se apreciará varios meses después de ser retirados los puntos.

Hay algunas personas en las que la recuperación es más lenta. Esto puede deberse a factores genéticos de cada persona, retención de líquido, a los antecedentes de tabaquismo y ciertamente al daño solar a través de los años.

Candidatos para Rejuvenecimiento Facial

- Estar sano
- No fumador
- Psicológicamente estable
- Tener expectativas reales
- Estar preparado para períodos de "bajoneo" durante el postoperatorio
- Aceptar las cicatrices

1. Elevación de la cola de la ceja
2. Eliminar bolsa grasa párpado inferior
3. Relleno pómulo
5. Elevación de mejilla y tejido en zona mandíbular
6. Elevación del cuello.

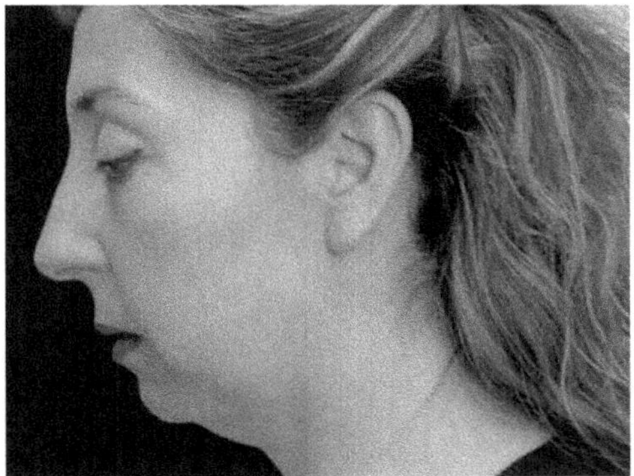

Antes

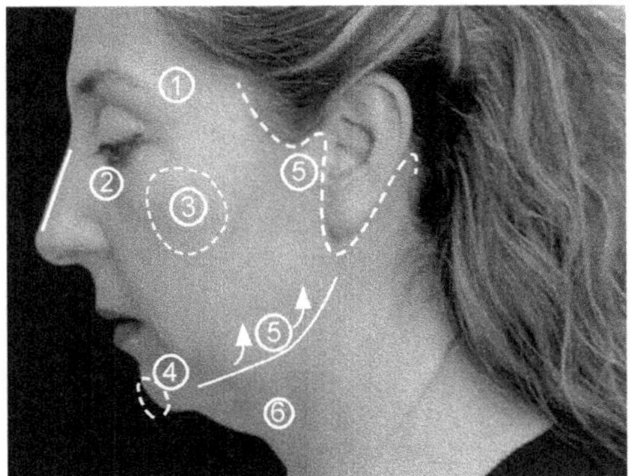

Procedimiento

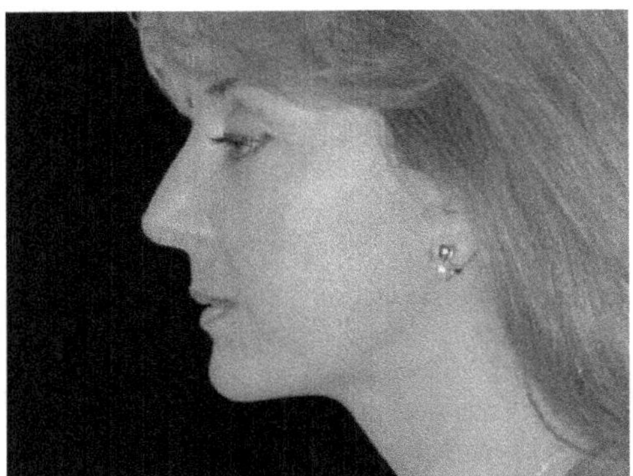

Resultado

Al estirar la piel y la musculatura de la cara de esta paciente se le dio mayor turgencia y definición a la zona de la boca, ojos, mejillas y cuello.

¿QUÉ TIPO DE LIFTING FACIAL ES MEJOR PARA MÍ?

Hay múltiples alternativas, y su Cirujano Plástico podrá ayudar a aclarar algunos conceptos.

MINI-LIFTING

(TAMBIÉN LLAMADO LIFTING-MACS, LIFTING CON CICATRICES REDUCIDAS, SOFT-LIFTING, O SMART-LIFT):

Todos estos nombres representan un lifting más pequeño y con una recuperación más breve. Básicamente son todos nombres comerciales para el mismo procedimiento, con algunas variaciones de acuerdo a lo que su Cirujano prefiera. Es probablemente la forma más usada por los Cirujanos Plásticos en el mundo, ya que el procedimiento dura dos a tres horas en realizarse, y la recuperación es menos lenta. Las cicatrices son más cortas y se esconden bien dentro del pelo y tras las orejas. El mini lifting es la mejor alternativa para aquellos pacientes que deben reintegrarse a su vida diaria y/o laboral lo antes posible.

LIFTING DE SMAS O DE DOS CAPAS:

Este Lifting ha sido por muchos años el procedimiento más usado por los Cirujanos Plásticos y tiene buenos resultados, aunque demora más tiempo en su evolución postoperatoria. La demora en recuperarse se debe a la hinchazón producida por movilización de las capas de tejido bajo la piel. Es también una excelente alternativa.

LIFTING CLÁSICO COMPLETO Y LIFTING SUBPERIÓSTICO:

Estas operaciones producen gran beneficio en el rejuvenecimiento facial, pero tienen el inconveniente que la hinchazón y aspecto de la cara toman largo tiempo en recuperarse, debido al re-posicionamiento de la musculatura y tejidos profundos, sobre los huesos. Esto logra los mejores resultados en algunas pacientes, pero a cambio de una recuperación mucho más larga. Si una persona debe reintegrarse a su vida diaria en poco tiempo, no es una buena alternativa.

Es aconsejable someterse a esta operación unos 3 meses antes de cualquier evento social al que usted deba acudir y explicarles a sus familiares que la hinchazón es normal y esperable.

Lifting en pacientes hombres

Durante los 2 primeros meses las cicatrices se notarán, por lo que tener el pelo un poco más largo ayudará a esconderlas.

El Lifting Facial refresca y rejuvenece el rostro, pero no elimina por completo las arrugas, especialmente las más finas. Este procedimiento puede complementarse con la aplicación de láser o de sustancias inyectables para atenuar las arrugas más finas.

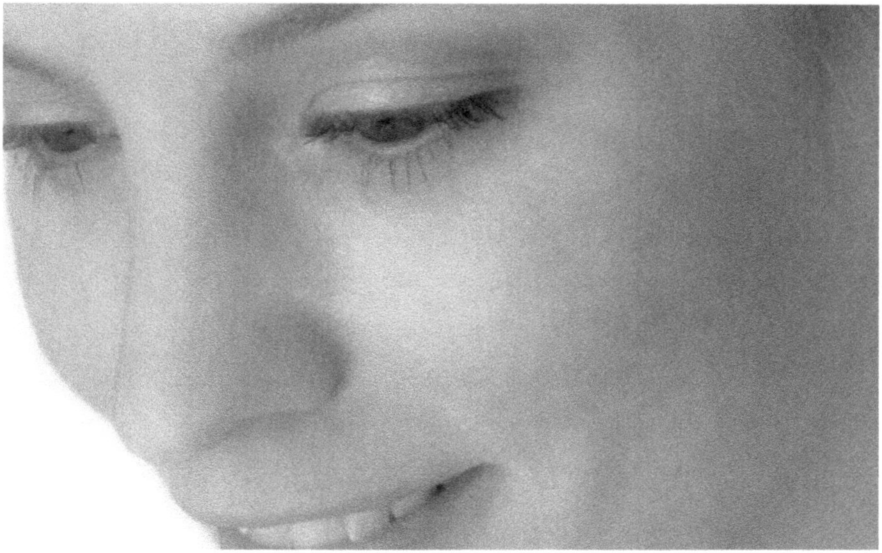

Cicatrices

- Las cicatrices de un Lifting Facial se encuentran ocultas tras las orejas, en la línea de nacimiento del pelo y bajo el mentón. El buen cuidado postoperatorio y la calidad de su cicatrización, influirán directamente en el aspecto final de las cicatrices.

Aspectos importantes relacionados con los resultados de un rejuvenecimiento facial

- Calidad y grosor de la piel.
- Grado de daño solar y por tabaco.
- Cantidad de grasa en la cara.
- Grado de flaccidez de piel en la cara.
- Genética de la paciente.
- Grado de laxitud en mandíbula y cuello.

¿Cuándo retomo la vida normal?

- Día 1: Caminar en la clínica o dentro de su casa
- Día 2: Ducha, lavado del pelo
- Día 5: Trabajar en el computador de su casa
- Día 7: Conducir un auto. Se sugiere anteojos oscuros y una bufanda para esconder moretones.
- Día 10: Retiro de suturas, Comenzar drenaje linfático y ultrasonido
- Día 15: Aplicación de maquillaje.
- Día 21: Retorno al trabajo, con hinchazón moderada.
- Día 30: Ejercicio discreto
- Día 60: Eventos sociales
- 1 año: Completamente recuperada.

- El nivel de satisfacción de los resultados del Lifting Facial es alto, pero las primeras semanas son difíciles para las pacientes, ya que frecuentemente hay críticas y recriminaciones dentro de la familia, que no ven un efecto inmediato. Los resultados de esta operación llevan un tiempo que no puede apurarse, por lo que la paciencia y cooperación de sus cercanos son fundamentales.

OTRAS TÉCNICAS RELACIONADAS CON EL REJUVENECIMIENTO FACIAL

Hilos Tensores: Esta técnica, al igual que muchas otras, fue exhibida como panacea, al prometer el "rejuvenecimiento en media hora", siendo inútil por sí sola. Sin embargo, algunos médicos los usan como complemento a un Lifting. Son de material biocompatible con el cuerpo humano, que se introducen bajo la piel con una aguja especial. Como procedimiento único no tiene buen resultado y ha caído en descrédito. De hecho, la mayoría de los fabricantes han discontinuado su manufactura por las complicaciones y pobres resultados.

Estos hilos están provistos de pequeñas espículas que les permiten anclarse en el tejido celular subcutáneo. El médico los tracciona, obteniéndose así el efecto lifting en la zona a tratar.

Sus principales beneficios son menos cicatrices y una rápida recuperación. Su desventaja es que no involucra la eliminación de exceso de piel y por lo tanto no es indicado para pacientes que necesiten de este procedimiento. La mejoría que se obtiene es mínima, y en muchos casos al cabo de un par de semanas ya no se puede diferenciar el antes y después, razón por la que se usan poco en la actualidad.

LIFTING NO QUIRÚRGICO CON TRATAMIENTOS DE RADIOFRECUENCIA Y LÁSER (FRAXEL, TRIPOLAR, CO2 Y OTROS)

Implica la aplicación de energía de radiofrecuencia o calor producido por el láser, de tal manera que la piel queda estimulada para lograr un aspecto más terso y luminoso.

Esta modalidad ofrece una mejoría muy discreta y ocasionalmente reduce un poco la apariencia de arrugas y pequeños surcos, pero no los elimina.

El tratamiento provoca un pequeño malestar pero la recuperación es sólo de un día. La contracción de la piel es gradual y puede demorarse hasta seis meses en completarse. Los resultados son apenas perceptibles y pueden dar un poco de brillo o lozanía a la piel por algunas semanas. No espere que este tipo de tratamientos reemplace a una Cirugía de rejuvenecimiento facial.

> Asuma siempre que procedimientos "express" implican también resultados mínimos.

RIESGOS

Si su operación es realizada por un Cirujano Plástico bien calificado, lo más probable es que el resultado y recuperación postoperatoria no tengan inconvenientes. A pesar de esto, aun en circunstancias ideales, pueden desarrollarse complicaciones. Aparte de las complicaciones específicas relacionadas con esta operación, usted debe conocer los riesgos asociados a cualquier intervención quirúrgica (Ver Capítulo "Riesgos"). Las complicaciones más frecuentes y específicas de esta cirugía son solucionables. Las principales son:

HEMATOMAS:

Son relativamente frecuentes (5%) y requieren ser drenados por el cirujano. La ingesta de aspirina y otros anticoagulantes hacen que las personas sean propensas a desarrollar hematomas.

IRREGULARIDADES Y ASIMETRÍAS:

Son relativamente frecuentes y requieren tratamiento con drenaje linfático y ultrasonido, con profesionales que su Cirujano Plástico le indicará. Pueden durar semanas.

INFECCIÓN:

Es una posibilidad como en cualquier cirugía aunque es muy infrecuente.

CICATRICES HIPERTRÓFICAS Y QUELOIDES:

A pesar de los cuidados del Cirujano Plástico y de la paciente, algunas personas genéticamente condicionadas desarrollan cicatrices notorias y poco estéticas, que ocasionalmente se pueden mejorar con otra cirugía.

PÉRDIDA DE ÁREAS DE PIEL:

Es una complicación poco frecuente. Si sucede se produce generalmente detrás de las orejas, y puede requerir revisiones quirúrgicas para mejorar el resultado.

Después de un Lifting Facial

- Puede usar maquillaje para piel sensible o hipoalergénico a los pocos días de eliminados los puntos.
- Debe usar protector solar factor 25 sobre las cicatrices durante meses.
- No fume. Puede consumir chicles de nicotina, masticando con suavidad.
- Evite doblar el cuello hacia abajo porque puede producir pliegues.
- No use ropa que deba ponerse por la cabeza. Evite movimientos bruscos que pueden retrasar su recuperación.
- Puede hacer ejercicios 6 semanas después de la cirugía.
- No ingiera anticoagulantes hasta 2 semanas después de la cirugía.

PÉRDIDA DE SENSIBILIDAD EN LA OREJA:
Es una complicación poco frecuente y en general se revierte a los pocos meses. Existen raros casos en que la sensibilidad nunca se recupera por completo o se sienten pequeñas punzadas.

DEBILIDAD DE LOS MÚSCULOS DE LA CARA Y DAÑO DE NERVIOS FACIALES:
El uso del electrobisturí para coagular los vasos sanguíneos puede afectar temporalmente la conducción de los nervios que mueven la cara, este daño puede debilitar o paralizar algunos elementos musculares, generalmente los nervios que elevan la ceja y la comisura bucal. Esto ocurre raramente y en general revierte al poco tiempo.

RECIDIVA DEL ASPECTO FACIAL:
Resulta cuando el nuevo aspecto facial retorna a su aspecto previo a los pocos meses de realizada la intervención. Sucede en un 2% de los casos y su causa es que los tejidos tenían más laxitud que la habitual. Es más común en mujeres fumadoras con daño solar importante, y en personas predispuestas genéticamente.

Razones para postergar un Lifting Facial:

- Si usted tiene planeado bajar algunos kilos de peso, es recomendable que adelgace antes de operarse. Una baja de peso disminuye también la grasa facial y produce una mayor caída de la piel de la cara. Estos cambios de peso posteriores pudiesen opacar parte de los resultados obtenidos.

- Si no ha logrado dejar de fumar. Las personas fumadoras tienen resultados menos buenos. Su cicatrización es lenta, de peor calidad y a veces se enfrentan a complicaciones relacionadas a una menor circulación sanguínea a nivel de los capilares de la piel. Esta circulación es indispensable para una pronta y sana cicatrización. Si usted lo requiere, hoy existen medicamentos bastante efectivos para dejar de fumar.

- Un evento social importante dentro del mes siguiente. Con toda probabilidad su recuperación a las cuatro semanas será incompleta, por lo que no podrá asistir.

Capítulo 1

II. LA FRENTE.

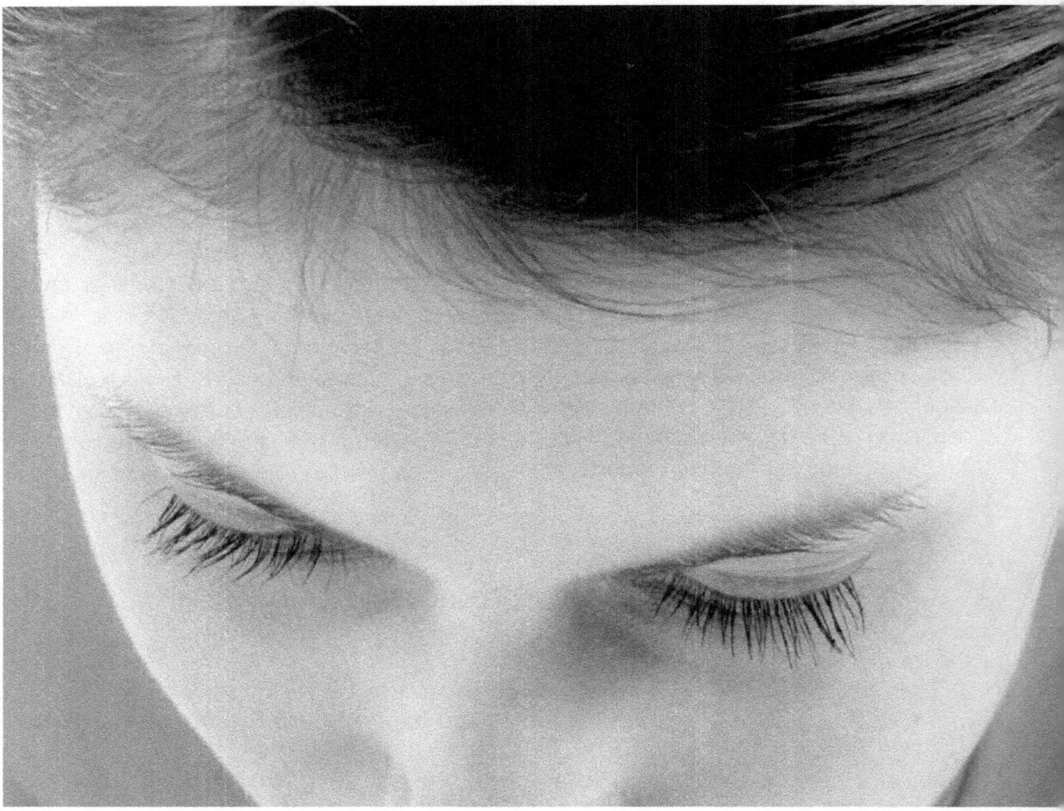

La expresión facial es determinada en gran parte por la frente y las cejas.
La expresión de los ojos y frente nos ayuda a leer las emociones de la persona, indicando si está feliz, curioso, ansioso, nervioso, contemplativo o triste. Ninguna otra parte del rostro nos entrega este grado de información corporal.
Una frente envejecida, cejas bajas y arrugas pronunciadas pueden hacer que una persona parezca cansada o enojada. Felizmente, el lifting frontal puede revertir este efecto en forma dramática y es una de las opciones más poderosas dentro del rejuvenecimiento facial.
La posición de las cejas es determinada por dos factores principales: edad y genética. Con la edad nuestra piel pierde su elasticidad y es más susceptible a la fuerza de gravedad, lo que hace descender nuestras cejas.
Un Lifting de frente eleva la posición de las cejas y permite relajar los músculos de la frente de tal manera que se reducen las arrugas horizontales en esta zona y se logra establecer una mirada más fresca y despierta.

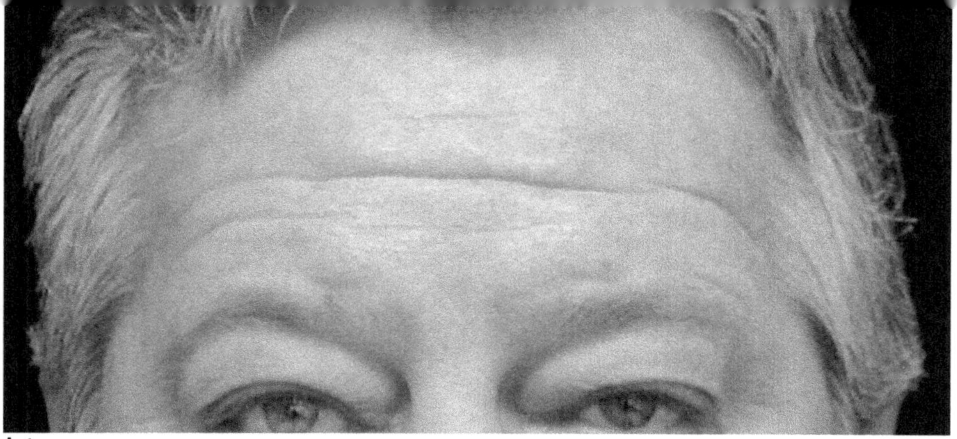
Antes

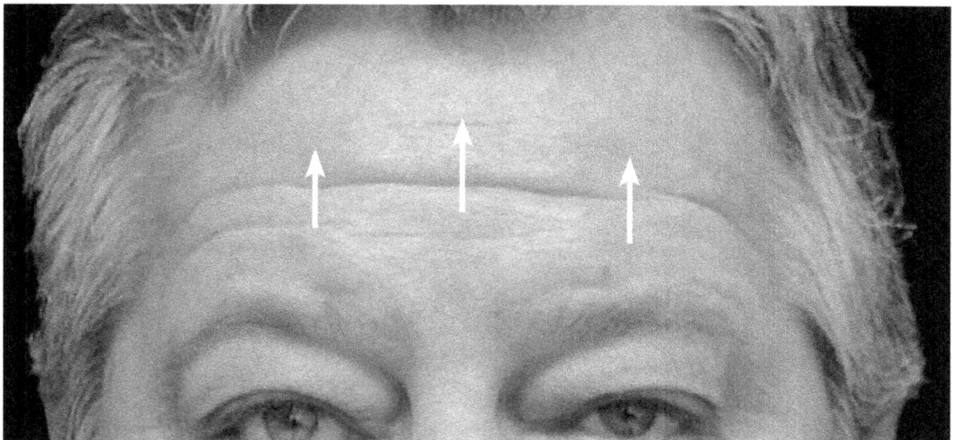
Procedimiento

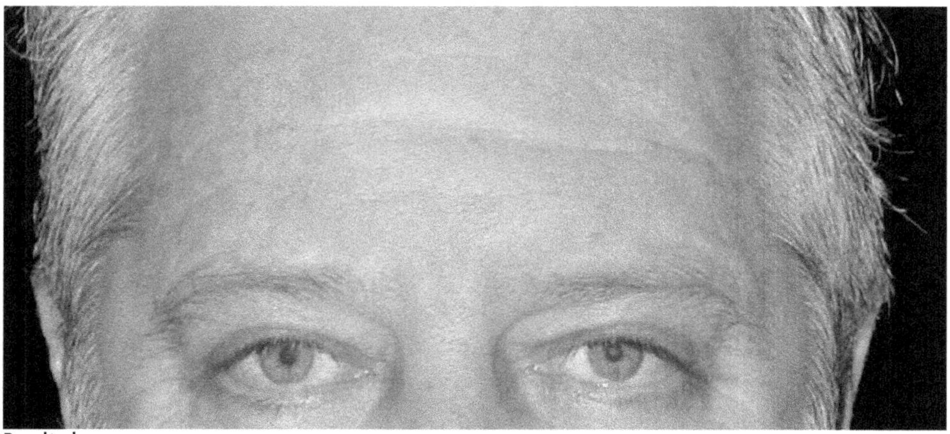
Resultado

A este paciente se le tensó la frente mediante una pequeña insición de 5 mm. escondida en el pelo, eliminando así las arrugas frontales y devolviéndole un aspecto más joven.

Capítulo 1

III. OJOS Y ZONAS ADYACENTES.

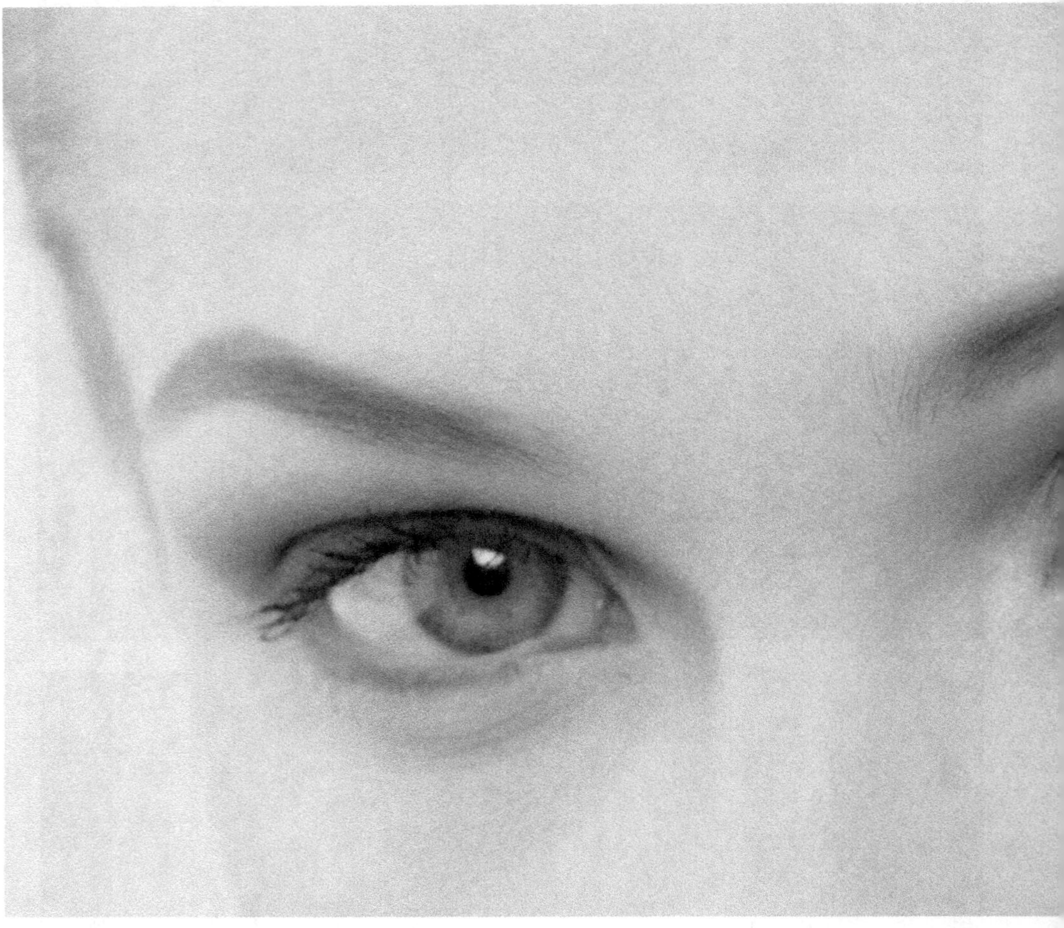

Con el transcurso de los años la piel que está alrededor de los ojos tiende a arrugarse, los músculos se debilitan y la grasa alrededor de ellos se relaja. Esto origina las características bolsas en los párpados inferiores (ojeras), mientras que el efecto de la gravedad hace que las cejas vayan descendiendo junto al párpado superior. La "Blefaroplastía" es un procedimiento por el cual se extraen estas pequeñas bolsas de grasa de los párpados inferiores y el exceso de piel de los párpados superiores.

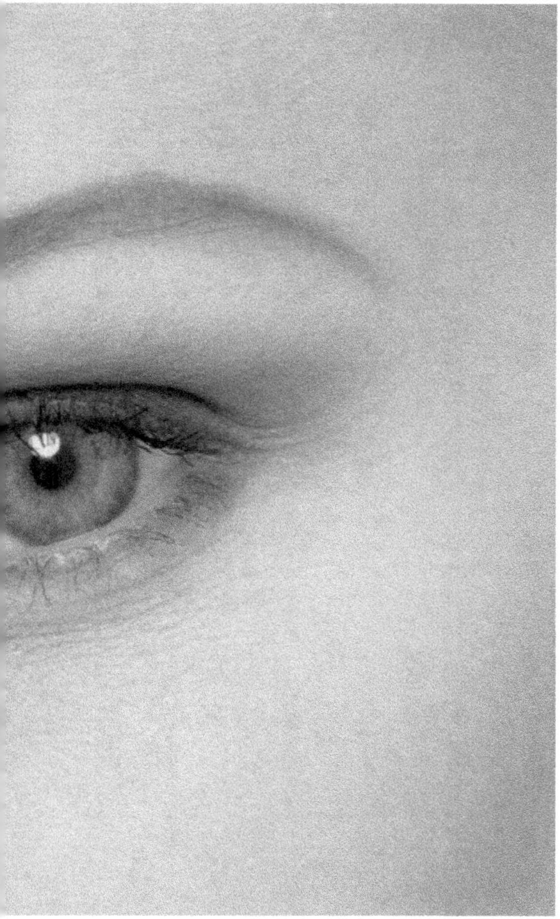

Generalmente el grado de satisfacción de los pacientes que solicitan este tipo de cirugía es altísimo y es una de las cirugías estéticas más frecuentes.

Hay algunas personas que tienen la piel bajo los párpados de color más oscuro. Esto se debe a factores genéticos y familiares, produciendo que la persona se vea más cansada y poco alegre. Cuando la decoloración se asocia a bolsas de grasa o a pequeñas glándulas sebáceas, y exceso de piel, el efecto es consecuentemente mayor. La cirugía de párpados no mejora este color, sólo puede sacar o reponer grasa, eliminar parte de la piel con arrugas y tensar discretamente el párpado inferior. La ayuda de algunas cremas depigmentantes o de un láser cuidadoso puede ser de gran ayuda para mejorar dicha pigmentación después de su cirugía.

En un gran número de pacientes operados de párpados y bolsas, se les realiza una pequeña incisión dentro del pelo, por la que se tensa la frente y sube un poco la cola de la ceja.

Para darse cuenta del posible resultado de este levantamiento, puede mirarse al espejo y levantar la cola de la ceja de un lado, comparándola con lado opuesto. Esto produce un agradable efecto de descanso facial.

PROCEDIMIENTO QUIRÚRGICO

La blefaroplastía es un procedimiento corto que se realiza generalmente en una hora y en forma ambulatoria. Algunos de los factores que influyen en que sea una cirugía ambulatoria o quedarse una noche hospitalizado, son el tipo de anestesia usada (anestesia local y sedación, o anestesia general) y si se realizan otras cirugías en el mismo tiempo operatorio, lo que es frecuente.

Para los párpados superiores la incisión se realiza usualmente en el surco natural donde se pliegan. Para los párpados inferiores, en la mayoría de las pacientes se usa una técnica llamada "Resección transconjuntival de la grasa", método que se aplica a través de la mucosa rosada que está por dentro del párpado inferior, y se accede directamente a las bolsitas de grasa. Luego de retirar la grasa, el cirujano evalúa si hay piel sobrante, y en esos casos la retira a través de una pequeña incisión bajo la línea de las pestañas. A través de ella se tensa el músculo si está muy fláccido, luego se extirpan los excesos de piel si es que los hay, y se suturan las incisiones con hilo muy fino. Prácticamente no deja cicatriz visible.

Hay muchas pacientes jóvenes que tienen bolsas grasas visibles desde temprana edad, el procedimiento para retirarlas es corto y el resultado es en general excelente. En esos casos la operación se realiza por dentro del párpado inferior, es decir, sin cicatriz visible ya que no les sobra piel.

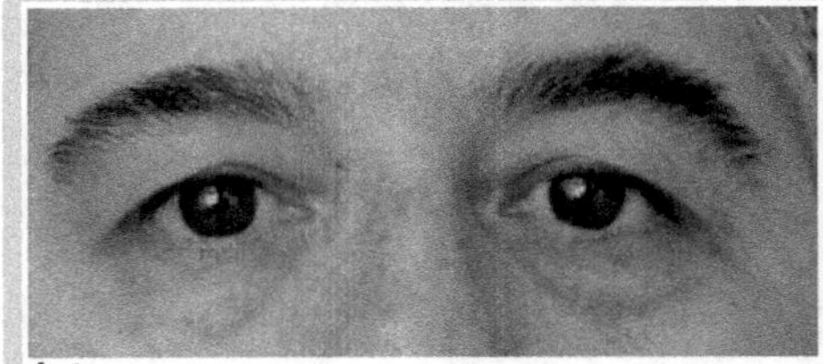
Antes

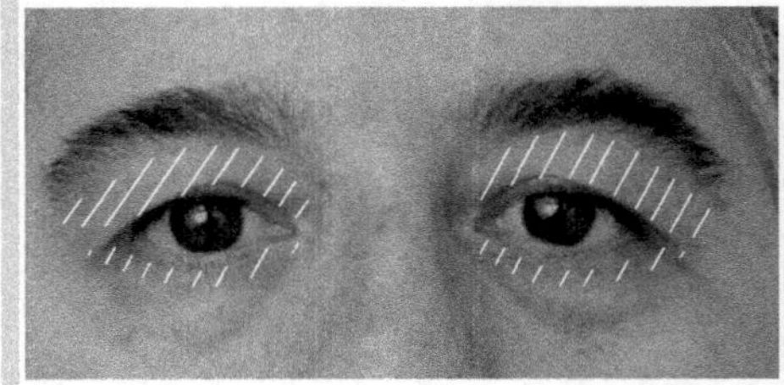
Procedimiento

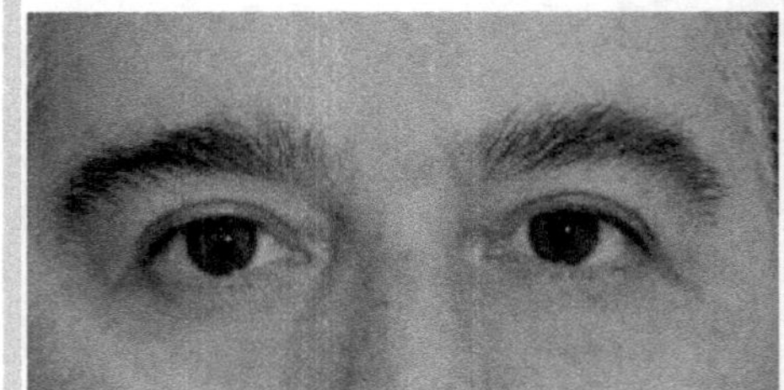
Resultado

BLEFAROPLASTÍA

En una blefaroplastía la incisión para los párpados superiores se realiza usualmente en el surco natural donde hay un pliegue. Para los párpados inferiores se realiza bajo la línea de las pestañas o por dentro del ojo. De esta manera las cicatrices del procedimiento quedan escondidas en las líneas de pliegue y expresión natural de los ojos.

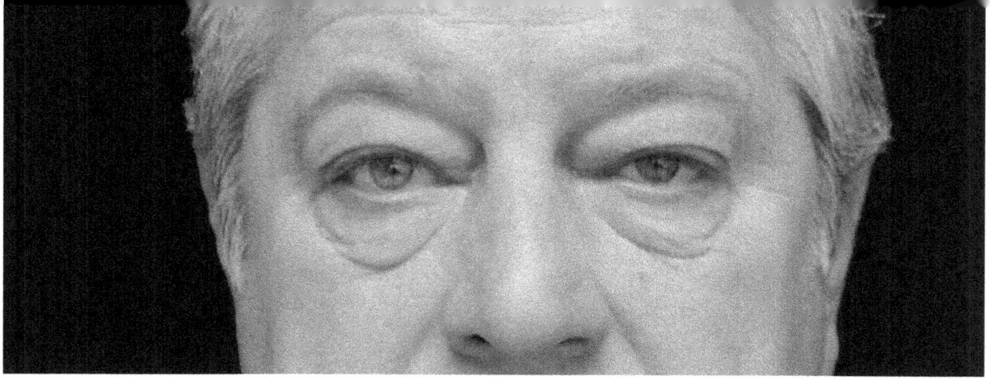

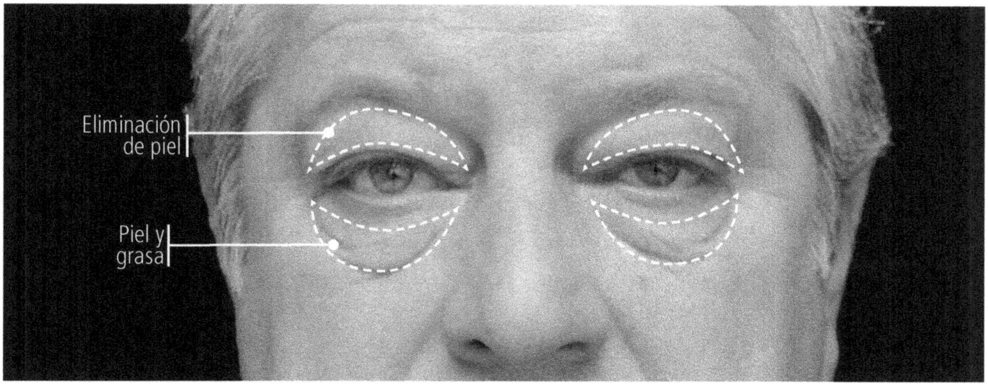

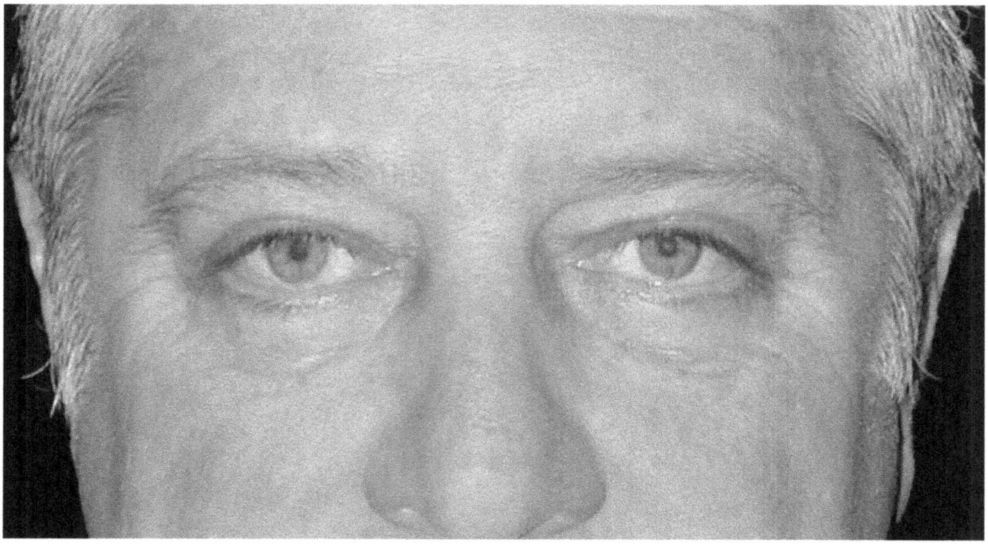

Para este paciente eliminar las bolsas de los párpados inferiores y el exceso de piel de los párpados superiores significó refrescar su mirada y con ello tener un aspecto más descansado.
Es importante notar que la cirugía deja siempre algunas arrugas ya que es imposible eliminarlas todas.

RECUPERACIÓN

En las horas siguientes a la cirugía es probable que pueda sentir los párpados algo tirantes en la medida en que va pasando la anestesia. Recuerde que los parches o telas de papel no dejarán que pueda cerrar ni abrir mucho sus ojos. El frío local ayuda a disminuir o incluso evitar moretones, pero sólo en las primeras 24 horas. Por lo general no hay una incomodidad significativa después de la cirugía, y el dolor leve puede ser fácilmente manejado con el uso de medicamentos.
Durante los días siguientes de la cirugía presentará lagrimeo, cierto grado de aumento de volumen o hinchazón alrededor de los ojos, que se disminuirá gradualmente en 2 semanas. Existen además muchas variaciones personales en el proceso de recuperación.
En las primeras semanas es recomendable el uso de lágrimas artificiales para evitar la sensación de ojo seco, el ardor y la mayor sensibilidad a la luz. También alivia el lagrimeo y la sensación de arena fina en los ojos. En caso de desarrollarse una infección local se usa un colirio antibiótico por unos días.
Los lentes de contacto y maquillaje pueden ser usados entre siete a catorce días posteriores a la fecha de la cirugía.

FUMADORES Y PERSONAS QUE RETIENEN LÍQUIDO, UN CASO ESPECIAL

Hay algunas personas que naturalmente retienen más líquido que otras, que frecuentemente se levantan "con los ojos hinchados", o que durante el período pre-menstrual suben de peso. Estas pacientes demoran mucho más tiempo en desincharse completamente, y pueden requerir el uso de medicamentos diuréticos los que serán eventualmente recetados por su médico. Los fumadores son otro grupo que demora mucho más en la evolución de la cirugía de párpados. Esto se debe a una menor circulación a nivel de capilares de la piel, lo que también implica una peor cicatrización.

> El proceso de cicatrización es lento y gradual ya que las cicatrices pueden mantenerse rosadas por varios meses aunque sólo usted se dará cuenta, luego irán borrándose lentamente hasta convertirse en una línea prácticamente invisible.

Después de una Blefaroplastía

- La mayoría de los pacientes vuelve a sus actividades habituales dentro de la semana siguiente a la cirugía, con hinchazón moderada.
- Es esencial evitar la actividad física, el consumo de alcohol y los saunas, durante las 2 ó 3 primeras semanas.
- Al principio puede haber cierto grado de intolerancia visual a la luz solar, el viento y otros factores irritantes, lo que hace recomendable el uso de anteojos para el sol.
- Los fumadores tienen una recuperación mucho más lenta. En ellos la hinchazón de ojos puede durar varias semanas después de la operación. Algo parecido ocurre en personas que retienen líquido.

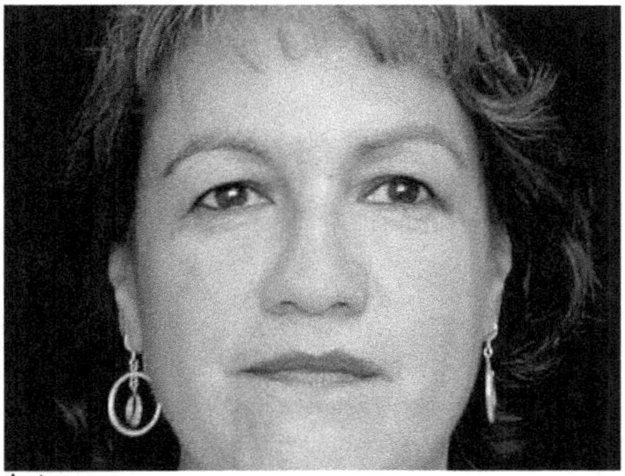
Antes

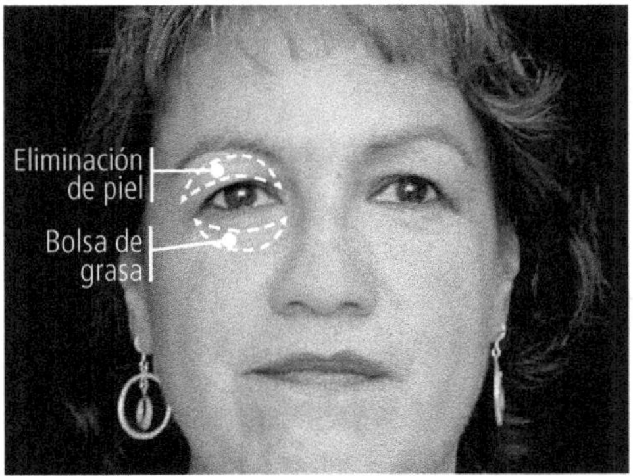

Procedimiento

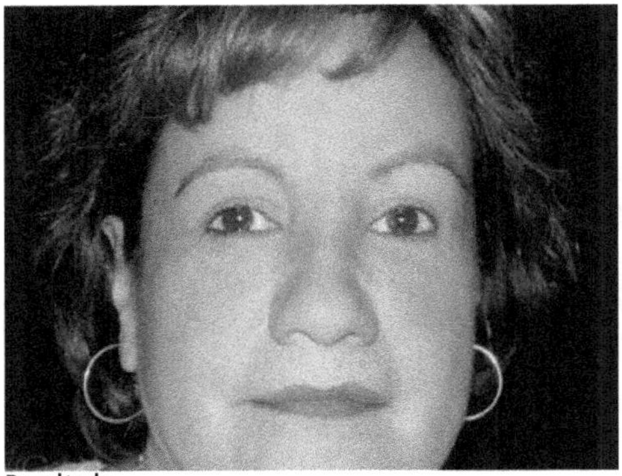
Resultado

Esta paciente se sometió a una Blefaroplastía para levantar sus párpados superiores, pues limitaban su ángulo de visión y le daban un aspecto asiático que le disgustaba

RIESGOS

Si su intervención fue realizada por un Cirujano Plástico bien calificado, lo más probable es que su operación y recuperación postoperatoria no tengan inconvenientes. A pesar de esto, aun en circunstancias ideales, pueden desarrollarse complicaciones. Aparte de las complicaciones específicas relacionadas con esta operación, Usted debe conocer los riesgos asociados a cualquier intervención quirúrgica (Ver Capítulo "Riesgos"). Las complicaciones más frecuentes y específicas de esta Cirugía son solucionables. Las principales son:

HINCHAZÓN PERSISTENTE:
Es frecuente y se observa en pacientes que relatan amanecer con los ojos hinchados algunas mañanas. No representa una complicación sino un efecto que aparece en fumadores, pacientes que retienen líquido y en algunos otros sin explicación. Es molesto, ya que requiere de diuréticos y masaje. Usualmente se normaliza a las pocas semanas pero puede durar meses.

HEMATOMAS:
Son infrecuentes. La ingesta de Aspirina y otros anticoagulantes hace que las personas sean propensas a hematomas.

IRREGULARIDADES Y ASIMETRÍAS:
Son relativamente frecuentes y requieren tratamiento con drenaje linfático y ultrasonido, con profesionales que su Cirujano Plástico le indicará. Pueden durar semanas.

QUISTES Y CHALAZION:
Un problema asociado a la cirugía es que las glándulas sebáceas pueden sufrir un bloqueo por la manipulación, y producir un pequeño chalazion o quiste de glándula de Meibomio.

OJO SECO:
Es un problema frecuente en la población normal, pero muchas personas no lo han notado. La cirugía puede hacer más incómoda esta situación y requerir lágrimas artificiales por algunas semanas.

INFECCIÓN:
Es una posibilidad como en cualquier cirugía, aunque es infrecuente.

CICATRICES HIPERTRÓFICAS:
A pesar de los cuidados del cirujano y de la paciente, algunas personas genéticamente condicionadas desarrollan cicatrices notorias y poco estéticas, que ocasionalmente se pueden mejorar con otra cirugía.

OJOS ENTREABIERTOS:
Dificultad para cerrar los ojos durante los primeros días. Se debe a la inflamación luego de la cirugía. Es frecuente y en general sólo requiere poner algunas telas de micropore para dar soporte a los tejidos mientras cicatrizan y ungüento oftálmico durante las noches. En ocasiones se complementa con ultrasonido por algunos días para ablandar los tejidos.

HERIDAS CORNEALES:

Son pequeñas heridas que se producen en la córnea por la sequedad de ésta durante la operación o después. Puede producir dolor intenso pero de corta duración. Su tratamiento consiste en aplicar ungüento oftálmico y cubrir el ojo, hasta que sane en unos pocos días.

DEFORMIDAD DEL PÁRPADO INFERIOR O ECTROPIÓN:

Los párpados inferiores no logran cubrir completamente el ojo. Afortunadamente este problema es muy raro y en caso de presentarse se puede volver a operar.

DEBILIDAD DE LOS MÚSCULOS DE LA CARA Y DAÑO DE NERVIOS FACIALES:

El uso del electrobisturí para coagular los vasos sanguíneos puede afectar temporalmente la conducción de los nervios cercanos que mueven la cara, este daño puede debilitar o paralizar algunos elementos musculares, generalmente los nervios que elevan la ceja. Esto ocurre raramente y en general revierte al poco tiempo.

VISIÓN BORROSA O DOBLE:

Se puede presentar por pocos días debido a la hinchazón o edema de los músculos que mueven el globo ocular.

DIFICULTAD DE LA VISIÓN:

Es una complicación de muy poca ocurrencia. Se puede producir por un hematoma interno que afecte el ojo.

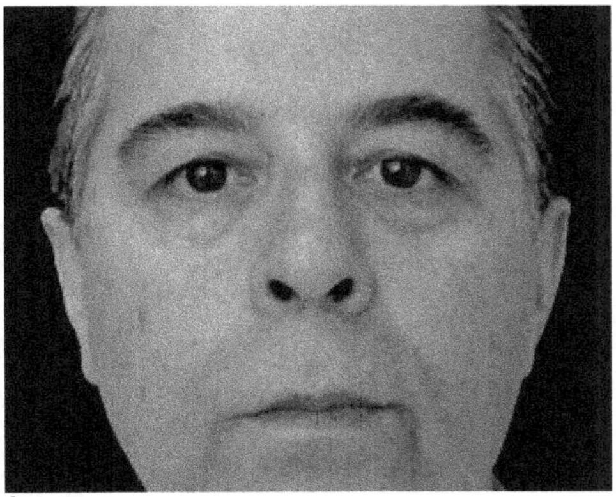

Antes

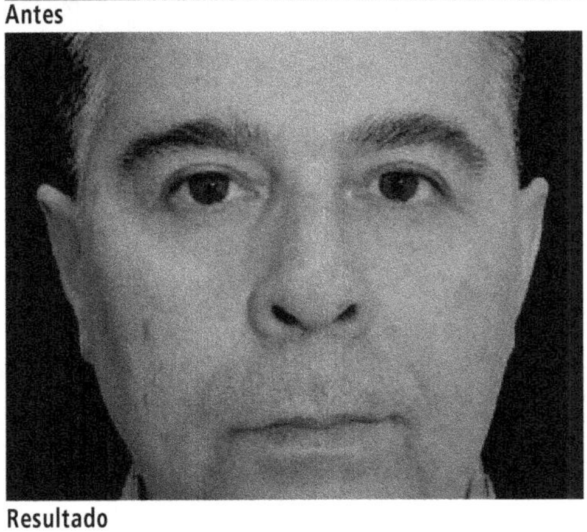

Resultado

En este paciente se realizó una Blefaroplastía Transconjuntival para sacar la grasa del párpado inferior y además se eliminó piel del superior.

BÓTOX: TOXINA BOTULÍNICA.

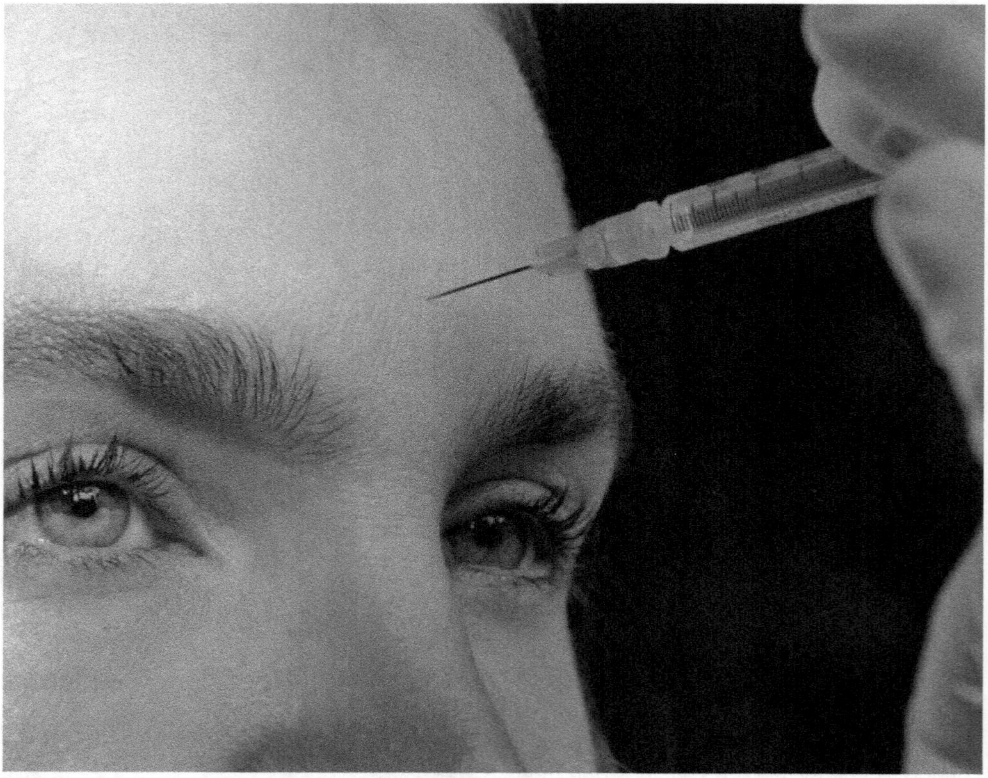

¿QUÉ ES EL BÓTOX?

El Bótox es una toxina producida por una bacteria, que en dosis utilizadas en los tratamientos estéticos y terapéuticos es inocuo. Su uso estético comenzó en Estados Unidos en 1987, masificándose entre los Cirujanos Plásticos y Dermatólogos a mediados de los años 90.

¿CÓMO FUNCIONA?

Este medicamento tiene la particularidad de debilitar musculatura sobre la que se aplica. Algunas de las arrugas faciales se producen por contracción de músculos, así por ejemplo, al sonreír se contraen líneas alrededor de los ojos, llamadas "patas de gallo". Es sobre este tipo de arrugas que el Bótox puede ser utilizado, debilitando los músculos que las producen.

Su aplicación elimina parcialmente arrugas de la frente, entrecejo y patas de gallo, produciendo un efecto de juventud y lozanía facial. Esta toxina se aplica a pacientes de cualquier edad. El Bótox no tiene mayor efecto sobre las arrugas finas de la piel de las mejillas ni en las arrugas gruesas alrededor de la boca.

Existe más de un tipo de Bótox y no todos los pacientes son igualmente sensibles a una misma dosis. Si luego de unas semanas de la aplicación, el resultado es poco notorio, puede aplicarse nuevamente, ya que en algunos pacientes la musculatura es mucho más resistente, y requieren doble dosis. Los hombres tienen más resistencia al Bótox por lo que requieren dosis más altas.

El Bótox viene en frascos de 100 unidades y luego de reconstruirse con suero se inyecta con agujas muy finas. No requiere anestesia alguna y se realiza de manera ambulatoria. Los efectos se empiezan a notar a los 6 días y continúa mejorando en las siguientes semanas. Una mujer requiere de unas 70-80 Unidades, y un varón puede llegar a requerir el doble para mejorar el aspecto del entrecejo, frente y sienes. Ocasionalmente dos mujeres quieren "compartir" el frasco de 100 Unidades. Es probable que el efecto final sea insuficiente en ambas, por lo que no aconsejo esta práctica.

Otro efecto sorprendente del Bótox es la disminución de la sudoración profusa de manos, pies y axilas en quienes sufren una condición llamada Hiperhidrosis. Ayuda también en algunos pacientes que sufren jaquecas, o aprietan mucho sus mandíbulas por contracción del músculo masetero. (Trismus). En pacientes que sufren de fisura anal este es un muy buen tratamiento, ya que el dolor en esta zona es excruciante y se produce por contracción del músculo esfinteriano, así, la aplicación de Bótox relaja el músculo y permite que se cicatrice la fisura. Se usa para algunos "tics" faciales por contracción de músculos. También se están realizando pruebas para evaluar su efecto en mejorar el aspecto de algunas cicatrices y cada día se encuentran nuevas aplicaciones.

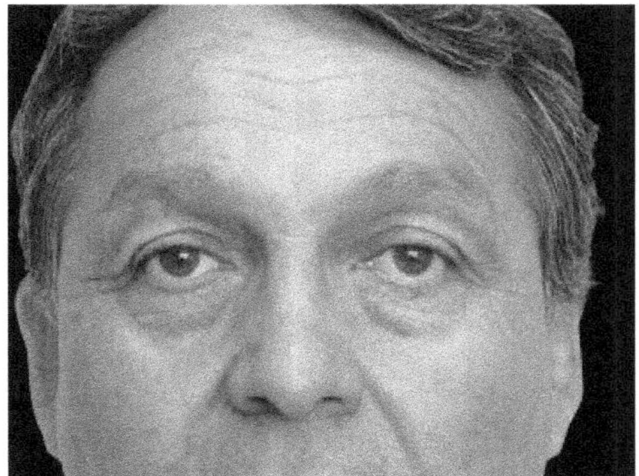

Antes

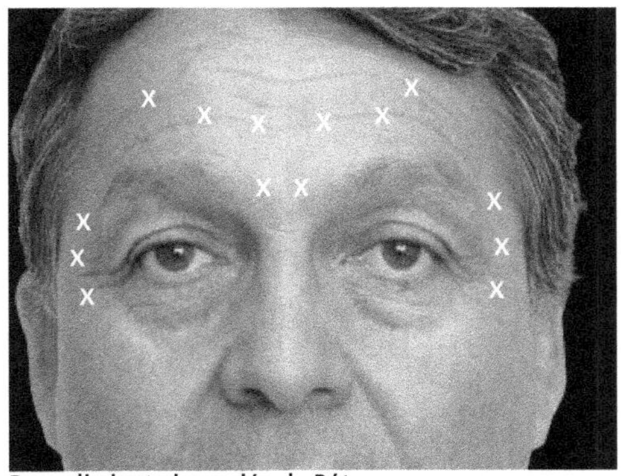

Procedimiento inyección de Bótox.

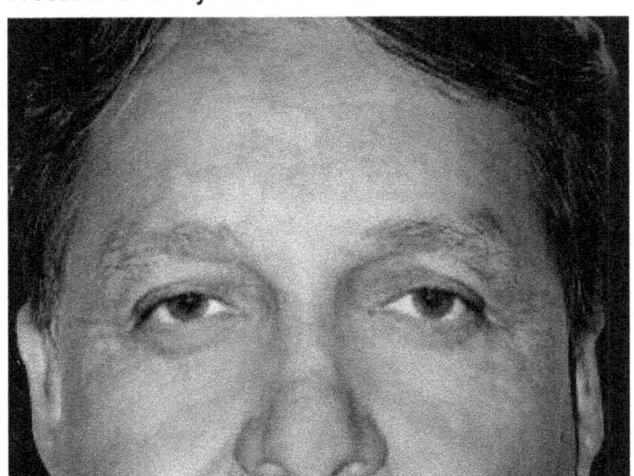

Resultado

Antes de la aplicación de Bótox la expresión de este paciente era dura y tensa. La inyección de Bótox relajó los músculos del ceño, alisando las líneas y suavizando su expresión.

¿PARA QUÉ **NO SIRVE** EL BÓTOX?

El Bótox no sirve para rellenar, y muchas pacientes consultan para que les rellenen los surcos cercanos a la boca, labios o surcos nasogenianos.
Recuerde que la inyección de Bótox es un procedimiento Médico y no debe ser usado por esteticistas. Esto es ilegal y además peligroso para su salud.

Usos Estéticos del Bótox

- Arrugas de la frente.
- Arrugas entre los ojos (ceño).
- "Patas de gallo".
- Algunos surcos del cuello.
- Marcas de expresión facial en las sienes.

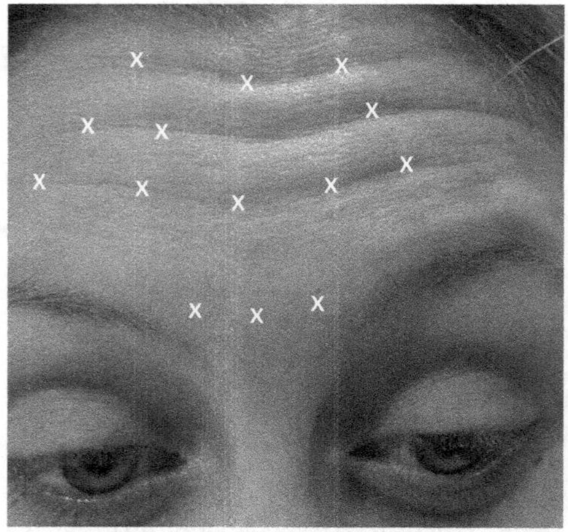

Procedimiento: Zona de aplicación de Bótox

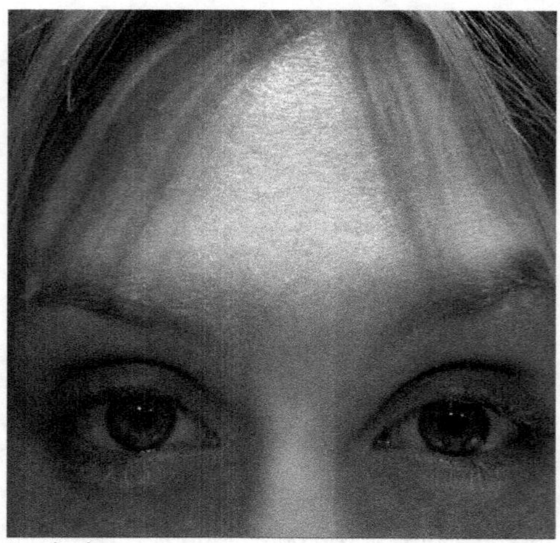

Resultado

Una semana después de la aplicación de Bótox, la paciente intenta fruncir el ceño sin lograrlo, lo que suaviza las líneas de expresión.

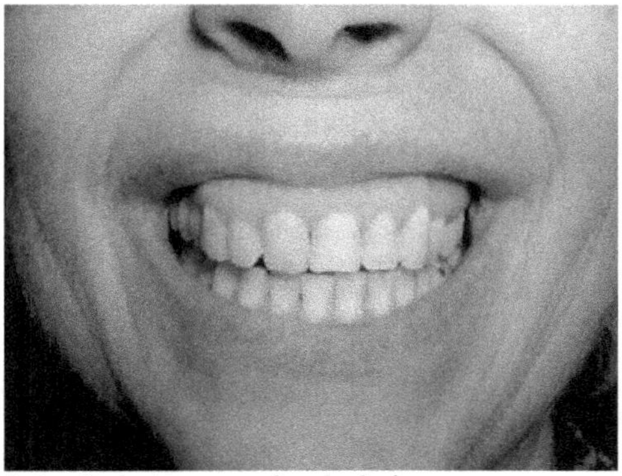

Antes: Paciente con sonrisa gingival.

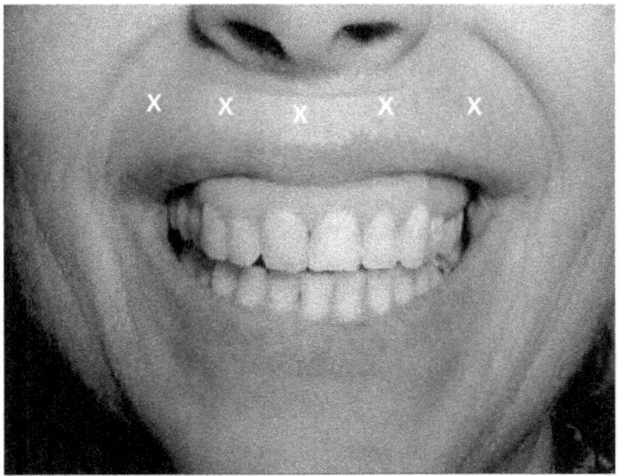

Procedimiento: aplicación de Bótox.

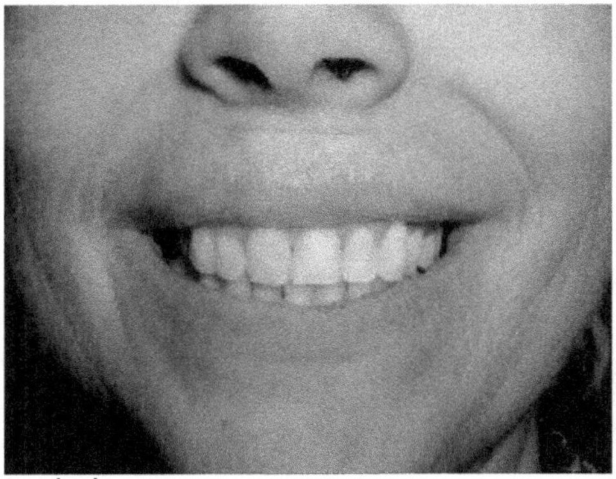

Resultado

El Bótox sirve para debilitar el músculo que levanta exageradamente el labio superior.
(Caso Dr. R. Loubies).

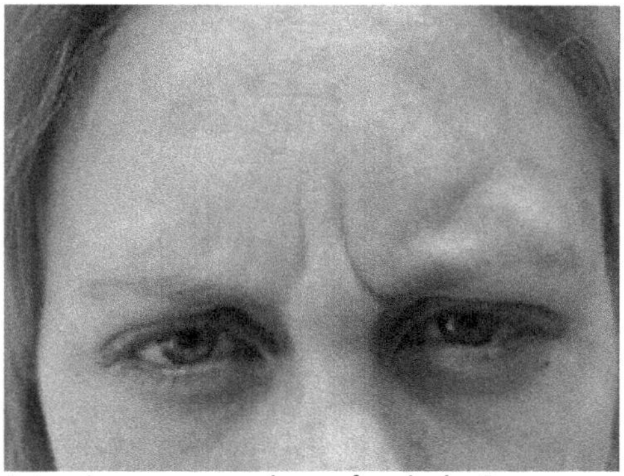

Antes: Arrugas provocadas por fruncir el ceño.

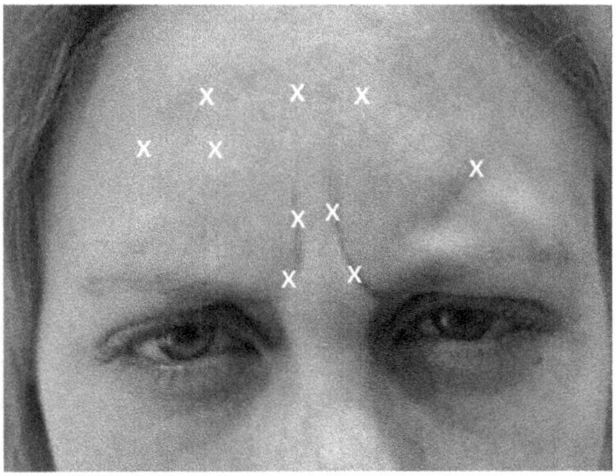

Procedimiento: aplicación de Bótox.

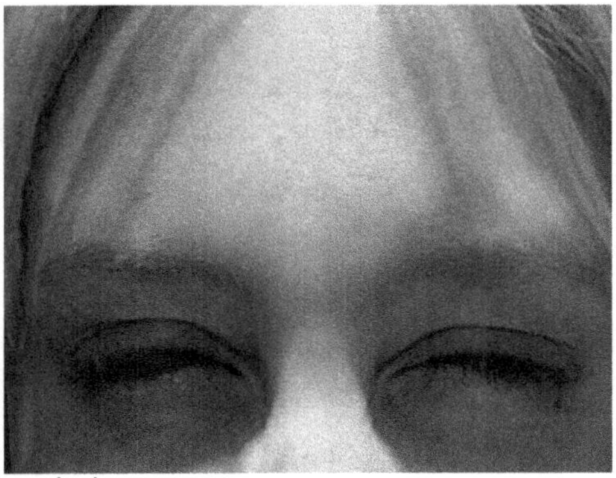

Resultado

Generalmente a los 10 días de la aplicación de Bótox, no se puede fruncir el ceño.
(Caso Dr. R. Loubies).

RIESGOS

Si el procedimiento está realizado por un Cirujano Plástico o Dermatólogo calificado, lo probable es que la recuperación no tenga inconvenientes. A pesar de esto, aun en circunstancias ideales, pueden desarrollarse algunos problemas que son reversibles en el tiempo.

PARÁLISIS TEMPORAL DE UN MÚSCULO:
Esta complicación se manifiesta tradicionalmente en la caída de un párpado, lo que puede durar varias semanas. Es totalmente reversible con el tiempo.

Para qué **no sirve** el Bótox

El Bótox no es una sustancia de relleno, así:

- No Rellena Arrugas sobre los labios
- No Rellena Surcos Nasogenianos
- No Rellena pequeñas líneas sobre las mejillas.

VISIÓN DOBLE:
Pudiera darse esta situación si el medicamento se desplaza hacia los músculos que mueven el ojo. También es reversible.

ALTERACIÓN EN POSICIÓN DE LAS CEJAS:
Se puede producir asimetría, separación excesiva entre ellas, o elevación anormal de la cola de las cejas.

CONTRAINDICACIONES:
Se recomienda no usar Bótox en pacientes que estén en uso concomitante de antibióticos aminoglicósidos, medicamentos bloqueadores del calcio, embarazo, lactancia y personas con enfermedades neurológicas del tipo Miastenia Gravis o alérgicos a la albúmina.

Bótox

- La aplicación de este producto requiere un conocimiento acabado de la anatomía facial, es decir, saber exactamente la ubicación y función de cada músculo y nervio facial, ya que el exceso de Bótox puede producir un efecto de frente congelada e inmóvil, y una excesiva separación entre las cejas, lo que no es normal ni estético.
- Es frecuente ver avisos comerciales ofreciendo ofertas de tratamientos estéticos faciales, incluyendo la aplicación de bótox. Tenga cuidado, en este terreno abunda la inexperiencia y la improvisación. Cerciore la profesionalidad y el prestigio del Centro Médico donde se tratará. No caiga en manos de principiantes ni de inescrupulosos. Éste es un tratamiento médico al igual que cualquier otro, no para salones de belleza.

Después de la aplicación de Bótox

- No debe recostarse y debe evitar hacer ejercicios por dos horas.
- El efecto del Bótox dura usualmente entre 5 y 6 meses, pero es variable.
- Si usted piensa que el efecto del Bótox inyectado es insuficiente, espere al menos unos 15 días antes de volver a recibir otra dosis.
- La inyección puede producir equimosis (pequeños moretones); por lo tanto, no es recomendable recibir este tratamiento antes de algún evento importante, o si ha tomado Aspirinas, ya que su efecto anticoagulante dura al menos una semana.

Capítulo 1

IV. LABIOS Y ZONAS ADYACENTES.

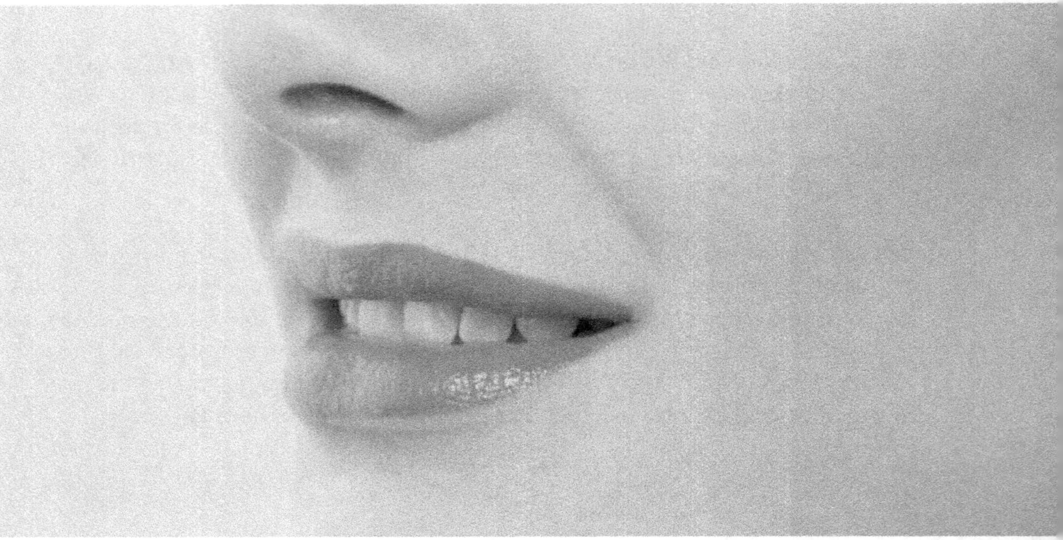

El envejecimiento facial se nota de manera evidente en los labios, los que pierden grosor, turgencia y lozanía. Los labios bonitos, rellenos y sanos son símbolo de juventud y sensualidad, su contorno y turgencia son aspectos muy importantes de considerar si usted busca mejorar su imagen. El procedimiento para rejuvenecer los labios es rápido y se realiza ambulatoriamente. Para un resultado natural debe ser realizado por un Cirujano Plástico con extenso conocimiento de Anatomía Humana y un alto grado de experiencia quirúrgica.

PROCEDIMIENTO QUIRÚRGICO

Existen diversas formas de rejuvenecer la zona de los labios y de aumentar su volumen, pero sólo algunas de ellas son seguras de usar y producen resultados beneficiosos.

Los pliegues y arrugas verticales de las zonas adyacentes (típicamente arriba del labio, llamado popularmente "código de barras") se tratan con una especie de pulido fino llamado "dermabrasión", con láser y peeling químicos. También se rellenan con sustancias inyectables como grasa de la misma paciente, Ácido Hialurónico y otros. Todos estos procedimientos pueden ser el complemento a un Lifting Facial.

Para aumentar el volumen de los labios se recomienda usar grasa de la propia persona, pues es un procedimiento reversible que da a los labios un aspecto más natural. Ocasionalmente se aplican sustancias inyectables, las que deben ser usadas con precaución y cautela ya que el efecto puede ser irreversible.

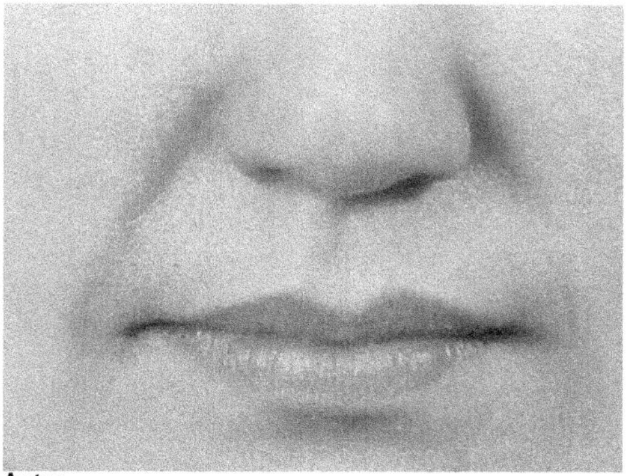
Antes

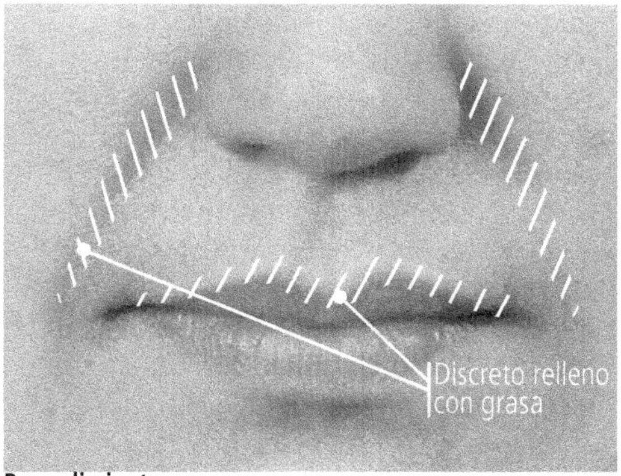

Procedimiento

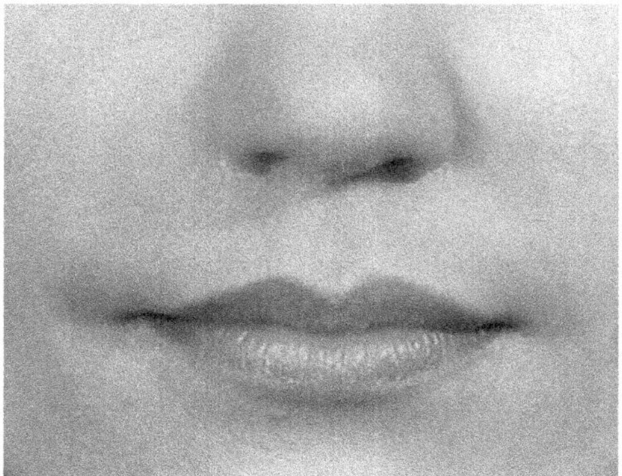
Resultado

Esta paciente buscaba balancear el volumen de su labio superior con el inferior. Logró un resultado muy natural por medio de la inyección de grasa autóloga.

Tenga presente

- Es frecuente ver avisos comerciales ofreciendo ofertas de tratamientos estéticos faciales, incluyendo la inyección de Ácido Hialurónico u otros. Tenga cuidado, en este terreno abunda la inexperiencia y la improvisación. Confirme la profesionalidad y el prestigio del Centro Médico donde se tratará. No caiga en manos de principiantes ni de inescrupulosos. Éste es un tratamiento médico, no para salones de belleza, centros de estética, ni peluquerías.

LA BOCA TRISTE:

En algunas pacientes los ángulos de los labios están descendidos, lo que produce un efecto de cara dura y tristeza. Esto puede corregirse con una elevación quirúrgica del ángulo, procedimiento que frecuentemente es complemento a otras cirugías faciales.

Es un excelente método, pero en las primeras semanas se debe usar maquillaje para cubrir la pequeña cicatriz.

El procedimiento para rejuvenecer los labios es rápido y se realiza ambulatoriamente. Como cualquier otra Cirugía Estética, para obtener un resultado natural debe ser realizado por un Cirujano Plástico calificado con un alto grado de experiencia quirúrgica.

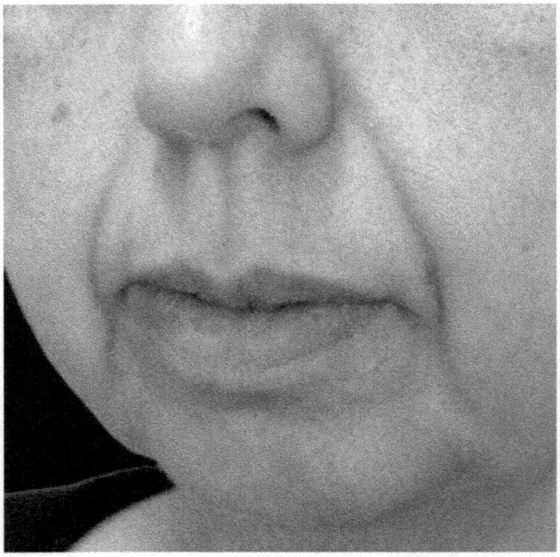

Antes

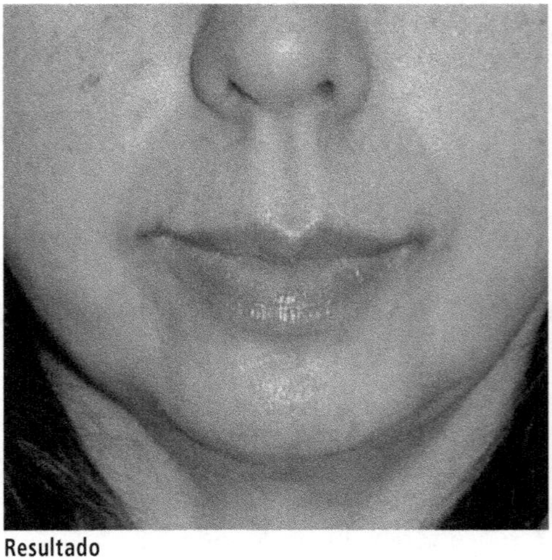

Resultado

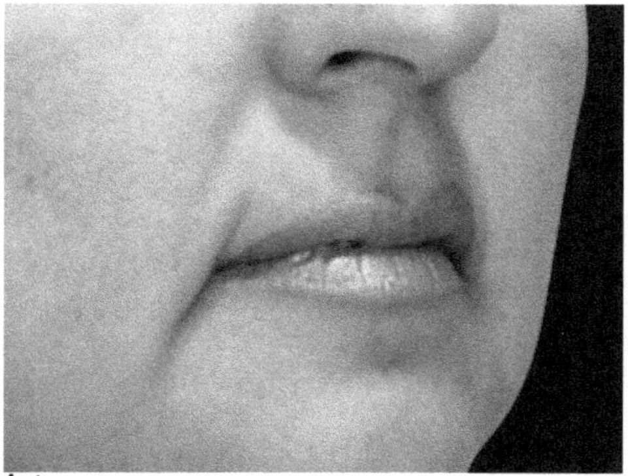
Antes

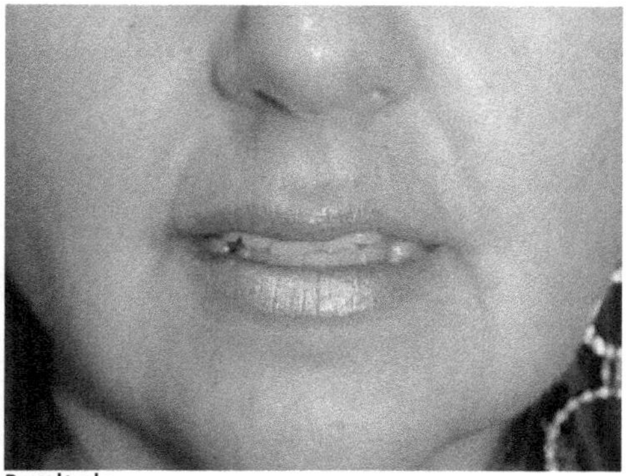
Resultado

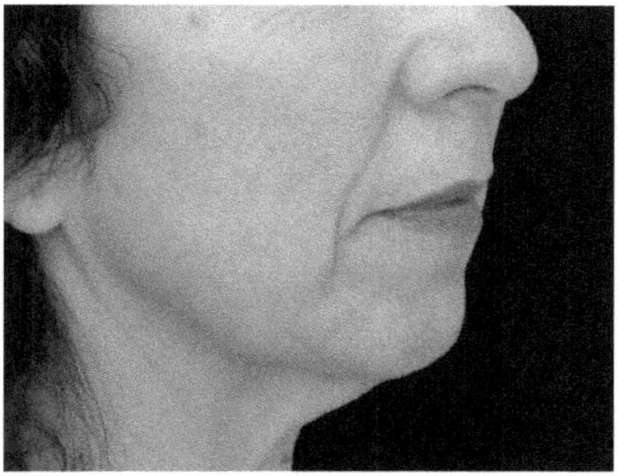
Antes

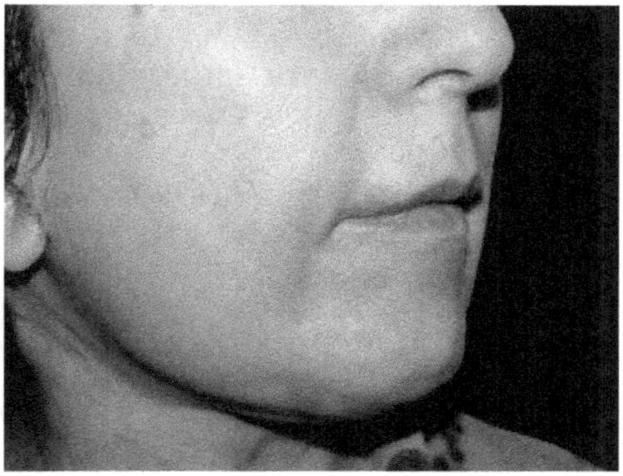
Resultado

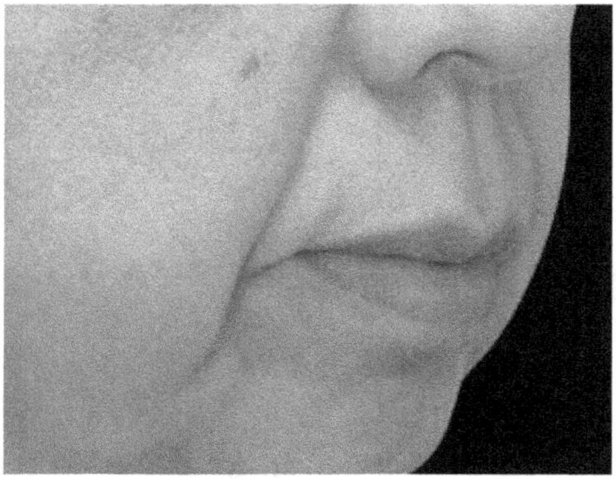
Antes

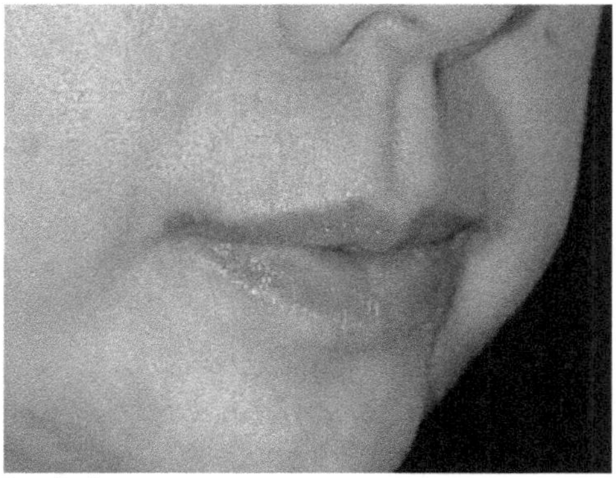
Resultado

La cirugía que se realiza para cambiar el ángulo de la boca es de corta duración pero, en general, se hace como parte de un rejuvenecimiento facial. Es un procedimiento que puede mejorar significativamente la expresión facial.

ALTERNATIVAS INYECTABLES SEGURAS

GRASA AUTÓLOGA:

Se usa para aumentar el volumen de los labios. Se inyecta grasa de la propia paciente, la que es purificada en el mismo lugar y momento en que se realiza el procedimiento. De la grasa que se inyecta, dos tercios permanecen y el resto se reabsorbe. Sus resultados son muy satisfactorios, puede realizarse varias veces y no tiene efectos colaterales. La grasa no puede ser de otra persona y debe ser tratada adecuadamente.

En mi opinión la grasa propia es siempre la mejor alternativa. El procedimiento dura menos de una hora, y se puede repetir a los 6 meses si la paciente desea mayor volumen.

El transplante de grasa no sirve en los fumadores, ya que se reabsorbe.

ÁCIDO HIALURÓNICO:

Se usa para la corrección de arrugas, pliegues y cicatrices. Es un derivado de sustancias orgánicas. Su particularidad es fusionar el agua que circula en el cuerpo con los tejidos, lo que mantiene la firmeza y tonicidad de los mismos. Al ser un producto orgánico se reabsorbe lentamente luego de ser aplicado.

La técnica de aplicación del ácido hialurónico consiste en inyectar una pequeña cantidad de este gel bajo los pliegues de la piel, entre la epidermis y el músculo, lo que disminuye la profundidad del pliegue alisando la superficie para lograr el efecto rejuvenecedor buscado.

Tipicamente la duración de este efecto varía de

PROCEDIMIENTO CON ÁCIDO HIALURÓNICO.

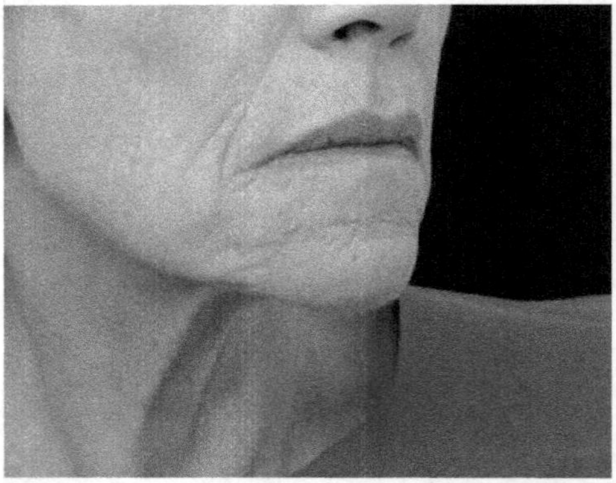

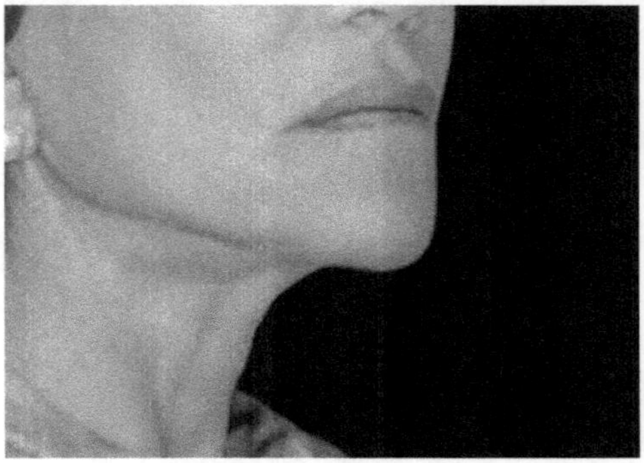

Se inyecta una pequeña cantidad de la sustancia entre la epidermis y el músculo, lo que reduce la profundidad del pliegue, alisando la superficie de la piel.

6 a 8 meses, según las características propias del paciente; edad, tipo de piel, estilo de vida, etc. Pasado este período el cuerpo reabsorbe en forma natural y sin problemas casi la totalidad del gel. Su uso está muy difundido ya que es seguro y cuando se usa criteriosamente produce un aspecto natural. Existen algunas formas cuya composición química hace que la absorción tarde años. Comercialmente es conocido como "Restylane" o "Hylaform", "Aquamid" y otros.

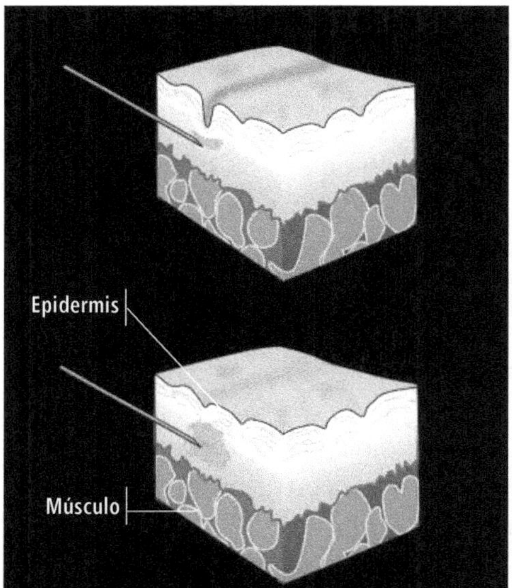

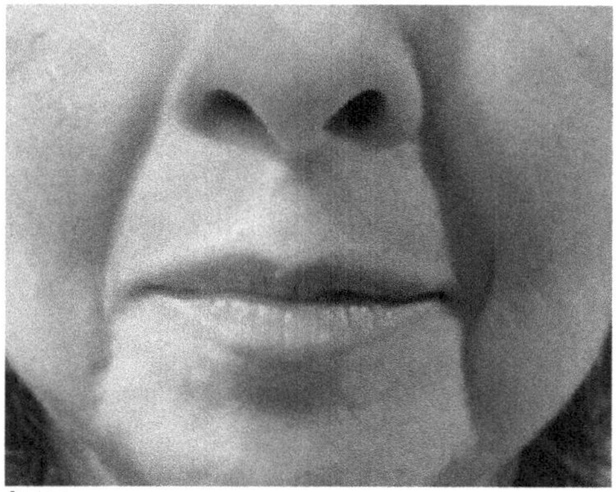

Antes

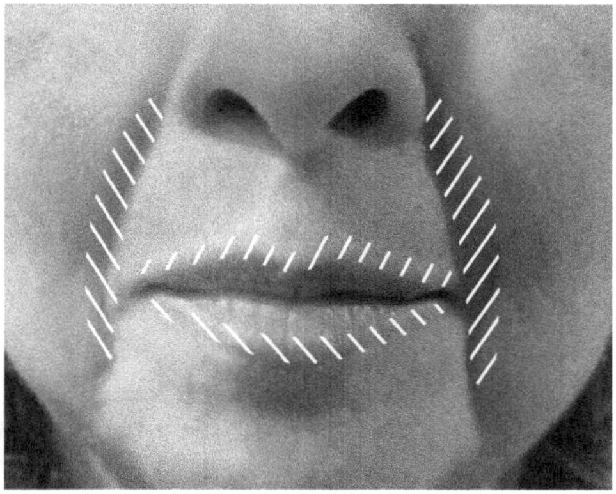

Procedimiento de relleno con Ácido Hialurónico.

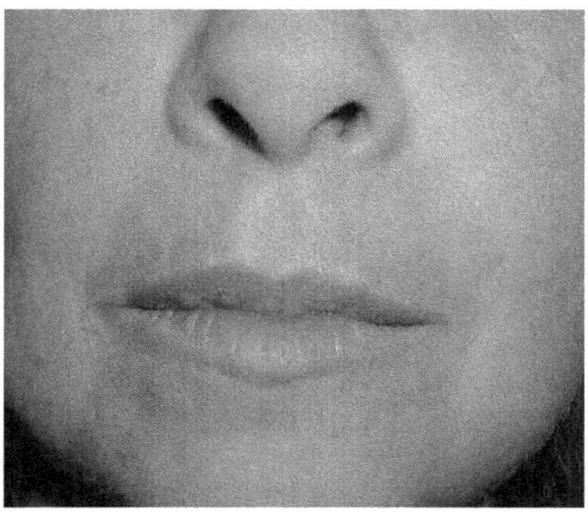

Resultado

Advertencia

- Recuerde que los efectos causados por la inyección de un material no absorbible, como Biopolímeros o Metacrilatos, son irreversibles.

- En cambio, si se inyecta grasa propia, no existe rechazo y su resultado mejora con el tiempo. Al menos una tercio de esta grasa es reabsorbida por el organismo.

- Es frecuente ver avisos comerciales ofreciendo ofertas de tratamientos estéticos faciales, incluyendo la inyección de productos. Tenga cuidado, en este terreno abunda la inexperiencia y la improvisación. Cerciore la profesionalidad y el prestigio del Centro Médico donde se tratará. No caiga en manos de principiantes ni de inescrupulosos. Este es un tratamiento médico, no de salones de belleza centros de estética, ni peluquerías.

- Si se va a inyectar algún producto averigüe qué es, su origen, si está autorizado por el Instituto de Salud Pública, su fecha de vencimiento y si se lo aplica un médico o enfermera. Vea bien el lugar donde se hará el procedimiento, la limpieza de la consulta y el uso de guantes. Guarde el frasco vacío y las etiquetas por si tiene complicaciones posteriores.

- Un paciente no debe inyectarse nada que no se reabsorba o no pueda retirarse. Infórmese y evite quedar con "boca de trompeta", que es feo, poco fino e irreversible.

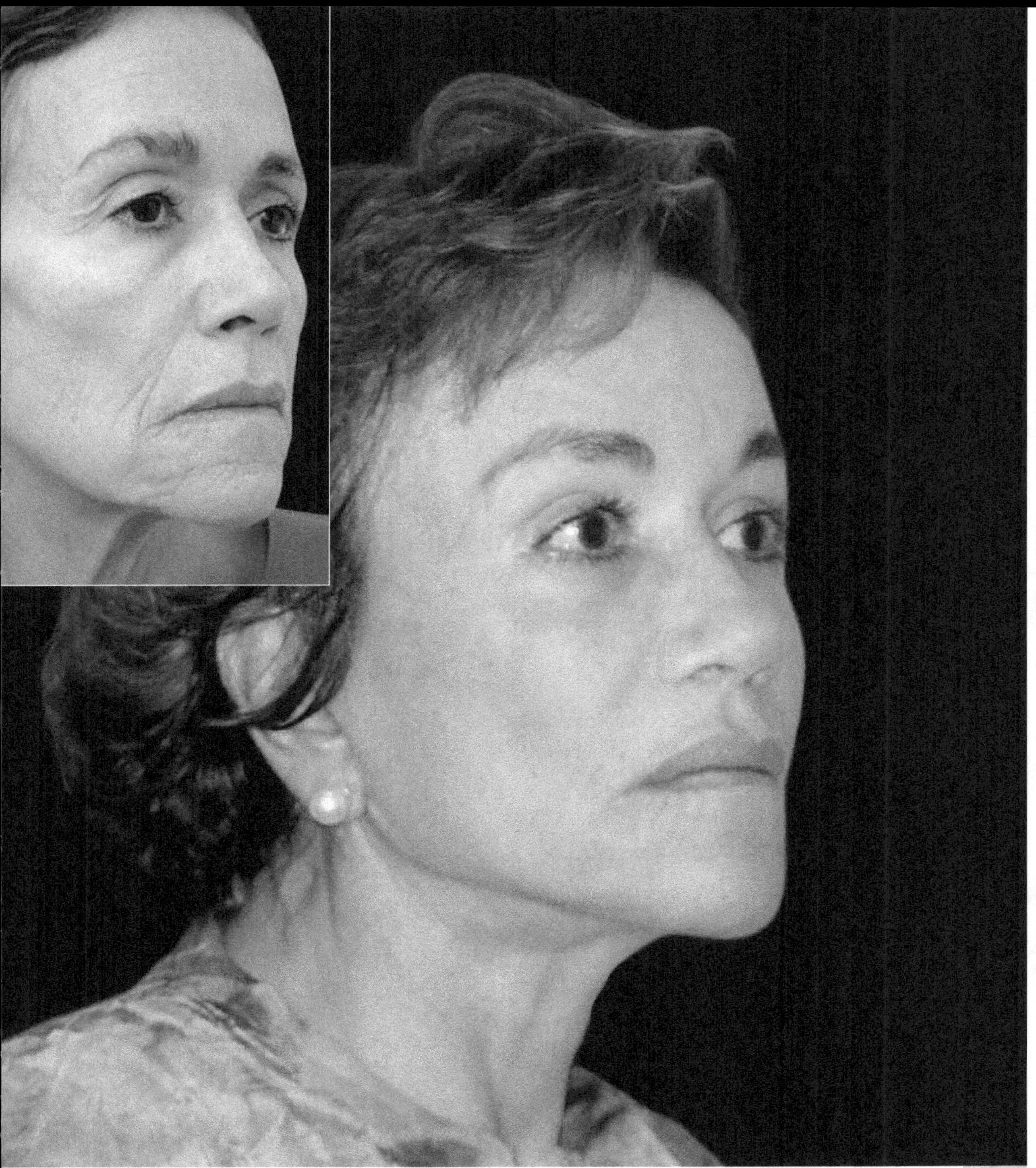

Para esta paciente se sugirió complementar el Lifting Facial con el relleno de arrugas y pliegues mediante inyecciones de Ácido Hialurónico.

SECCIÓN 2

1. PRÓTESIS PARA LABIOS:

En general no recomiendo ninguna de ellas.

ALLODERM:
Es una placa de colágeno de origen humano que se usa para aumentar el volumen de los labios. Se introduce por dentro del labio, y puede reabsorberse haciendo necesaria su reaplicación. Esto es un factor importante de considerar, ya que es un material caro.

FASCIA:
Es un trozo de colágeno del mismo paciente, que se introduce por dentro del labio, como una lámina blanda, produciendo un buen efecto y reabsorbiéndose lentamente. La extracción de la Fascia desde el cuerpo de la paciente puede dejar una pequeña cicatriz.

GORETEX:
Es una placa de un material usado para impermeables, inerte y de buena calidad, que se usa para aumentar el volumen de los labios. Resulta difícil de retirar, además existe el riesgo de infección. Los labios pueden quedar tiesos después de su aplicación.

2. ALTERNATIVAS INYECTABLES RIESGOSAS

BIOPOLÍMEROS:
Es un material no absorbible que se ha convertido probablemente, en la forma más común de aumentar el volumen de los labios. Sin embargo, el procedimiento es realizado generalmente por esteticistas y peluqueras, lo que está prohibido por la ley en Chile. Se han registrado complicaciones por endurecimiento de los labios, asimetrías, deformidades e incluso daño de los nervios que mueven los músculos faciales. Es de alto riesgo.

COLÁGENO:
El colágeno es una proteína purificada de origen animal que puede ser inyectada para dar más volumen, en particular en arrugas o pliegues. Antiguamente se utilizaba con frecuencia, pero reacciones adversas y alergias crónicas han hecho que se use cada vez menos.

METACRILATOS, BIOPOLÍMEROS, Y LA LLAMADA "BIOPLASTÍA".

A pesar de su gran propaganda, las inyecciones de silicona líquida, biogel, hidrogel, metacrilatos u otros materiales llamados "biopolímeros", no son recomendables. Al infiltrarlos bajo la piel, el organismo encapsula el compuesto, y se originan granulomas (siliconomas) y abul-

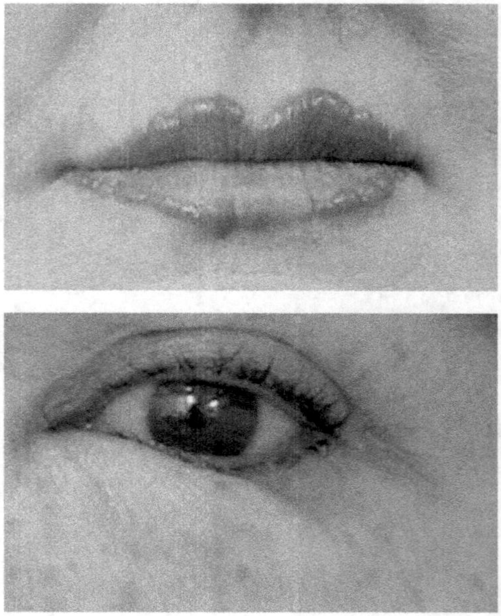

Una reacción inflamatoria, como la que se observa en los labios de esta mujer, es uno de los tantos riesgos a los que se expone un paciente al utilizar sustancias o métodos no recomendados por los Cirujanos Plásticos.

tamientos que sólo pueden extraerse en forma parcial mediante cirugía. Pueden producir una reacción inflamatoria en el cuerpo que puede durar meses o años.

Las complicaciones reportadas son graves, lamentables e irreversibles, sobre todo cuando son grandes volúmenes los que se inyectan. Los biopolímeros son derivados de silicona líquida relativamente purificada.

De acuerdo a investigaciones realizadas por el laboratorio alemán Gerontocare, se considera este producto como una catástrofe medicinal, ya que contiene suciedad entre sus partículas, no tiene los controles de calidad adecuados y su fabricación e importación son generalmente clandestinas.

3. ALTERNATIVAS PROHIBIDAS

SILICONA INDUSTRIAL PURIFICADA:

Se usaba hace años en forma líquida y debido a complicaciones secundarias, su uso debería estar prohibido, aunque aun es utilizado frecuentemente por personal no médico. No debe usarse jamás en ninguna parte del cuerpo.

"Boca de Trompeta"

- Mientras menos se note la intervención del médico sobre los labios de una mujer, más exitoso es el procedimiento.

- Obtener un resultado estético en este procedimiento es un arte. Existe una línea muy sutil entre los labios turgentes y sensuales y la deformación por un exceso de inyección de materiales en los labios. Esto puede producir una proyección anormal de los labios dando una sensación de estar fruncidos, por lo que se la ha llamado "boca de trompeta".

- Este procedimiento requiere de toda la experiencia, sentido común y destreza que sea posible en el Cirujano Plástico o Dermatólogo, ya que si el resultado es muy notorio, deja de ser elegante. Peor aun, el relleno puesto en los labios, puede inhabilitar el movimiento natural de ellos, una característica de los simios.

- Muchas veces esta técnica es irreversible, ya que la mayoría de las sustancias inyectables no pueden retirarse nunca más.

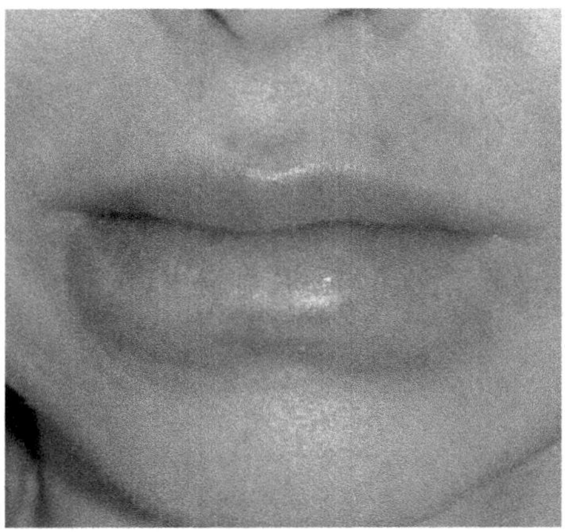

Capítulo 1

V. PÓMULOS Y MENTÓN.

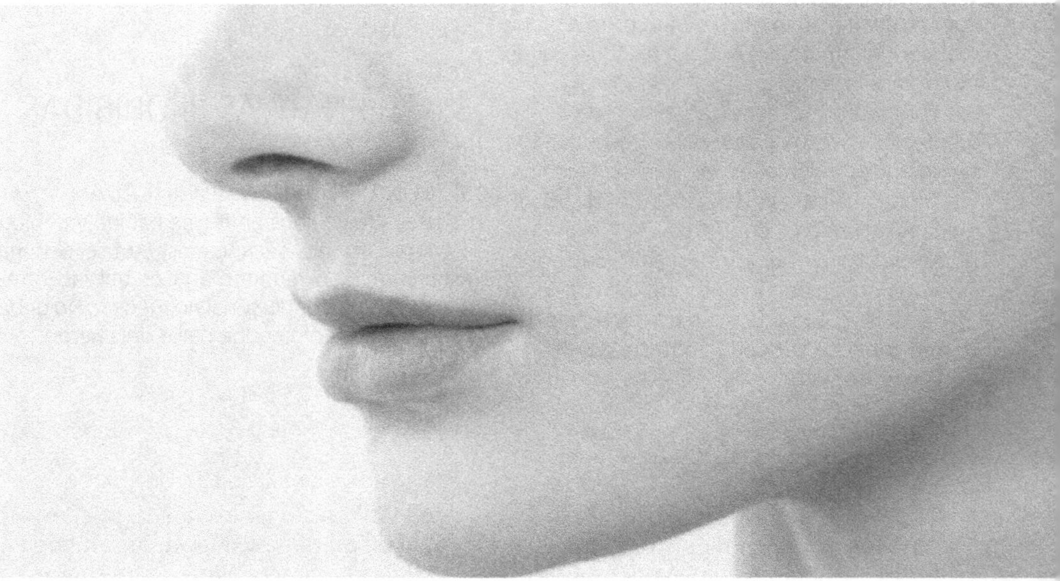

La apariencia de su cara está determinada por tres elementos: La piel, tejidos blandos y huesos. Si la estructura facial no le gusta, le falta o sobra proyección del mentón, tiene la mandíbula poco definida o las mejillas muy prominentes o planas, esto podría deteriorar significativamente su autoestima.

Definir las líneas faciales, los contornos y el ángulo natural proporciona una estructura equilibrada y una apariencia más atractiva.

La forma de los pómulos y el mentón es algo que debe pasar dinadvertido; por eso cuando son muy prominentes o están disminuídos es cuando nos fijamos en ellos. Sin embargo pómulos y mentón son dos elementos muy importantes en el atractivo facial, pues otorgan armonía, equilibrio y estructura al rostro. Si usted tiene mejillas aplanadas y contornos poco definidos, la Cirugía Plástica puede ayudar, porque se mejora con la ayuda de grasa o implantes. El mentón y los pómulos son las

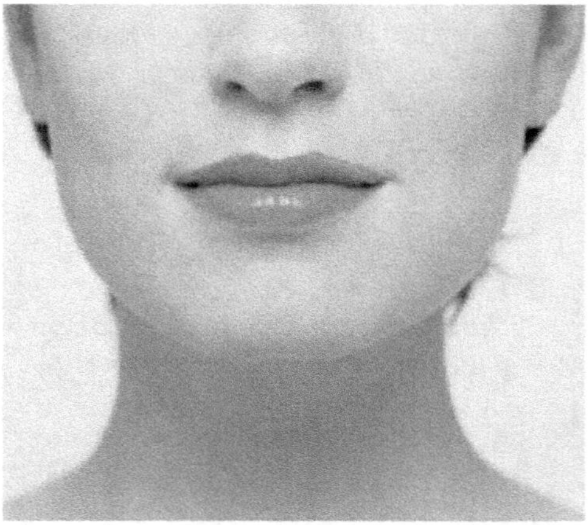

áreas más comunes para aprovechar los beneficios de los implantes faciales, que han sido diseñados con materiales sólidos y biocompatibles con nuestro organismo. El tipo preciso de implantes será evaluado en conjunto con su médico, así como también la evaluación de sus expectativas.

PÓMULOS

Son extraordinariamente importantes en lo que se considera un rostro bello. Con el pasar de los años su forma va cambiando lentamente, tornándose más planos y menos convexos, y esto disminuye la lozanía y el atractivo general de una cara bonita. Sólo los expertos en estética se percatan que parte de la pérdida del atractivo facial se debe a la falta de pómulos.
El tratamiento para hacer más atractivos, rellenos y lozanos los pómulos, se logra a través de diferentes técnicas, como la inyección de grasa del mismo paciente, tensión de los tejidos durante un Lifting Facial, hasta la aplicación de prótesis de silicona o "porex".
Un resultado muy atractivo se logra al desplazar parte de los tejidos blandos de la mejilla hacia arriba, a través de una pequeña incisión dentro de la boca.
El procedimiento quirúrgico es ambulatorio y se realiza bajo anestesia local o general liviana. Las incisiones se hacen dentro de la boca, por lo que no dejan cicatrices visibles exteriormente. También es posible poner implantes a través de las incisiones de un Lifting Facial. Todos los procedimientos sobre los pómulos tienden a dejar la cara hinchada por un tiempo, y con frecuencia hay cierto grado de asimetría que desaparece algunos días después de la operación.

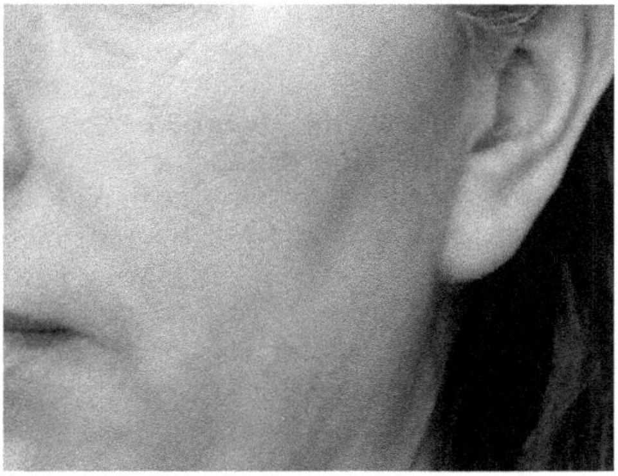

Antes

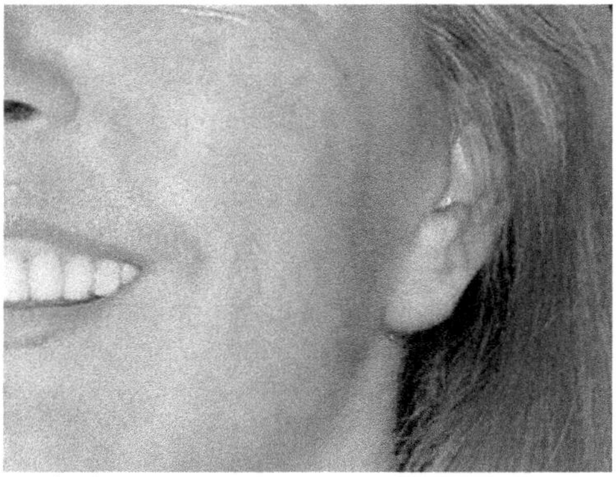

Resultado

Con grasa de la propia paciente se logró modelar y levantar el pómulo.

MENTÓN

Un mentón bonito o normal no se nota. Cuando nos fijamos en el mentón de una persona, significa que el equilibrio estético está alterado. Tanto es así, que cuando falta el desarrollo del mentón o es muy prominente, la estética facial se afecta severamente. Muchas de las formas que resultan por estos defectos físicos han sido cruelmente caricaturizados como "cara de pájaro" o "pera de bruja". El grado de proyección del mentón afecta mucho la apariencia facial y en particular el equilibrio con la nariz. Un mentón débil puede hacer que una nariz normal parezca grande. En conjunto mentón y nariz determinan su perfil. Se establece que existe suficiente proyección del mentón, cuando se traza una línea recta imaginaria desde la frente pasando por el labio superior hacia el mentón.

EFECTO DE LA FORMA DEL MENTÓN EN EL EQUILIBRIO Y ASPECTO FACIAL

Este procedimiento sirve para corregir deficiencias genéticas, reabsorción de hueso relacionado con el envejecimiento o algún traumatismo; puede ser tan simple como inyectar tejidos blandos o poner una prótesis. El implante en el mentón puede aumentarlo en tamaño, y proyectarlo hasta lograr el equilibrio perfecto de su cara. Hay además implantes para mandíbula, y en la mejilla puede agregarse grasa como autotransplante. Es importante agregar que todos tenemos algún grado de asimetría facial, y en particular en el mentón. Los resultados de una cirugía pueden ser igualmente asimétricos. La meta es lograr balance y proporción.

Este procedimiento puede complementar una cirugía nasal, un lifting y una otoplastía. Sólo un Cirujano Plástico calificado, y con la experiencia necesaria, puede determinar si procede o no este tipo de cirugía facial, considerando su salud, su historial médico, expectativas y principalmente considerando la estructura de su cara.

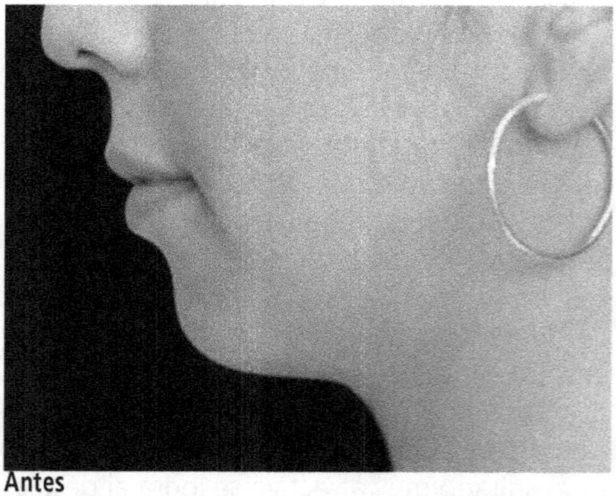

Antes

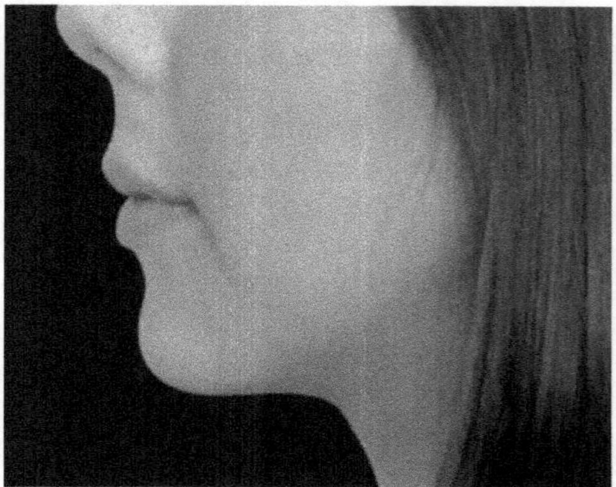

Resultado

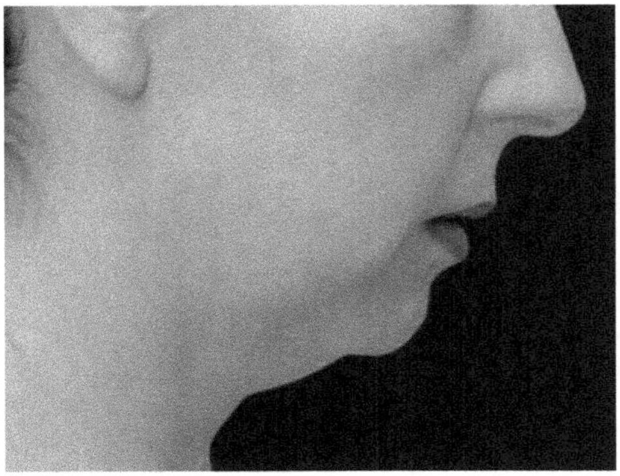
Antes

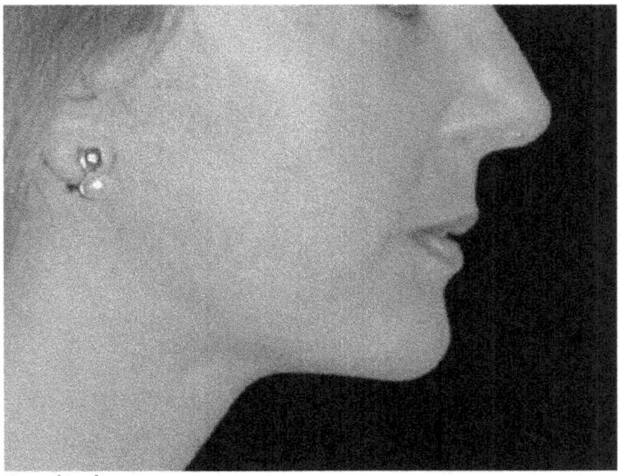
Resultado

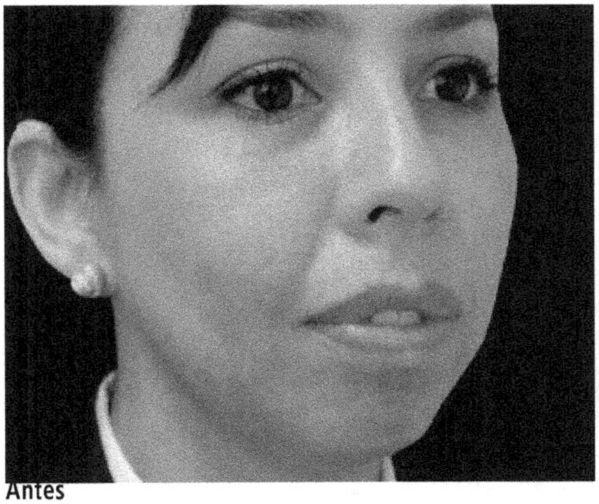
Antes

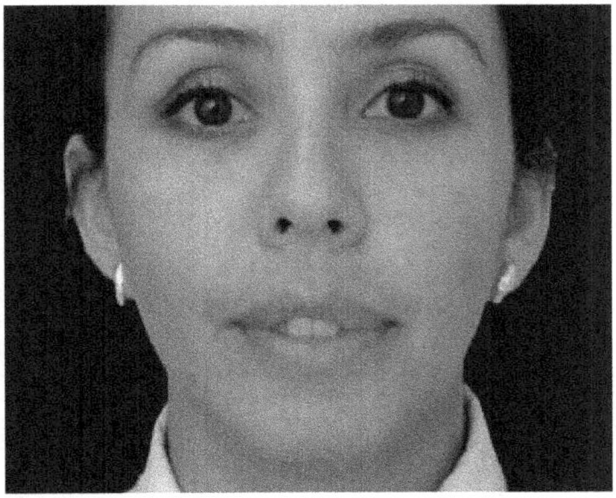
Resultado

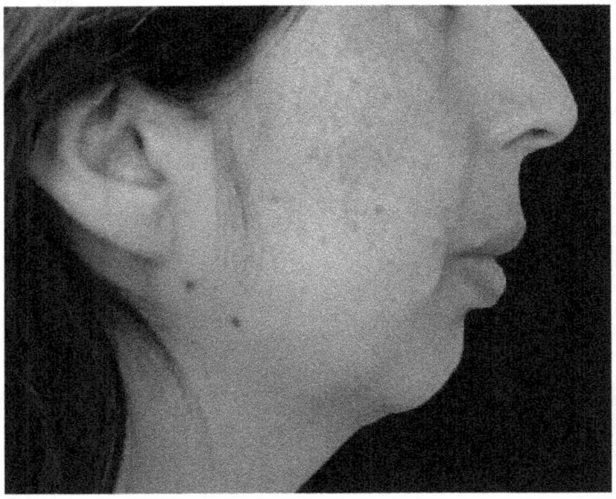
Antes

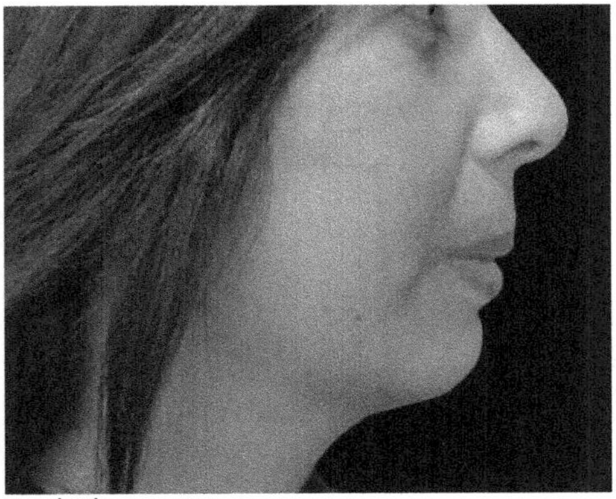
Resultado

En estas 3 pacientes el aumento de mentón fue primordial para darle a la cara el equilibrio estético necesario.

PROCEDIMIENTO QUIRÚRGICO

El aumento de mentón es un procedimiento relativamente corto, que puede realizarse con anestesia local y sedación. Se utilizan implantes como silicona, mallas de prolene y de porex. Para un déficit muy discreto pueden usarse incluso materiales propios del organismo, como grasa del paciente. Cuando el defecto es más severo, debe realizarse un desplazamiento del fragmento óseo de la parte anterior, el que se fija nuevamente con un par de tornillos de titanio.

El resultado estético es muy satisfactorio e inmediato. La incisión se realiza por dentro de la boca, en la zona más baja que usted puede tocarse con la lengua al frente de los dientes inferiores o bajo la pera.

La cirugía para reducir el mentón prominente puede ser efectuada por Cirujanos Plásticos y Maxilofaciales, aunque no todos estos profesionales realizan esta operación. Dos efectos indeseados que producen los implantes de mentón es que ocasionalmente producen una pequeña reabsorción de la capa externa del hueso, y así pierden algunos milímetros a través de los años.

Otro efecto levemente incómodo es que se producen molestias al apoyar el mentón sobre alguna superficie dura.

También es frecuente que los implantes se puedan palpar dentro de la boca o a través de la piel. Esto se debe a que los tejidos subcutáneos son delgados.

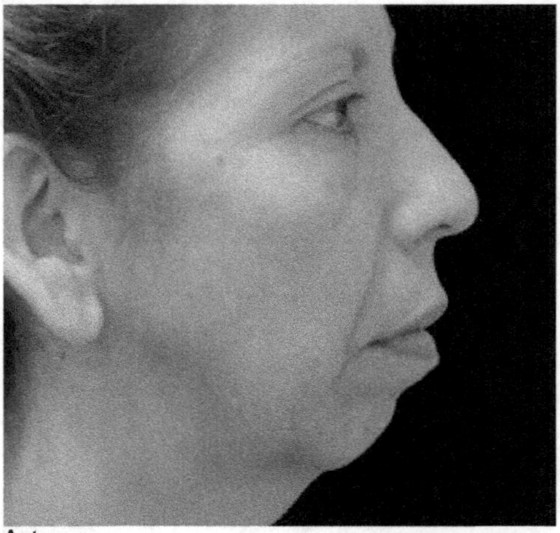

Antes

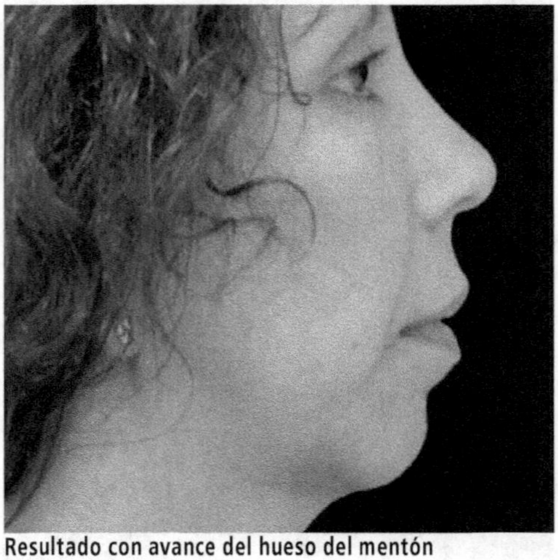

Resultado con avance del hueso del mentón

- Si usted necesita una cirugía del mentón, pida ayuda a algún familiar para tomarse fotografías, de frente y perfil. En la mayor parte de los casos se dará cuenta que su cara y especialmente el mentón son asimétricos. Es decir, es más prominente en un lado que en el otro, y lo mismo ocurre con la mandíbula. Es por esta razón que casi siempre se puede detectar cierto grado de asimetría luego de la cirugía, que el avance óseo o el implante no son capaces de corregir por completo.

RIESGOS
DE LAS CIRUGÍAS DE PÓMULOS Y MENTÓN

Si su intervención es realizada por un Cirujano Plástico bien calificado, lo más probable es que su operación y recuperación postoperatoria no tengan inconvenientes. A pesar de esto, aún en circunstancias ideales, pueden desarrollarse complicaciones. Aparte de las complicaciones específicas relacionadas con esta operación, usted debe conocer los riesgos asociados a cualquier intervención quirúrgica :
(Ver Capítulo "Riesgos")
Las complicaciones más frecuentes y específicas de esta cirugía son solucionables. Las principales son:

INFECCIÓN:
Cualquier cirugía puede infectarse. El uso de cualquier elemento extraño al cuerpo también puede provocar una infección.

HEMATOMA:
Es una acumulación de sangre en el bolsillo de la cirugía, requiere drenarse.

ASIMETRÍAS:
Los implantes pueden mantener algún grado de asimetría del rostro, e incluso hacerlo más notorio.

SENSIBILIDAD Y DOLOR :
Los implantes faciales puede producir alteraciones de la sensibilidad por trauma a los nervios cercanos producido por el implante. En general se recupera después de algunos meses.

DESPLAZAMIENTO:
Es muy poco frecuente que los implantes se desplacen. Cuando sucede puede corregirse con una segunda cirugía.

EXTRUSIÓN:
Sucede cuando un implante es eliminado por el organismo. Es una rara complicación.

PARESIA MUSCULAR:
Se produce por tracción de los nervios que mueven el ángulo de la boca. Puede demorar en recuperarse.

Capítulo 2

NARIZ.

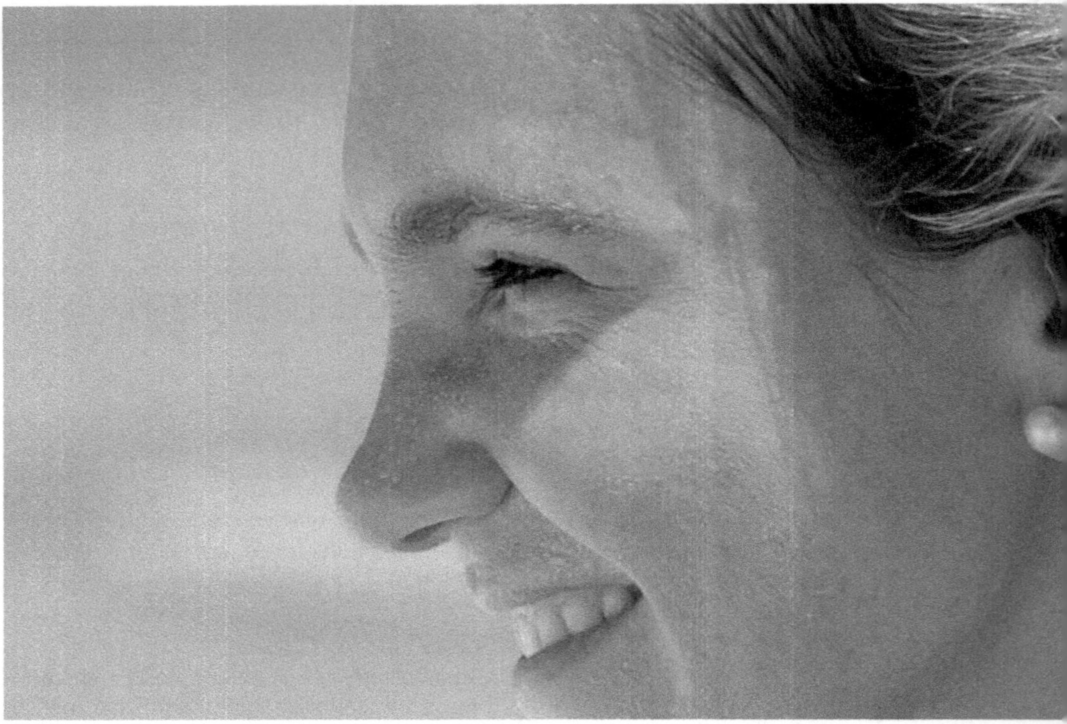

La cirugía de nariz o "Rinoplastía" es uno de los procedimientos más frecuentes realizados por los Cirujanos Plásticos. Esta operación puede cambiar la forma, tamaño y apariencia de su nariz por medio de la modelación de los cartílagos y el hueso bajo la piel. Permite también definir la punta y eliminar algunas irregularidades en el dorso de la nariz.

Esta cirugía puede ser maravillosa, pero el resultado dependerá en gran medida de que usted escoja correctamente al Cirujano Plástico con un buen equipo médico y un hospital o clínica adecuados para realizar estas intervenciones.

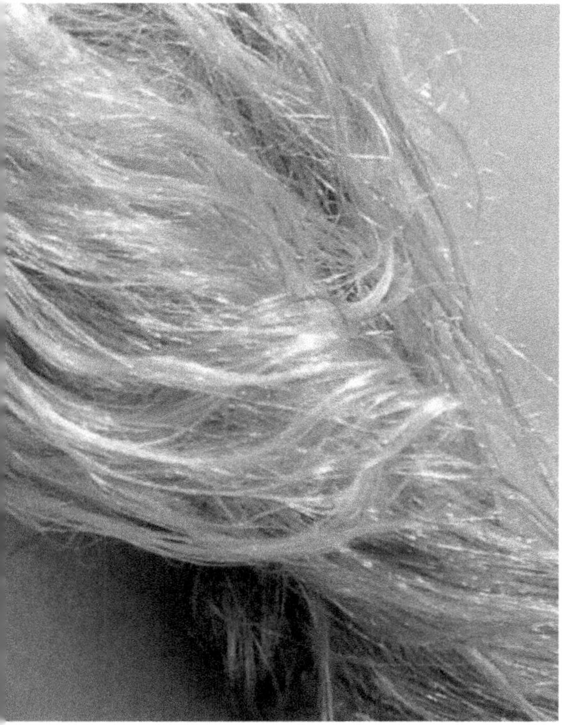

SIMULACIÓN POR COMPUTADOR:

Tenga cuidado con la simulación de imágenes digitales por computador, pues ningún Cirujano Plástico puede asegurar la obtención exacta de ese resultado. En mi opinión es mejor usar una foto de su perfil en la cual se dibujarán con lápiz grafito los cambios que usted desea. Este proceso puede hacerlo en casa, antes de ver al médico y así tener una clara idea del perfil que le gustaría obtener con la operación.

Si el Cirujano Plástico le dice que ésta es una operación muy simple, que nunca falla, o que jamás tiene que reoperar a sus pacientes, considere visitar a otro Cirujano Plástico para una segunda opinión.

UN ROSTRO ARMÓNICO

La apariencia de su cara está determinada por tres elementos: La piel, tejidos blandos y huesos. Si la estructura de su cara no le gusta, porque el aspecto de su nariz no se ajusta a su ideal, podría deteriorar significativamente su autoestima, la Rinoplastía puede ayudarle. Mediante este procedimiento puede dar al rostro un semblante diferente, al modificar forma y tamaño de su nariz, obteniendo un aspecto más dulce e incluso más juvenil.

Es sorprendente el número de pacientes que, temerariamente, se operan de una Cirugía Estética nasal con médicos que no son especialistas en Cirugía Plástica.

CIRUGÍA ESTÉTICA NASAL VERSUS OBSTRUCCIÓN RESPIRATORIA Y RINITIS ALÉRGICA

Mi primer consejo para un paciente con obstrucción respiratoria, sinusitis o rinitis alérgica, es que visite un especialista en su problema, es decir un Otorrinólogo. Si por el contrario, el problema de fondo se refiere al aspecto nasal (aunque usted no lo reconozca), de la misma forma, acuda a un especialista, es decir a un Cirujano Plástico.

No crea que su seguro de salud o Isapre le pagará el embellecimiento facial, a pesar de que el médico así lo espere. Tampoco crea que el especialista en Cirugía Plástica Estética le dejará la naríz funcionando tan bien como un Otorrino. Menos aun piense que un Otorrino le dejará su naríz tan bonita como un especialista en Cirugía Plástica. Recuerde que son especialidades diferentes, aunque a muchos les convenga decir que son expertos en ambos temas.

Ningún médico cirujano tiene estas dos especialidades en Chile.

No es raro que el Cirujano Plástico le pida a un Otorrinólogo que ayude y se realicen ambos procedimientos a la vez. También puede llegar a un acuerdo con su seguro de salud y obtener una bonificación parcial de la hospitalización y honorarios. La "rinitis" o inflamación de la mucosa nasal que muchas personas padecen, particularmente en relación al polen, alergenos primaverales, polvo, o simplemente frío, no se mejora con operaciones si no se trata médicamente. De hecho, muchas de estas condiciones pueden empeorar luego de una Rinoplastía.

No acepte jamás la sugerencia de alguien que le ofrezca "pasar todo por la Isapre". Si un médico le miente al seguro de salud, de la misma forma le mentirá a Usted, sobre sus calificaciones para hacer la operación, sobre su experiencia y resultados obtenidos y, mucho más importante, sobre su seguridad personal.

Es penoso ver un enorme número de pacientes que hacen este tipo de "arreglos" con lamentables resultados estéticos. Aquí es cuando cobra fuerza el dicho "lo barato cuesta caro". Para obtener buenos resultados es necesario haber operado cientos de pacientes, y tener muchos años de práctica, personalmente es una de las operaciones que prefiero. Así los resultados insatisfactorios disminuyen cuando la experiencia del Cirujano Plástico es mayor, sin embargo siempre habrá casos por reoperar o revisar, en mi experiencia, del orden del 2 %.

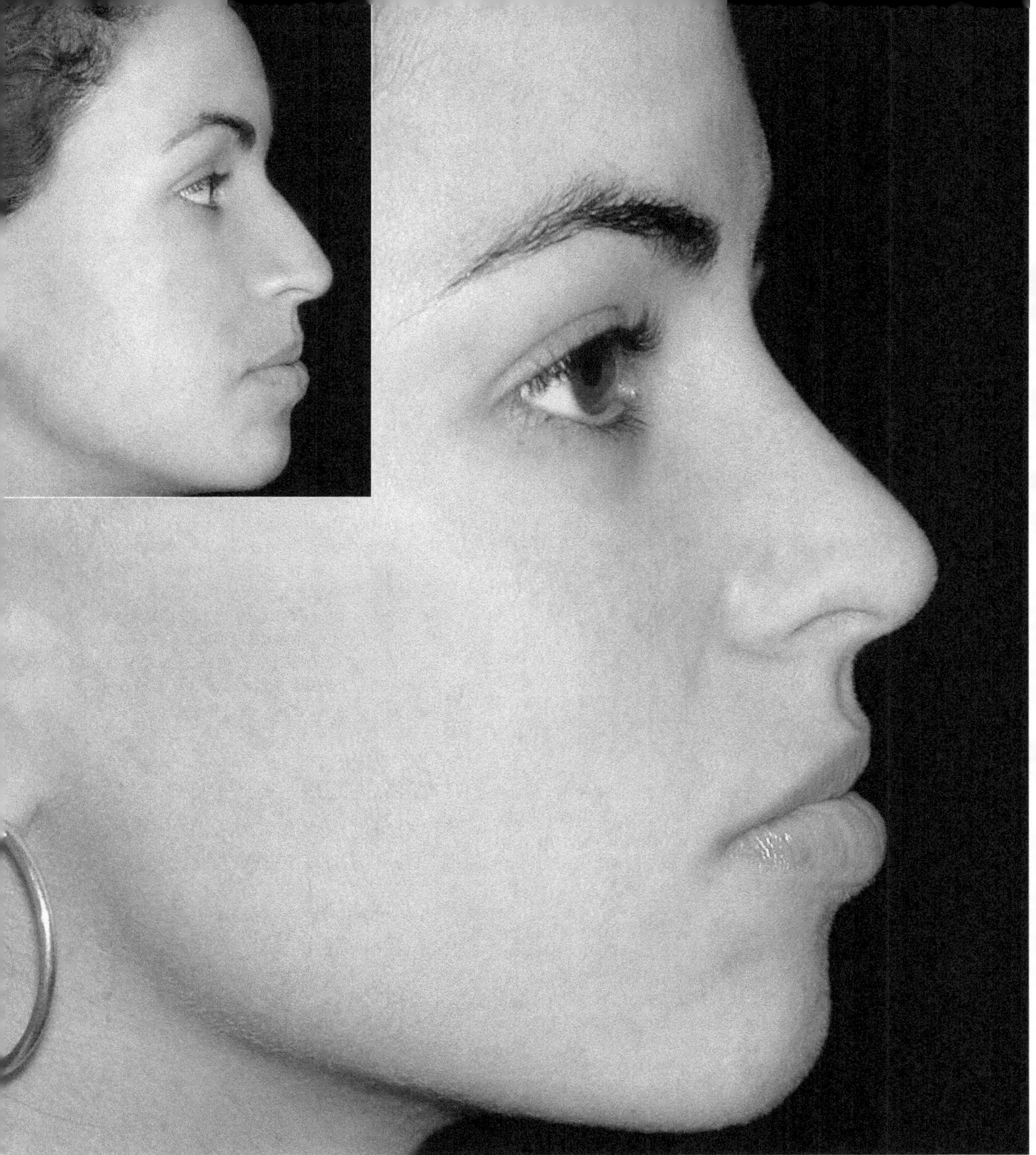

Esta paciente deseaba tan sólo rebajar dos milímetros el dorso y subir muy poco la punta nasal. Este cambio tan sutil hace una gran diferencia.

LO NORMAL Y LO PATOLÓGICO EN LA NARIZ

LO NORMAL:

- Estudios bien realizados muestran que la gran mayoría de las personas tiene el tabique nasal con cierta desviación. Si usted se realiza un Scanner, probablemente encontrará lo mismo, es decir una cierta desviación. Esto no significa que usted requiera una operación, ni tampoco que una cirugía lo mejore del todo.

- También se habrá dado cuenta que probablemente la respiración es más cómoda en un lado de la nariz. Si se levanta la punta de la nariz con un dedo, el aire tendrá un flujo mucho más directo.

- Es normal sentir "que ocasionalmente se tapa un lado de la nariz" y técnicamente se llama "Ciclo Nasal". Se debe a que las mucosas de la nariz varían de grosor durante el día.

- Usted seguramente se habrá dado cuenta que ante el ejercicio, se convierte en respirador bucal. La mayoría de los seres humanos roncamos con frecuencia. Aquellos con sobrepeso lo hacen en forma constante.

- La nariz reacciona ante los distintos estímulos externos, por ejemplo, ésta se torna color rosado o incluso casi morada con el frío.

- A muchas personas se les baja la punta nasal cuando se ríen, debido a la contracción de un pequeño músculo que une la nariz y el labio. Esto puede mejorar con la Rinoplastía.

- La simetría completa en la nariz es muy rara. Todos tenemos asimetrías y diferencias en cada mitad de la cara. Si usted se mira su nariz de frente encontrará un lado más saliente o engrosado que el lado opuesto; si observa los hoyitos de la nariz (técnicamente narinas), lo más probable es que sean diferentes entre sí, al igual que el tamaño de sus ojos o la posición de las cejas.

LO PATOLÓGICO:

TODAS ESTAS CONDICIONES REQUIEREN DE UN OTORRINÓLOGO PARA SER EVALUADAS

1. Sangramiento nasal diario.
2. Respiración bucal constante; obstrucción nasal completa
3. Sinusitis
4. Rinitis Crónica
5. Alergias

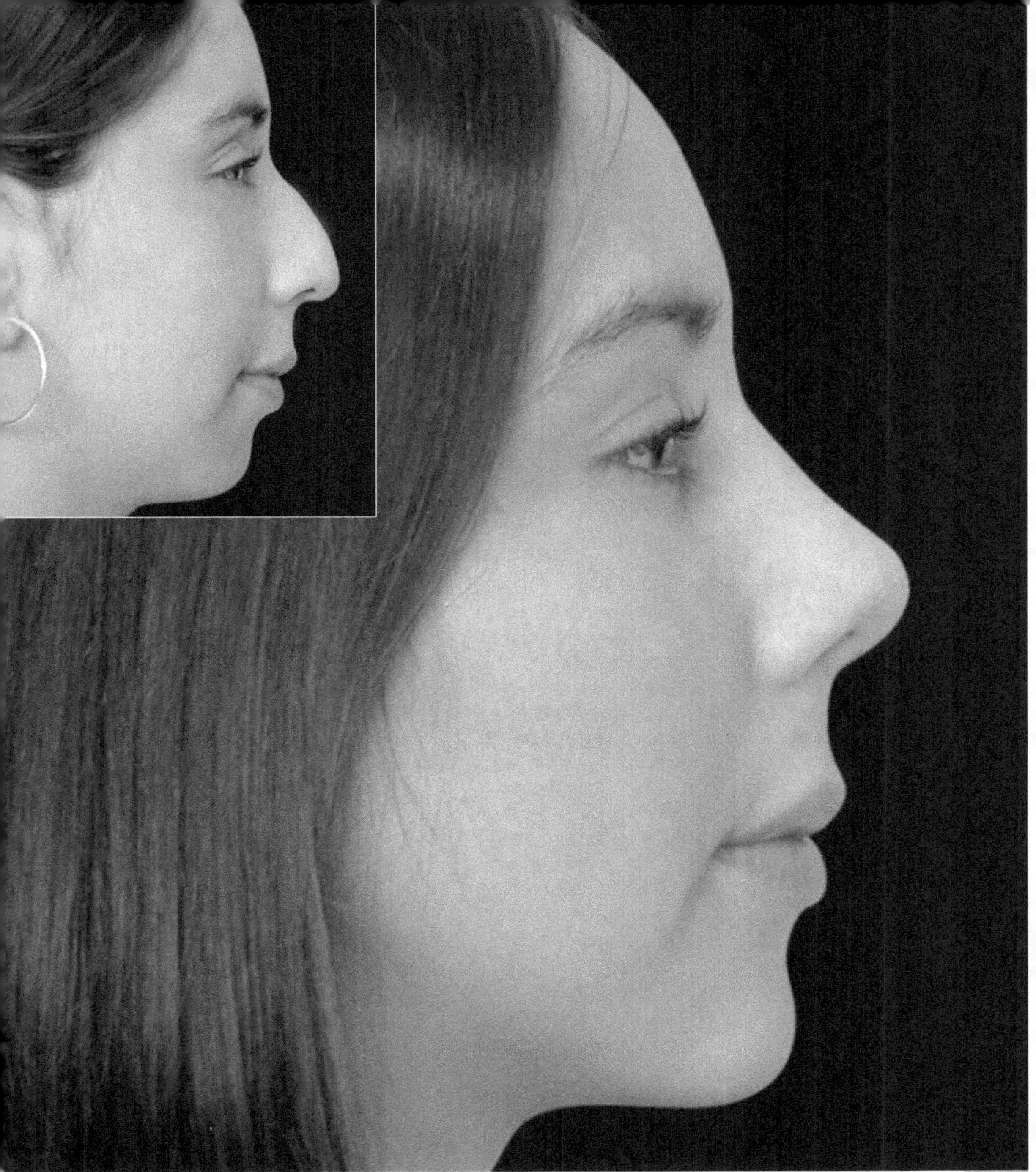

Esta paciente no estaba conforme con el aspecto de su nariz. Después de la evaluación que le hizo el cirujano se decidió, en conjunto, que el resultado mejoraría notablemente con un aumento de mentón.

PROCEDIMIENTO QUIRÚRGICO

Este procedimiento se realiza con anestesia local o general y habitualmente demora una a dos horas. Siempre debe estar presente un anestesiólogo para el cuidado del paciente mientras el Cirujano Plástico opera. En general la intervención se realiza de forma ambulatoria; sin embargo, se recomienda a algunos pacientes quedarse una noche en la clínica para un mejor manejo de cualquier molestia que pueda existir en las horas inmediatas al postoperatorio. La Rinoplastía es una técnica altamente especializada que debiera reservarse para Cirujanos Plásticos bien entrenados.
Durante la operación el Cirujano Plástico modela los cartílagos de la nariz, raspa el hueso del dorso nasal y puede fracturar en forma incompleta los huesos propios de ésta. Las incisiones usadas son mínimas, y en la práctica las cicatrices desaparecen al cabo de algunos meses. Si el paciente desea disminuir el ancho de las alas nasales se puede realizar una incisión externa que es muy poco visible. Hay pacientes que tienen la punta de la nariz muy caída o poco definida, sin proyección, y en estos casos se requiere usar un pequeño injerto de cartílago, tomado de la misma nariz o de otra zona, para dar firmeza y proyección a la punta nasal.

LA PIEL DE LA NARIZ

Cada persona tiene la piel de distinto grosor, y en la nariz este es un factor fundamental a considerar antes de someterse a una Rinoplastía. **Es tan importante el grosor de la piel nasal que influye directamente sobre el resultado estético.** A pesar de los esfuerzos del Cirujano Plástico en aquellos que poseen piel gruesa, o Rosácea, nunca podrán aspirar a tener como resultado final una nariz con punta angulosa. Asimismo, en personas con piel fláccida en el dorso y punta de la nariz, la Rinoplastía no logrará una punta nasal bien definida.

Evite todo tipo de medicamentos nasales varias semanas antes de la operación, porque interfieren con el proceso de cicatrización.

Rinoplastía

HAY ALGUNOS FACTORES QUE LIMITAN LOS BUENOS RESULTADOS DE UNA RINOPLASTÍA:

- Piel gruesa y sebácea de la nariz
- Mala cicatrización
- Expectativas irreales
- Inestabilidad emocional
- Punta nasal gruesa, redonda y poco definida.

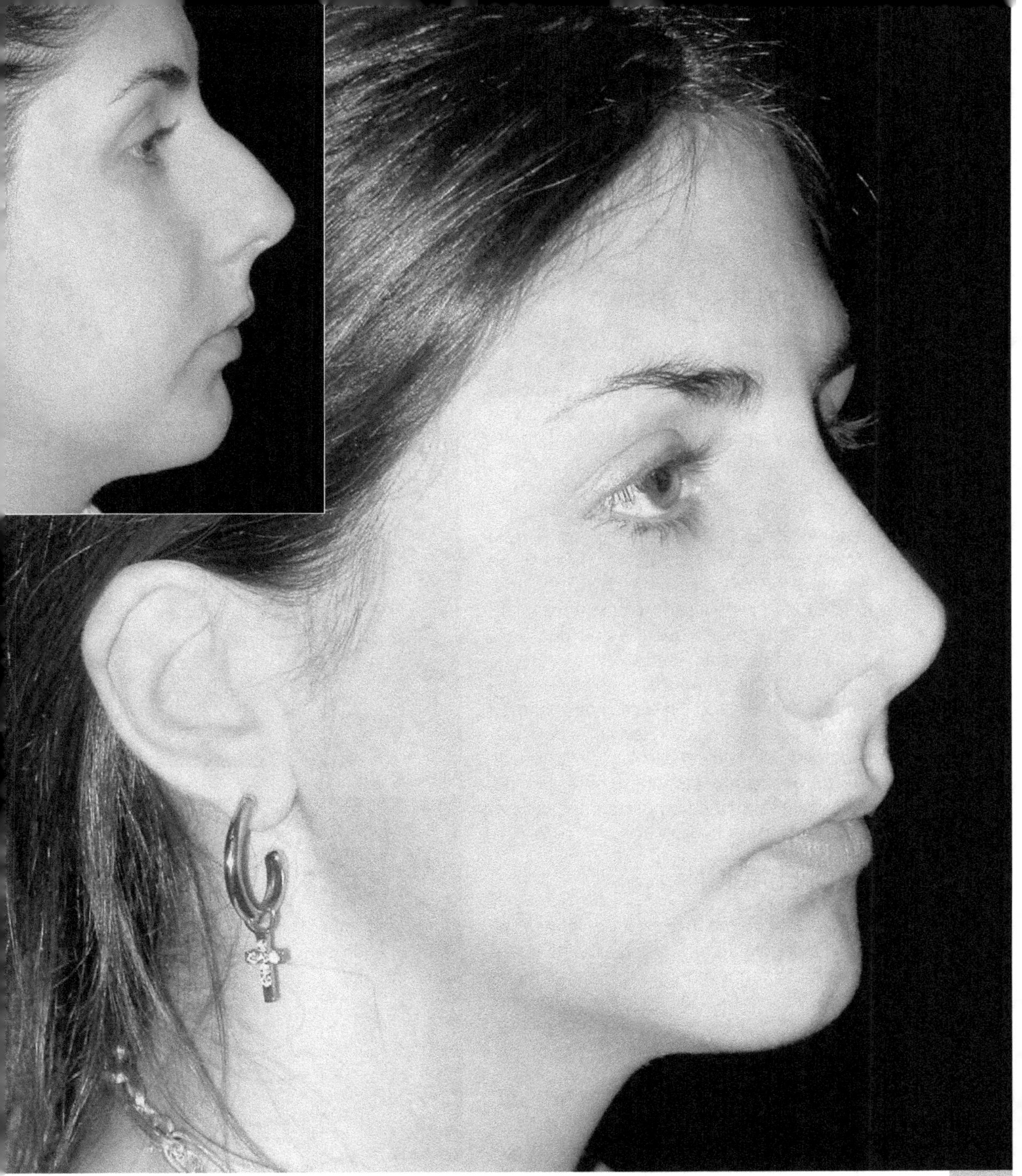

Paciente con ángulo nasolabial muy abierto. En este caso sólo se raspó el dorso nasal.

LA NARIZ DESVIADA

Muchas personas tienen una cierta desviación de la nariz hacia un lado. Esta desviación puede deberse a que el tabique está un poco alejado de la línea media o desviado. Otras personas presentan una asimetría en la parte ósea o el cartílago, que es, a final de cuentas, el andamio que sostiene a la nariz. Durante la Cirugía el Cirujano Plástico hará todo lo que pueda por dejar su nariz en el centro. Hay sin embargo un factor a considerar: el cartílago tiene algo que los especialistas llamamos "memoria". Para ejemplificarlo piense lo siguiente: usted sabe que si duerme con una oreja doblada, al despertar, el cartílago de su oreja recupera su posición normal. Esto se debe a la memoria del cartílago. En el caso de la nariz, a pesar de que su Cirujano Plástico le deje perfectamente alineado el cartílago, éste puede sufrir deformación y torsiones con el tiempo, recuperando al menos en parte unos milímetros de la desviación inicial.

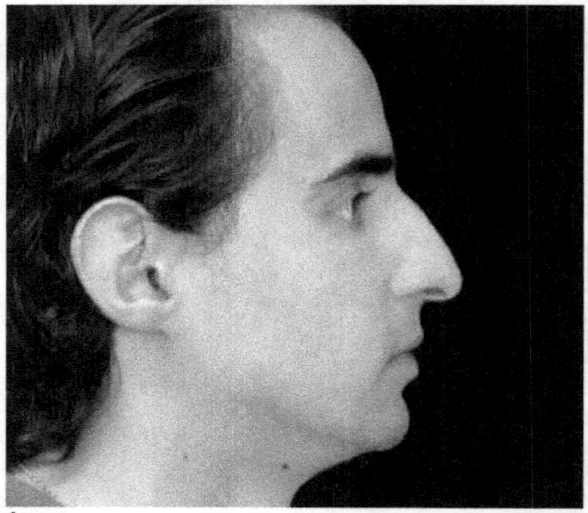

Antes

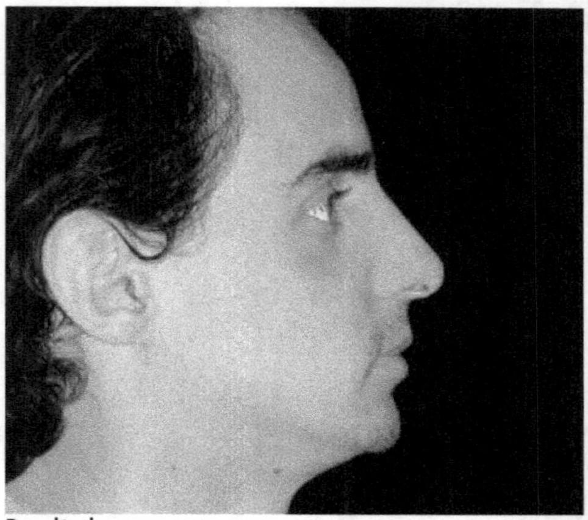

Resultado

RECUPERACIÓN

La Rinoplastía no produce mayor dolor y es una Cirugía bien tolerada. Las principales molestias se refieren a congestión nasal en las primeras 24 horas y a la formación de moretones sobre la nariz y cerca de los ojos, los que desaparecerán con el postoperatorio.

¿QUÉ PACIENTE VA A TENER MORETONES?

Nadie lo sabe, pero si usted es de aquellas personas que desarrollan moretones en un muslo luego de un golpe, lo probable es que tenga algún grado de fragilidad capilar, y por ende después de su Rinoplastía o cualquier operación, tendrá algunos moretones. Su médico le recomendará usar analgésicos orales en caso de dolor. Los vendajes de tela (y en raros casos, un pequeño yeso) son retirados 4 a 7 días después del alta. No es necesario retirar los puntos dentro de las fosas nasales ya que éstos se disuelven solos. En Cirugía Plástica es muy inusual usar tapones. Sólo son utilizados cuando se remodela el septo o tabique y se retiran a los pocos días. Si usted los tiene, pregunte a la enfermera del equipo la posibilidad de tomar un analgésico fuerte dos horas antes del día establecido para sacarlos.

Rinoplastía

- La cirugía nasal deja cicatrices externas apenas visibles, que luego de algunas semanas se van borrando, pues el trabajo se realiza a través de pequeñas incisiones localizadas en puntos estratégicos de la nariz. Además se realizan dos punciones de unos 2 mm en la parte alta de los lados de la nariz, para modelar el hueso nasal. Al cabo de pocos días parecen una pequeña espinilla y luego van desapareciendo con el pasar del tiempo.

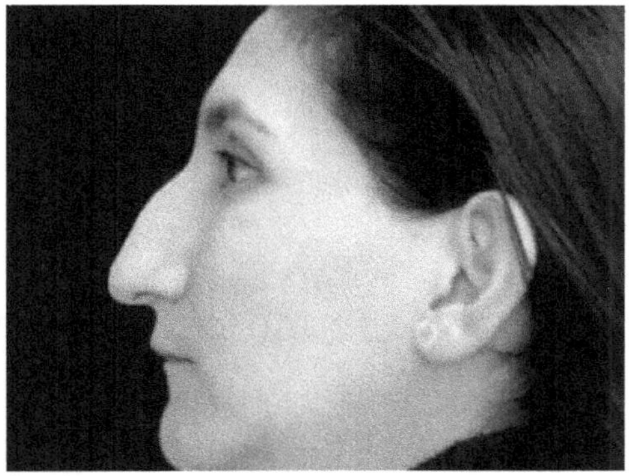

Antes

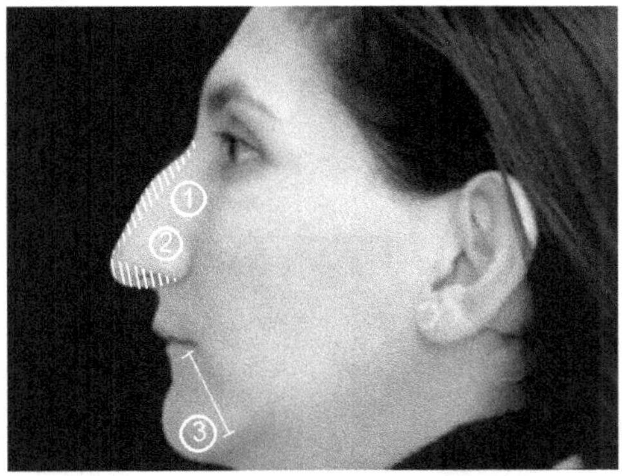

Procedimiento

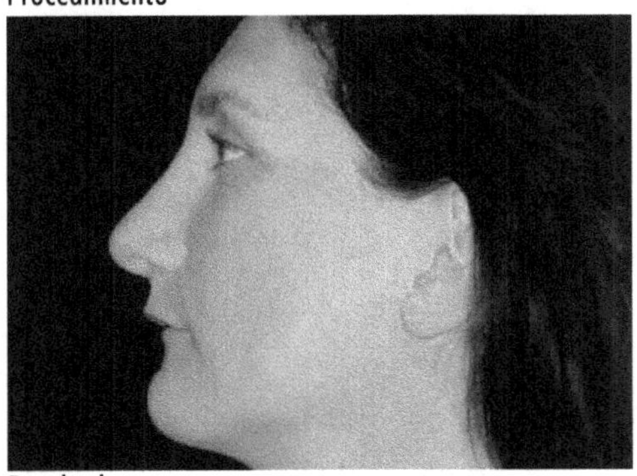

Resultado

1. **Raspado dorso nasal**
2. **Elevación de la punta**
3. **Acortamiento de la parte baja del mentón.**

Proporciones y Ángulos

- Para lograr un resultado exitoso en una Rinoplastía se debe efectuar mediciones para evaluar la proporción de la nariz con el resto de la cara y determinar cuáles son los "ángulos ideales" y evaluar la asimetría normal que tiene el rostro. Todas estas consideraciones harán que la nueva nariz sea armónica con el conjunto y reducirán el riesgo de un resultado inadecuado.

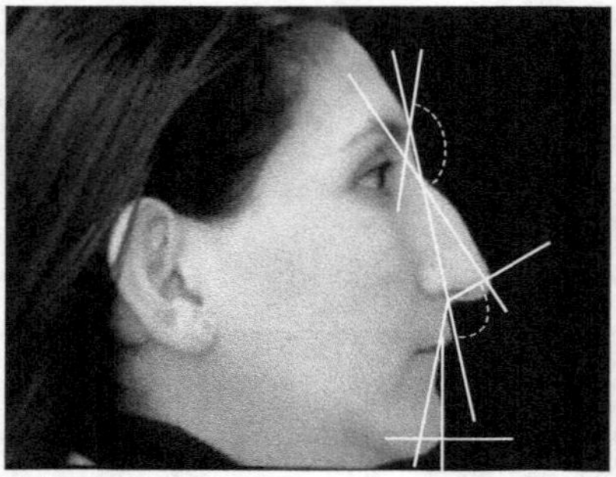

Antes

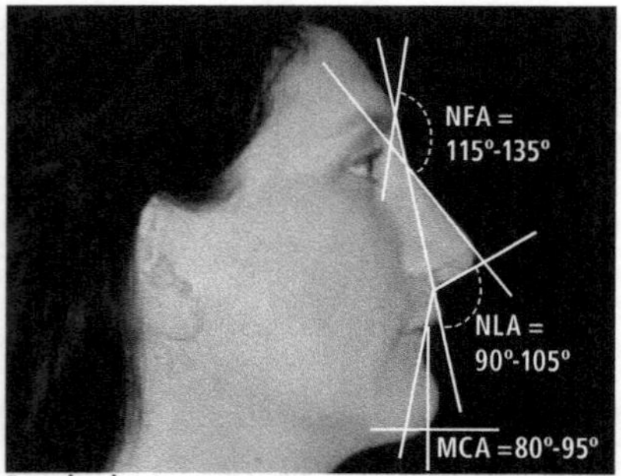

Resultado

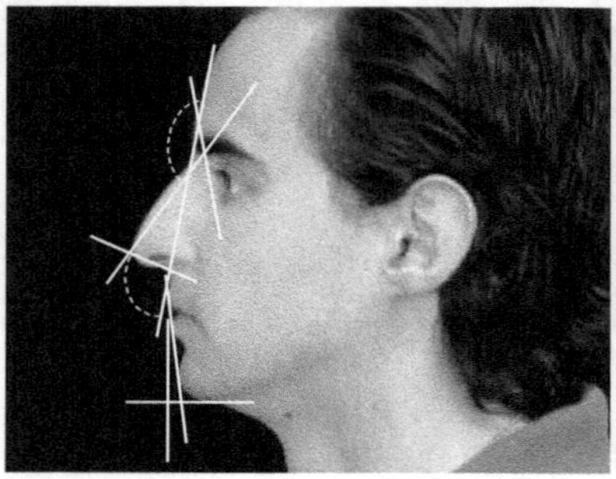

Antes

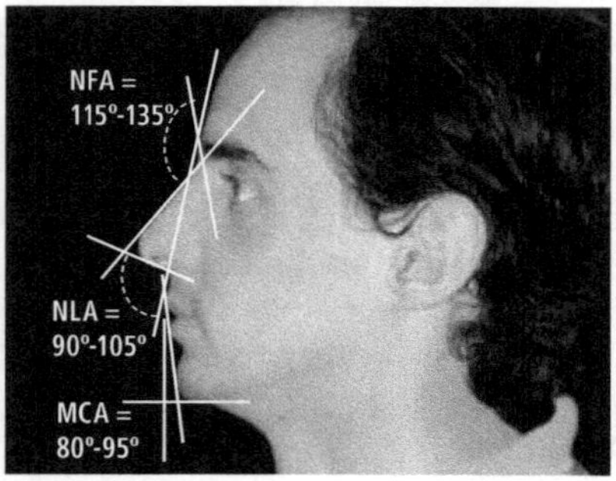

Resultado

RIESGOS

Si su operación es realizada por un Cirujano Plástico bien calificado, lo más probable es que la intervención y recuperación postoperatoria no tengan inconvenientes. A pesar de esto, aún en circunstancias ideales, pueden desarrollarse complicaciones. Además de las complicaciones específicas relacionadas con esta operación, usted debe conocer los riesgos asociados a cualquier intervención quirúrgica (Ver Capítulo "Riesgos"). Las complicaciones más frecuentes y específicas de esta cirugía son solucionables. Las principales son:

SINUSITIS:

Es una infección de los senos paranasales que puede ocurrir debido a la inflamación de la membrana de los senos paranasales. Una vez diagnosticada se trata por medio de antibióticos y medicamentos destinados a disminuir el edema de la mucosa, facilitando el drenaje.

SANGRAMIENTOS:

Éstos son frecuentes en los primeros días, disminuyendo en las semanas posteriores a la operación. Debe poner la cabeza hacia atrás hasta que se detengan. Una persona con sangrado masivo deberá acudir al Servicio de Urgencia más cercano.

OBSTRUCCIÓN NASAL:

Sucede siempre durante las primeras semanas y es normal. Puede ocurrir también después de unos meses debido al movimiento de cartílagos o huesos hacia adentro, sin embargo es inusual, ya que la mayoría del flujo de aire que entra por la nariz pasa por su piso.

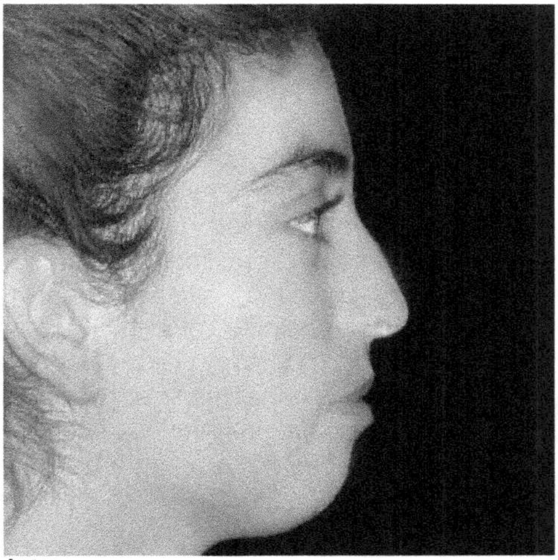

Antes

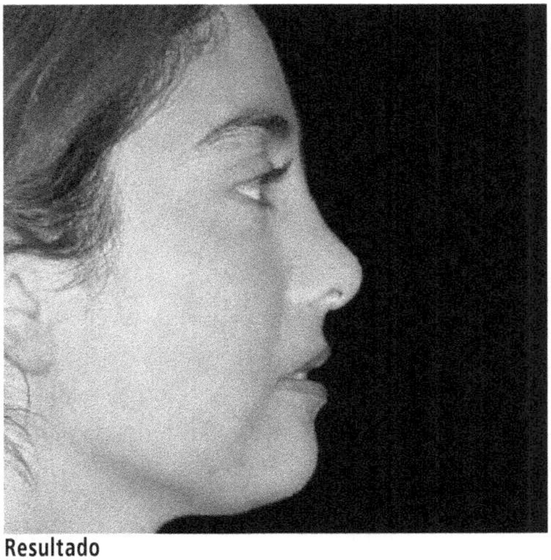

Resultado

Al cambiar la forma de su nariz la paciente suavizó la expresión de su rostro, dándole mayor armonía y resaltando sus ojos. Además se agregó una pequeña prótesis de mentón.

FIBROSIS BAJO LA PIEL:

Es una forma inusual de cicatrización del dorso y punta nasal, dada por las características familiares y genéticas de cada persona, en que los tejidos profundos se endurecen y alteran la forma de la nariz, haciendo que se vea más redonda y menos definida. Corresponde a una forma de cicatrización interna anómala, es decir, a una especie de queloide formado bajo la piel. Su tratamiento consiste en masaje, ultrasonido, inyección de corticoides, compresión local, y en algunas pocas ocasiones se debe reoperar, aunque una segunda intervención no garantiza que no se vuelva a producir fibrosis.

INFLAMACIÓN DE LA MUCOSA:

Muchas personas tienen un grado de "Reactividad" al aire frío, o a elementos como polen, polvo y otros. Este tipo de alteración no es una complicación y no se mejora con cirugías de ningún tipo. Debe ser tratada por Médicos Otorrinólogos con medicamentos específicos para la alergia y la congestión.

CAÍDA DE LA PUNTA NASAL:

Esta complicación se debe a la tracción que ejerce una cicatriz interna. A veces se asocia a una complicación llamada "Pico de Loro", en la cual los cartílagos que dan forma a la punta, están menos proyectados que el dorso de la nariz, dando una apariencia poco estética. Ambos problemas deben ser reoperados para obtener una mejoría.

ASIMETRÍAS:

Todos los pacientes tienen un grado de asimetría en la naríz, y también en toda la cara, antes, y ciertamente la tendrán después de la operación. Cuando alguien se hace una operación de nariz, es común que sus familiares comenten al respecto, fijándose en detalles que antes pasaban inadvertidos, particularmente la asimetría. No espere una nariz absolutamente simétrica.

ENROJECIMIENTO:

Muchos pacientes tienen cierto grado de enrojecimiento de la nariz, por una leve inflamación de las glándulas sebáceas. Esto puede aparecer o verse exacerbado por una cirugía nasal. Es un problema dermatológico y debe ser tratado por un especialista. Frecuentemente hay capilares dilatados en la cara y la nariz, los que también pueden ser más notorios luego de una operación. Una aplicación de láser puede solucionarlo.

PERFORACIÓN DEL SEPTUM:

Muy raras veces luego de una cirugía propia del tabique nasal, se produce una perforación, que no tiene consecuencias funcionales, pero es molesta. La causa más frecuente de perforación del tabique nasal es el consumo de drogas como la cocaína. Otras causas se asocian a enfermedades autoinmunes.

Todos los riesgos que hemos enumerado aquí, se presentan con mayor frecuencia en pacientes fumadores, según estadísticas clínicas.

RESULTADO INSATISFACTORIO

Para obtener buenos resultados es necesario haber operado cientos de pacientes, y tener muchos años de práctica, personalmente es una de las operaciones que prefiero. Así, los resultados insatisfactorios disminuyen cuando la experiencia del Cirujano es mayor, sin embargo siempre habrá casos por reoperar o revisar, dependiendo del Cirujano y la cicatrización de la paciente.

La literatura especializada señala que hasta un 15% de los pacientes operados no quedan contentos con su resultado. En mi experiencia clínica, cada año sólo un 2% de los pacientes operados de nariz por mi equipo profesional, requieren una nueva operación para optimizar el resultado. Esto no se considera un fracaso sino parte de la variación esperada. Debe aceptar este riesgo antes de someterse a una Rinoplastía. Usted podría estar dentro de ese 2 %. En los pacientes con resultados insatisfactorios, habrá que esperar al menos 6 a 12 meses hasta que la hinchazón desaparezca. Sólo entonces será evaluado por su médico para ver si es necesaria y conveniente una nueva operación. Esto se debe a que el cambio de la nariz en ciertos casos es difícil de predecir.
La cirugía para corregir resultados insatisfactorios no será fácil, pero si usted y su cirujano estiman que es necesaria, se procederá, sin duda a una segunda intervención.

EL PACIENTE QUE SE OPERA LA NARIZ POR SEGUNDA VEZ

La mayoría de los pacientes que me visitan para operarse por segunda vez, son personas que no están contentas con su resultado estético.
Esto se debe, muchas veces, a que el médico anterior no tenía la experiencia necesaria en Cirugía Plástica, que la cicatrización no fue la esperada, que sufrió algunas de las complicaciones descritas, o que no siguió rigurosamente los pasos requeridos para una buena recuperación.
También es frecuente que la operación haya sido un éxito, pero luego de algunos meses o años desean levantar más la punta nasal ("ahora la quiero más respingada").
Entonces, en una evaluación seria y bien meditada, el paciente y su médico decidirán el camino a seguir, considerando entre otras cosas, la posibilidad de volver a tener un resultado insatisfactorio.
Una segunda cirugía nasal es mucho más compleja que la primera. Todos los tejidos están más adheridos, han perdido su elasticidad. La piel y los tejidos subcutáneos tienen más colágeno que lo normal, y su irrigación es más pobre. Frecuentemente durante la primera Rinoplastía se ha eliminado parte de los cartílagos normales y puede ser que la reparación implique rehacer el "andamio de cartílagos", para obtener una forma y proyección adecuadas.

Después de una Rinoplastía

- Puede presentar hinchazón de la nariz y de la región próxima a ella después de la Cirugía. Duerma con la cabeza en alto por los primeros días.

- Es importante saber que el aspecto final de la nariz evoluciona lentamente, y el resultado se verá después de unos 6 meses de la cirugía.

- No hay que alarmarse por el adormecimiento de la punta de la nariz y la disminución del olfato. Esto puede durar algunas semanas.

- Normalmente los pacientes pueden reanudar sus actividades un par de días después de la cirugía, pero en ocasiones, los moretones alargan este tiempo.

- El ejercicio moderado se podrá reanudar entre 3 a 4 semanas después de la cirugía.

- Las primeras 2 semanas después de la cirugía utilice un humidificador en spray nasal con suero y además ungüento antibiótico. Esto mantendrá los conductos húmedos y lo hará sentir más cómodo.

- No intente sacarse costras de la nariz y suénese con suavidad.

- El maquillaje puede ser un buen aliado para el postoperatorio.

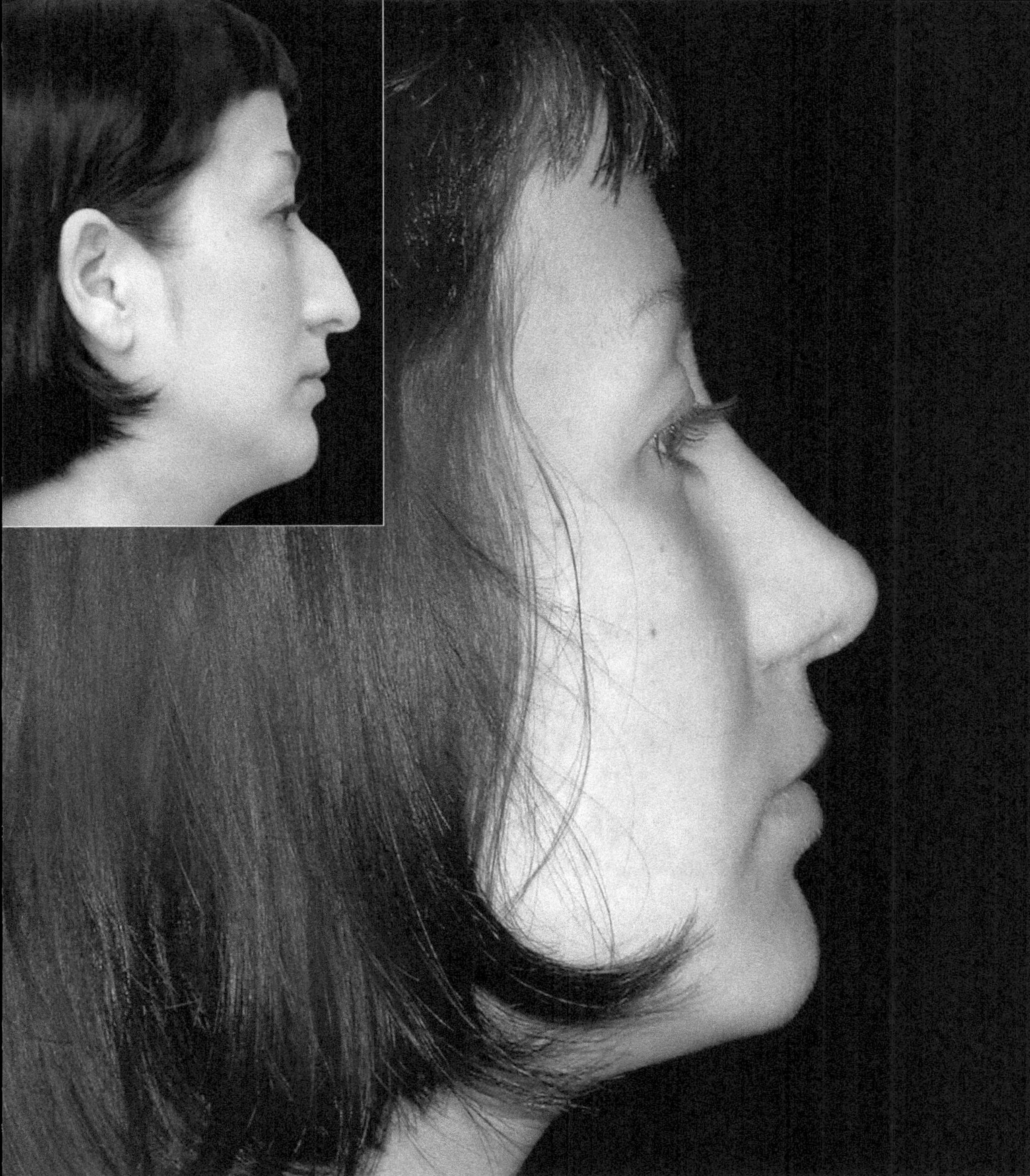

En esta Rinoplastía fue necesario modelar el hueso, los cartílagos y levantar la punta de la nariz. El resultado es notorio.

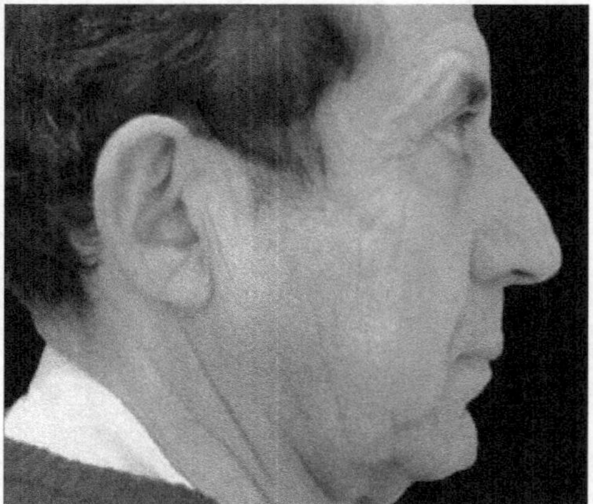
Antes

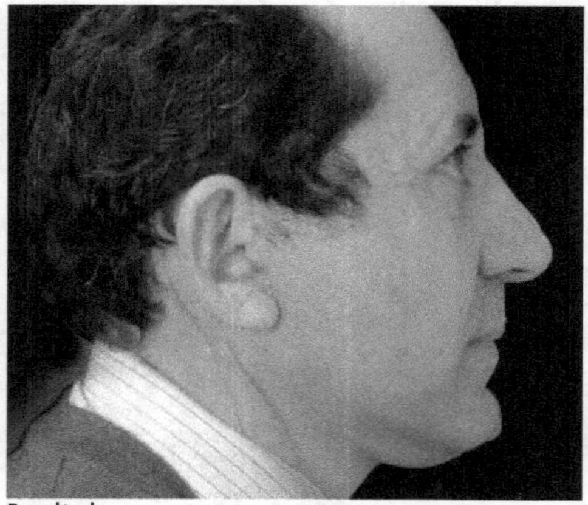
Resultado

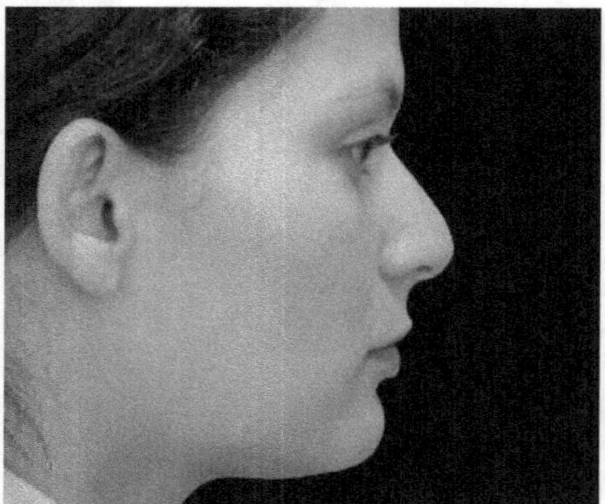
Antes

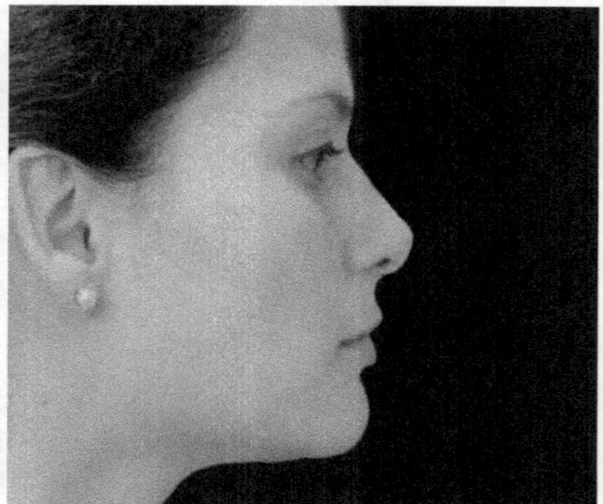
Resultado

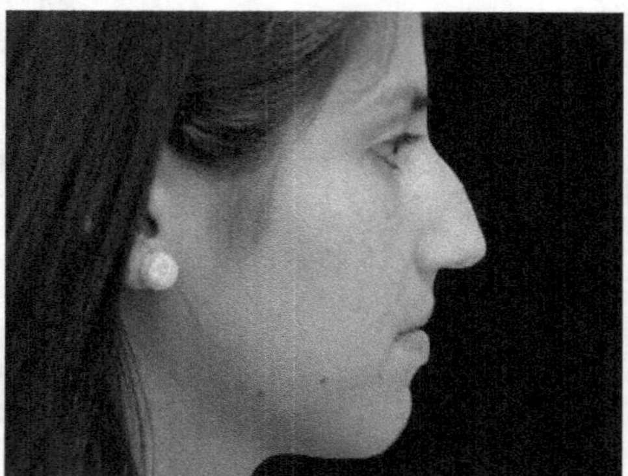
Antes

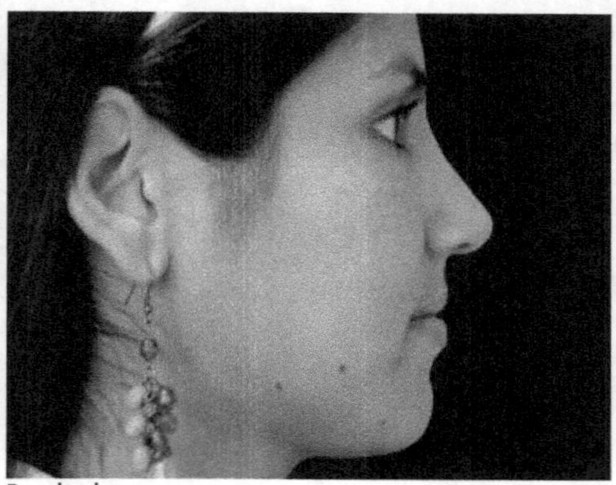
Resultado

"RINOMODELACION", RINOPLASTÍA NO QUIRÚRGICA O BIOPLASTÍA

Es la arriesgada y peligrosa práctica de inyectar elementos de silicona o metacrilatos dentro de la nariz, lo que produce un efecto efímero de "levantar o respingar la nariz". Dicho efecto puede durar dos semanas, pero a corto andar los elementos inyectados migran y la punta vuelve a su posición, pero esta vez sobre una piel más engrosada y enrojecida.

La mayoría de los pacientes no sabe qué se les inyecta o si el "producto" tiene autorización del Instituto de Salud Pública (generalmente no lo tiene). Todas estas pacientes están en riesgo de que se les produzca un grado de alergia e inflamación por los elementos inyectados, y lo peor es que nunca más se podrán sacar en forma completa.

En mi opinión no debería realizarse jamás pero es un procedimiento fácil y muy lucrativo, generalmente realizado por médicos no entrenados en Cirugía Plástica, y desgraciadamente también por esteticistas.

Tenga presente que cualquier inyección de elemento conocido o desconocido dentro de la nariz, tendrá alguna consecuencia estética que puede ser irreversible.

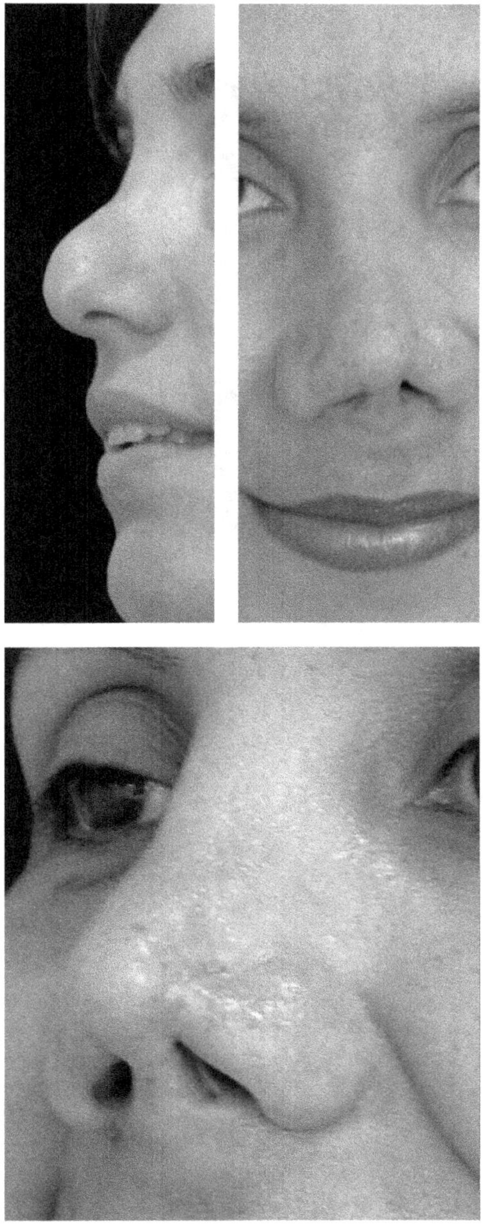

Complicaciones secundarias a "Bioplastía".

Capítulo 3

OREJAS.

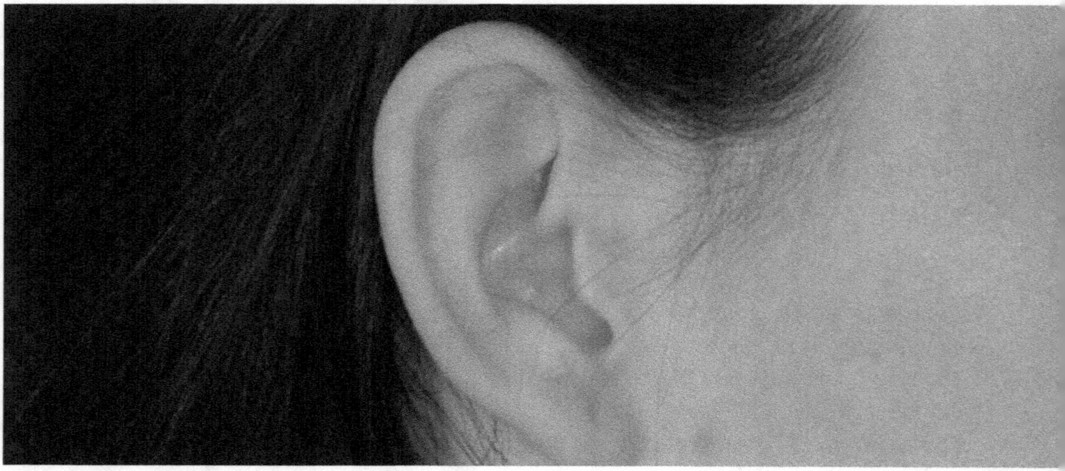

La Cirugía Plástica puede reconstruir las orejas cuando son prominentes, protuberantes, aladas o deformes. Cubrir las orejas con el pelo, no es realmente una solución. Esta operación se realiza desde los cinco o seis años en adelante, cuando las orejas llegan a su tamaño definitivo.

1. OREJAS ALADAS:

El tamaño, forma y posición de las orejas, o pabellones auriculares, deriva de un factor hereditario. Los niños con orejas prominentes son objeto de burlas y apodos que les causan vergüenza y angustia, ocasionalmente no quieren ir al colegio y muchas veces llegan al Cirujano Plástico enviados por un psicólogo en carácter de urgente.
Para un niño es difícil relacionarse e interactuar con sus compañeros de colegio, y más aún cuando existe un complejo de por medio. Esta situación produce en el niño sensaciones de angustia y deterioro en su autoestima.

HACER ESTA CIRUGÍA TEMPRANAMENTE TIENE DOS BENEFICIOS:

- El cartílago es más plegable y más fácil de reconstruir.
- Se evita al niño la etapa de las burlas de sus compañeros de jardín y colegio, lo que puede tener efectos en el desarrollo de su personalidad en el futuro.

No obstante, esta cirugía puede realizarse en pacientes de cualquier edad.

PROCEDIMIENTO QUIRÚRGICO EN OREJAS ALADAS

Esta operación dura aproximadamente una hora, dependiendo de la complejidad de cada caso. Cuando se trata de niños se utiliza anestesia general para evitar que se muevan durante la cirugía. En adultos, puede realizarse con anestesia local más un sedante y convertirse en un procedimiento ambulatorio, realizado muchas veces en un pabellón de la consulta de su Cirujano Plástico.

La Otoplastía busca reducir la prominencia y alteración del ángulo en que la oreja sobresale. Con esta cirugía se remodela el cartílago auricular y luego se sutura para que estas modificaciones se consoliden. Se opera realizando incisiones en la parte posterior de la oreja, en el surco retroauricular, por lo que las cicatrices no son visibles. En casos especiales es necesario hacer pequeñas incisiones en la parte anterior, pero se realizan de manera que sean fácilmente disimulables.

Finalmente se coloca un vendaje tipo turbante por algunos días. Éste puede ser incómodo, pero es importante porque asegura la zona y mantiene firmes los cambios realizados, reduciendo la posibilidad de que se doble en forma accidental. También ayuda a disminuir el dolor al evitar el roce y contacto con la ropa.

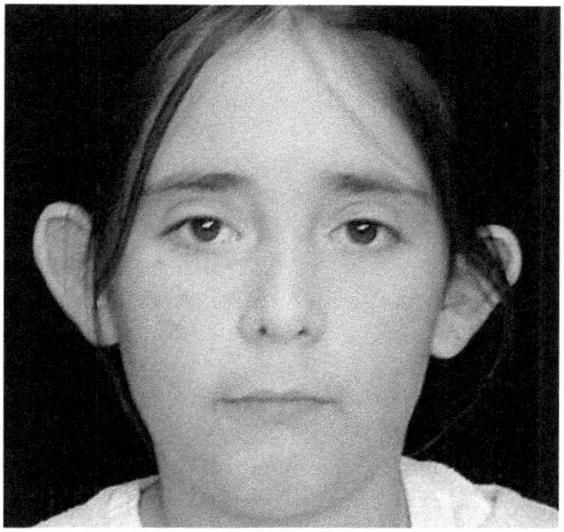

Antes

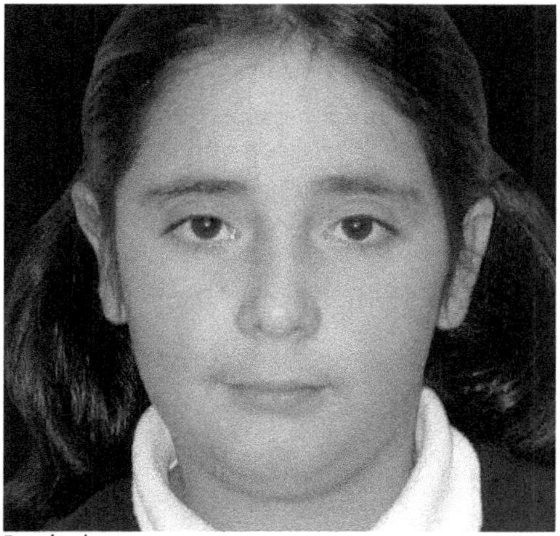

Resultado

La Otoplastía realizada a esta niña no sólo mejoró el aspecto de sus orejas sino también su autoestima.

La desproporción en el tamaño y forma de las orejas puede significar un grave problema. Si un niño se queja, no lo ignore o subestime, pues es una forma desesperada de pedir ayuda.

RECUPERACIÓN

Las molestias en el postoperatorio son moderadas y controlables con analgésicos orales. En niños estas molestias son aún más leves y en general duran menos de una semana. Es importante evaluar al paciente uno o dos días después de la operación, ya que los hematomas son relativamente frecuentes.
La enfermera realiza un control y curación a la semana. Los puntos se retiran entre 10 y 15 días después de la cirugía, y el aspecto que presentan las orejas en este período es parecido al definitivo, aunque aún están muy hinchadas y de color violáceo. Esta apariencia puede asustar a los padres, por lo que es muy importante que se informen previamente y sepan que es absolutamente normal, después de una intervención quirúrgica en esa zona.

RIESGOS

Si su operación está realizada por un Cirujano Plástico bien calificado, lo probable es que su cirugía y recuperación postoperatoria no tengan inconvenientes. A pesar de esto, aun en circunstancias ideales, pueden desarrollarse complicaciones. Aparte de las complicaciones específicas relacionadas con esta operación, usted debe conocer los riesgos asociados a cualquier intervención quirúrgica (Ver Capítulo "Riesgos").
Las complicaciones más frecuentes son:

HEMATOMAS:
Son muy frecuentes y requieren curaciones simples.

INFECCIÓN:
Es poco común que suceda y se debe a gérmenes que son parte de la flora habitual del paciente. Se prescribe antibióticos a todos los pacientes como prevención.

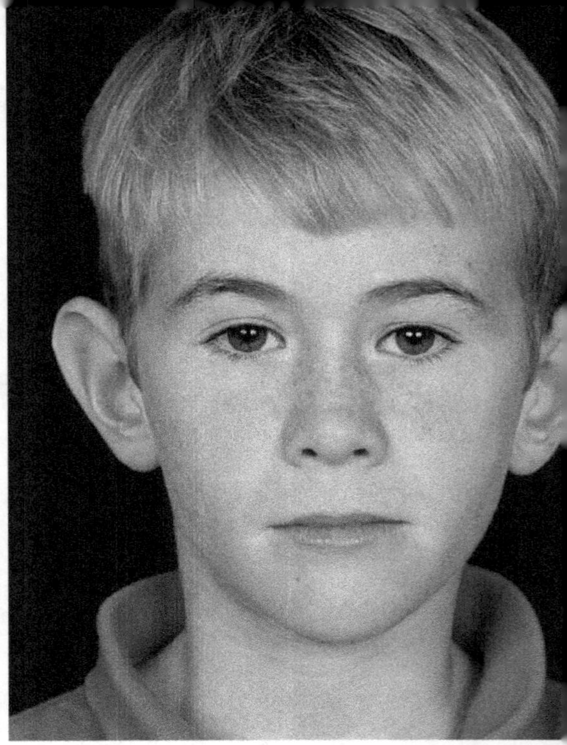

Para corregir el ángulo sobresaliente de las orejas de este niño fue necesario remodelar el cartílago auricular, dejándolas más pegadas a la cabeza. Esta operación se realiza generalmente de modo ambulatorio y no deja cicatrices visibles, pues se disimulan detrás de la oreja.

PÉRDIDAS DE PIEL:
Son muy raras, pero ocasionalmente suceden. Generalmente se tratan con antibióticos en ungüento y espera a que cicatricen por sí solas.

CICATRICES HIPERTRÓFICAS Y QUELOIDES:
Ésta es una complicación poco frecuente que depende de la capacidad de cicatrización y genética de cada paciente. Es de difícil resolución, por lo que no debe dejar de asistir a los controles. Lo positivo es que la cicatriz está escondida en el surco entre la oreja y la cabeza. Se recomienda masaje sobre la cicatriz a partir de la segunda semana.

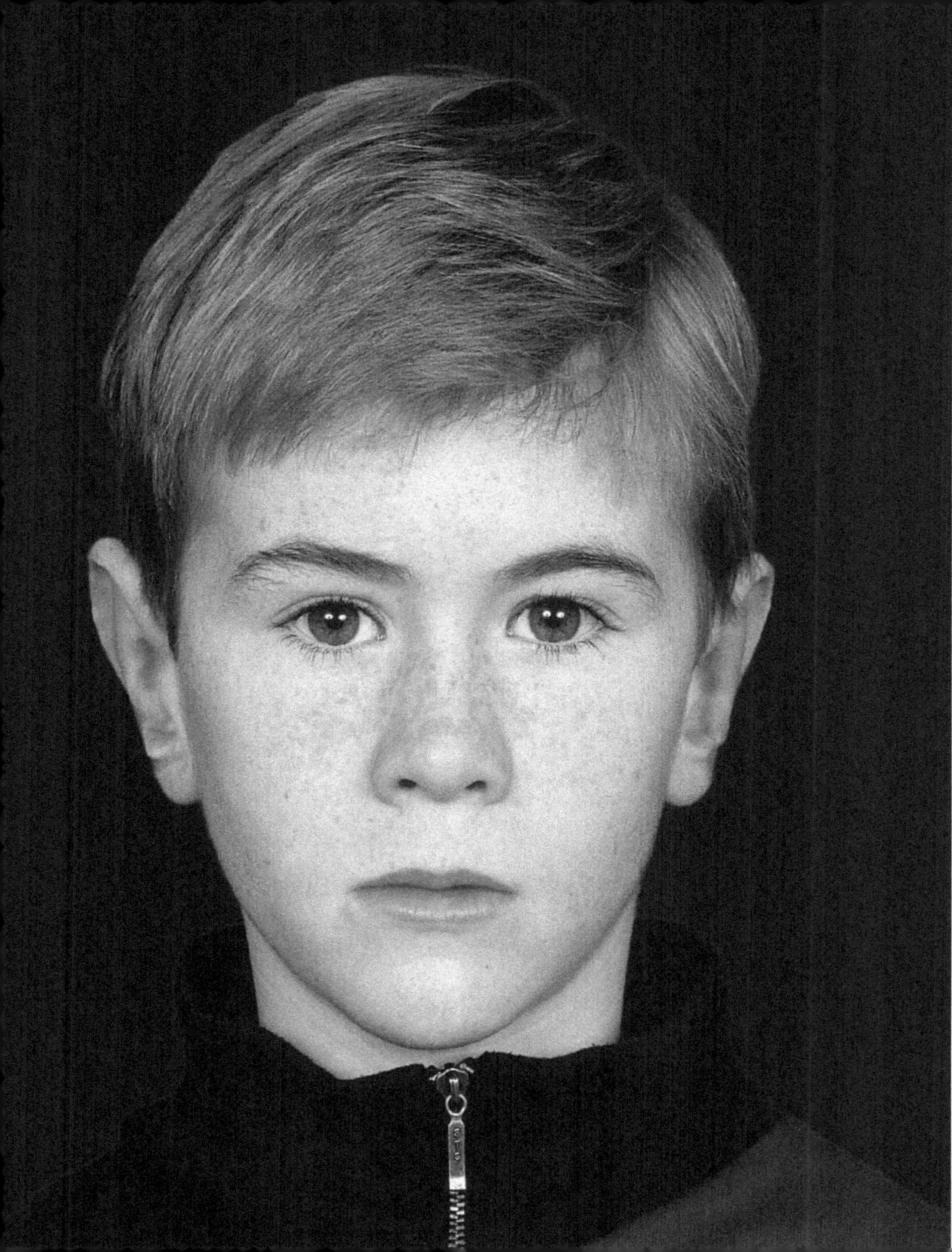

Antes de una Otoplastía

- Los niños y hombres deben cortarse el pelo antes de la cirugía para facilitar las curaciones.
- Consulte a su cirujano acerca de las cicatrices hipertróficas y queloides, especialmente si usted o sus familiares tienden a hacer cicatrices patológicas.

2. LÓBULO RASGADO

El lóbulo auricular se puede rasgar por el uso prolongado de aros pesados o por algún accidente en que se rompen los tejidos. Esta rasgadura se corrige con una operación pequeña, realizada con anestesia local, en forma ambulatoria. Consiste en sacar el defecto y cerrar los bordes con una sutura.

Inevitablemente se altera discretamente la forma del lóbulo al suturarlo. Una complicación inusual es el desarrollo de una cicatriz inestética, hipertrófica o incluso un queloide.

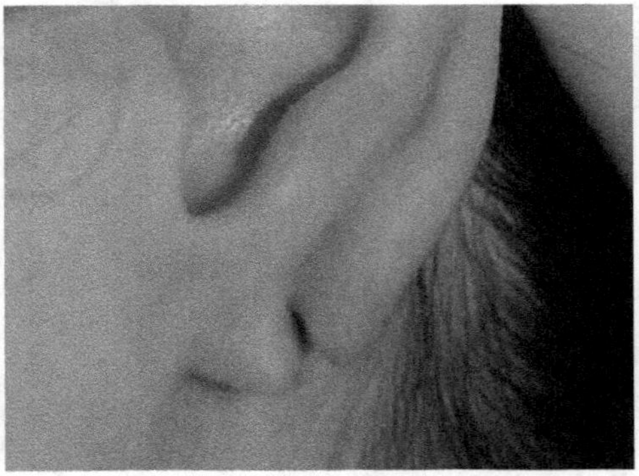

RECONSTRUCCIÓN AURICULAR

Pocas malformaciones congénitas producen en un niño el impacto psicológico que tiene la ausencia de una oreja. La comparación con sus pares incrementa el daño y menoscaba su autoestima, generando un complejo que puede ser severo.

La reconstrucción auricular se realiza en varias etapas quirúrgicas, que se inician con la construcción de un andamio cartilaginoso, generalmente a partir de una costilla. Posteriormente se posiciona la oreja cartilaginosa en relieve de tres dimensiones mediante injertos y se refina el resultado.

En la mayoría de los casos se prefiere realizar estos procedimientos a partir de los 8 a 10 años y necesitan 3 ó 4 intervenciones quirúrgicas para completarse.

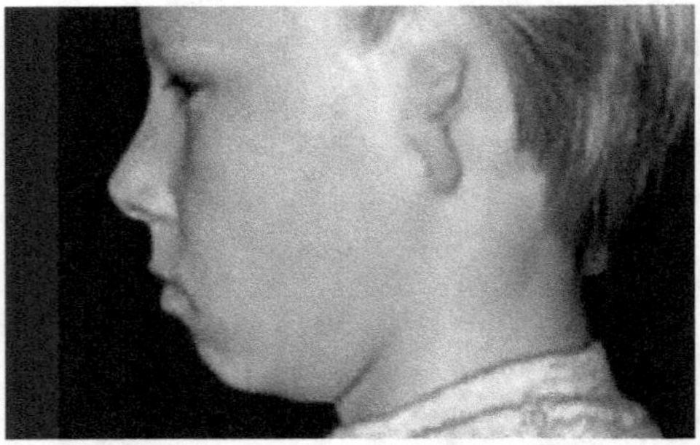

Antes (Microtia)

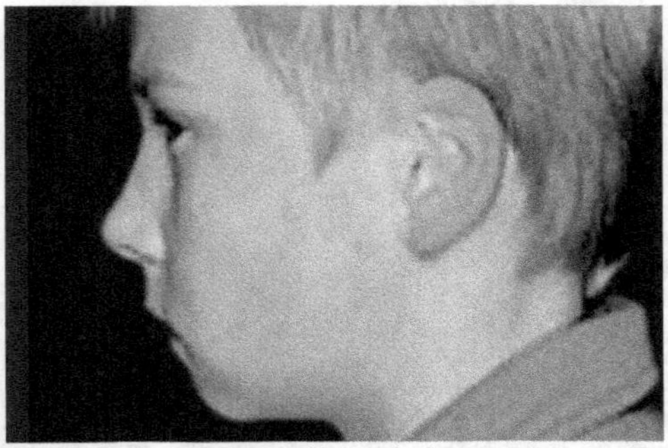

Resultado de Reconstrucción Auricular en etapas.

Después de una Otoplastía

- Se debe esperar unas semanas para que el edema, el enrojecimiento y los eventuales moretones desaparezcan.
- Es posible que se presenten algunas zonas insensibles en las orejas por algunas semanas.
- La persona operada podrá retomar sus actividades luego de un par de días de reposo y hacer ejercicio físico sólo entre 3 y 4 semanas después de la cirugía.
- Pueden detectarse asimetrías esperables, pues todos tenemos diferencias entre ambas orejas. Esto es lo normal.
- Se pueden presentar irregularidades leves en la superficie de la cicatriz, debidas al procedimiento mismo. En su mayoría desaparecen con el curso del tiempo.
- Si hay dolor que no responde a analgésicos simples, debe contactar a su médico o su enfermera.
- Evite la ingesta de medicamentos anticoagulantes (por ejemplo, la Aspirina), al menos 10 días antes de la cirugía. Esto ayudará a un mejor control de los pequeños sangramientos y disminuirá los moretones.

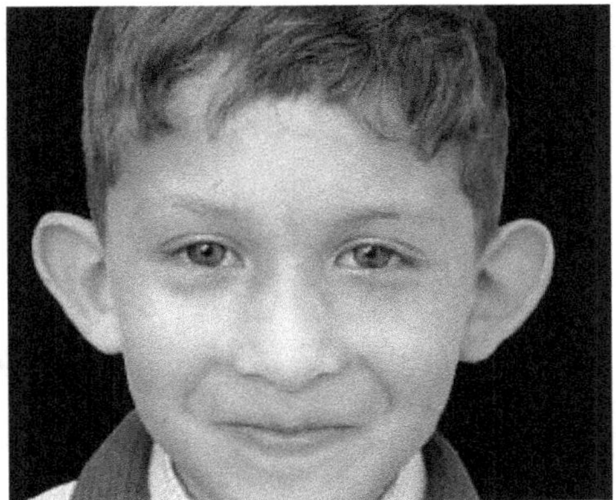
Antes

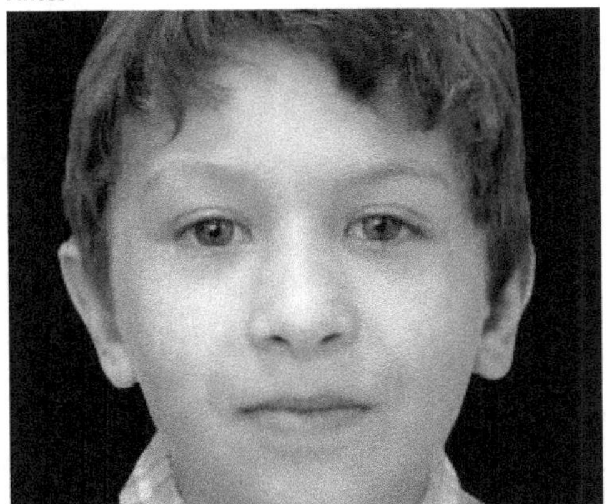
Resultado

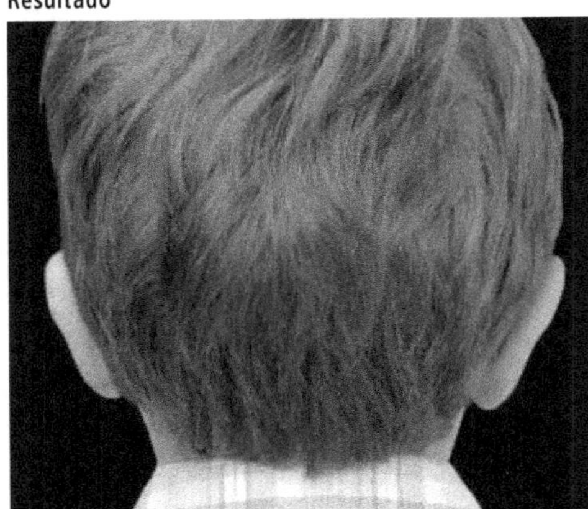
Resultado

Capítulo 4

PECHOS Y CIRUGÍA MAMARIA.

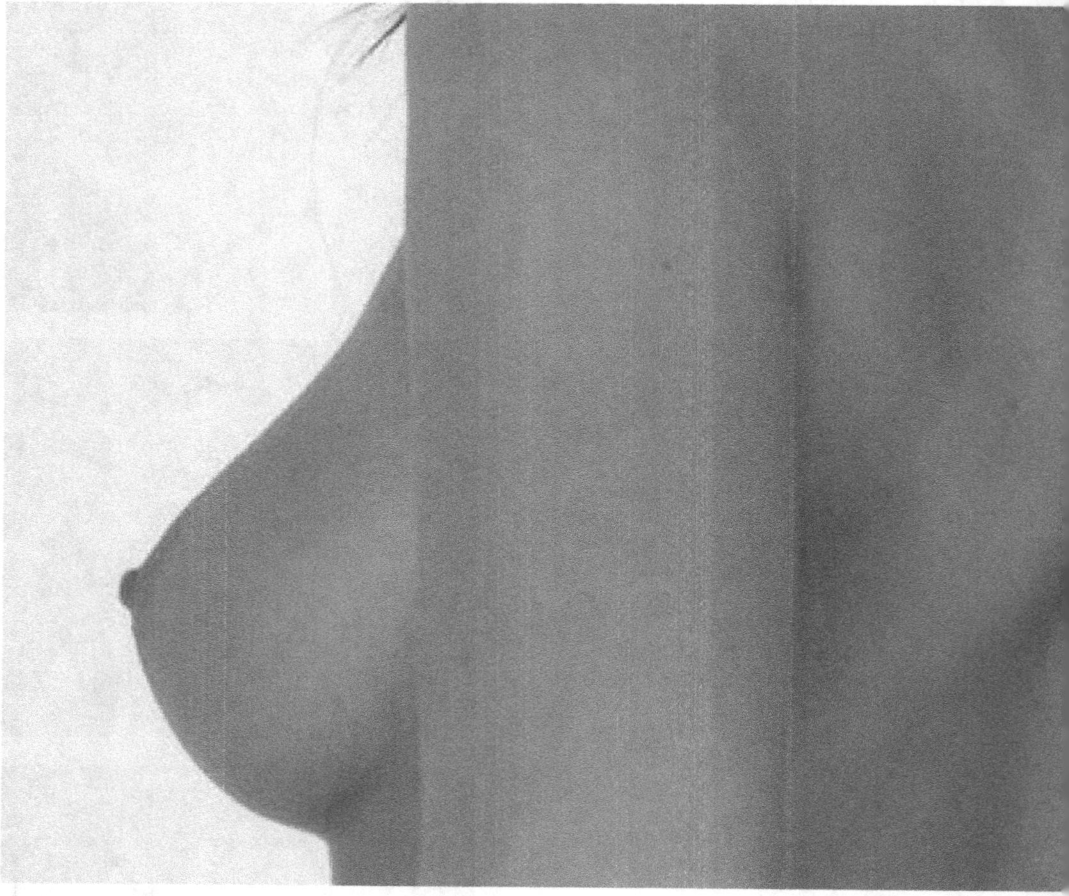

Los pechos son, dentro de la anatomía femenina, una parte muy importante para la mujer. Tanto es así que la falta, el exceso de volumen o cualquier anomalía pueden afectar severamente la autoestima de la mujer. Es una parte del cuerpo femenino que ha sido relacionada directamente con la sensualidad, y a la vez con la supervivencia humana, ya que normalmente provee el alimento y protección necesarios para el desarrollo del recién nacido.

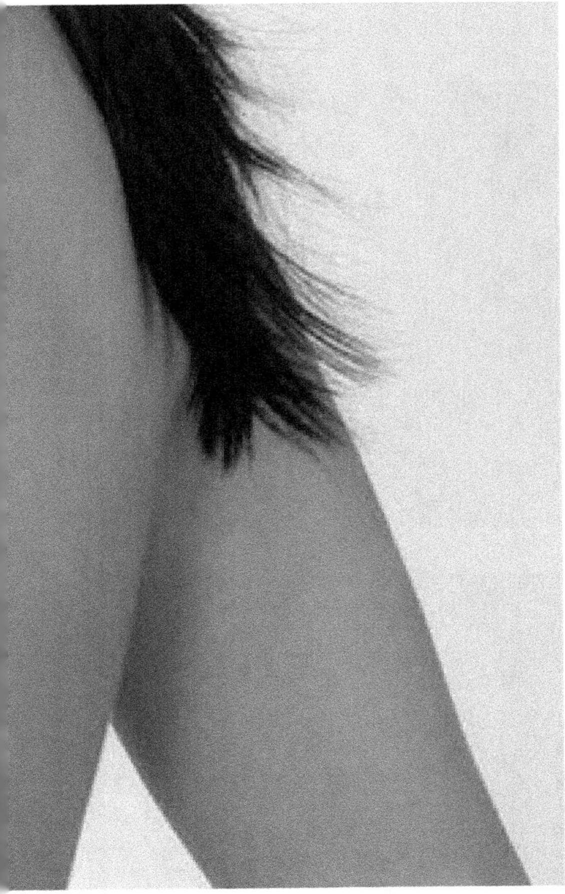

El tamaño y la forma de los pechos varían dependiendo de la anatomía y característicos genéticas de cada mujer y están determinadas por la turgencia de los tejidos y fibras, que sostienen la glándula en posición. Influyen a su vez la edad, embarazos, lactancias previas, los cambios de peso, la elasticidad de la piel y los cambios hormonales. Todas las mujeres tienen diferencias visibles entre sus pechos. Algunas más y otras menos. **Esto se llama asimetría y es una característica de todas las mujeres. Es parte de la anatomía normal de los seres humanos.**

CANDIDATAS PARA CIRUGÍA MAMARIA:

Cuando el aspecto y la forma de los pechos no concuerdan con el ideal de una mujer, aparece la alternativa de la Cirugía Plástica, segura y viable para resolver complejos y recuperar el aspecto deseado, mejorando así sus características anatómicas.
El objetivo final de una intervención quirúrgica estética de los pechos, es que la mujer se sienta conforme y en armonía con su cuerpo. Los cambios positivos que experimentan las mujeres se reflejan en una mejora positiva de la actitud vital, cambios en la autoestima y confianza en sí mismas.

Las candidatas para este tipo de procedimientos deben ser mujeres sanas y psicológicamente estables.
Se puede realizar desde la adolescencia en adelante. En nuestra práctica profesional hemos operado pacientes entre los 15 y los 82 años de edad. Mejorar un defecto físico, que menoscaba la autoestima, no tiene edad, sólo requiere que se den las condiciones necesarias, una paciente sana y un equipo quirúrgico calificado.

A continuación hemos seleccionado algunas pacientes sometidas a cada una de estas operaciones, para que usted pueda evaluar resultados comunes de estas intervenciones.

Los procedimientos quirúrgicos más comunes son los siguientes:

- Aumento Mamario con Prótesis
- Levantamiento Mamario
- Pexia más Aumento Mamario
- Reducción Mamaria

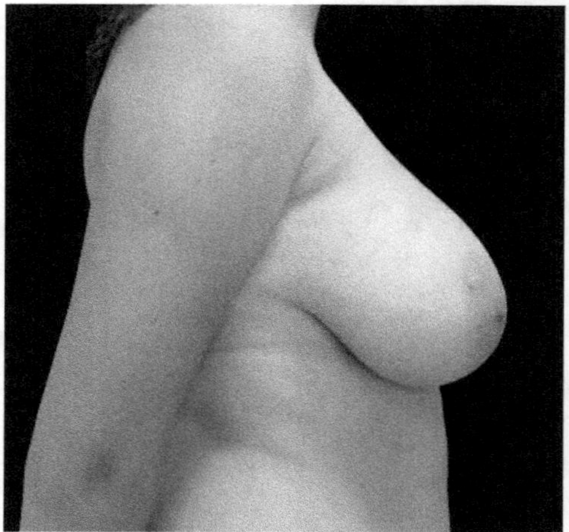

Antes

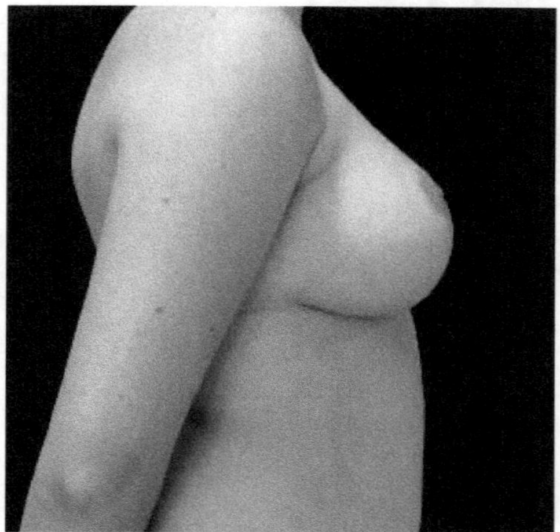

Resultado

Esta paciente sufría de pechos grandes y caídos, lo que producía en ella dolores de espalda. Finalmente a través de una cirugía mamaria, se reducen y levantan sus pechos.

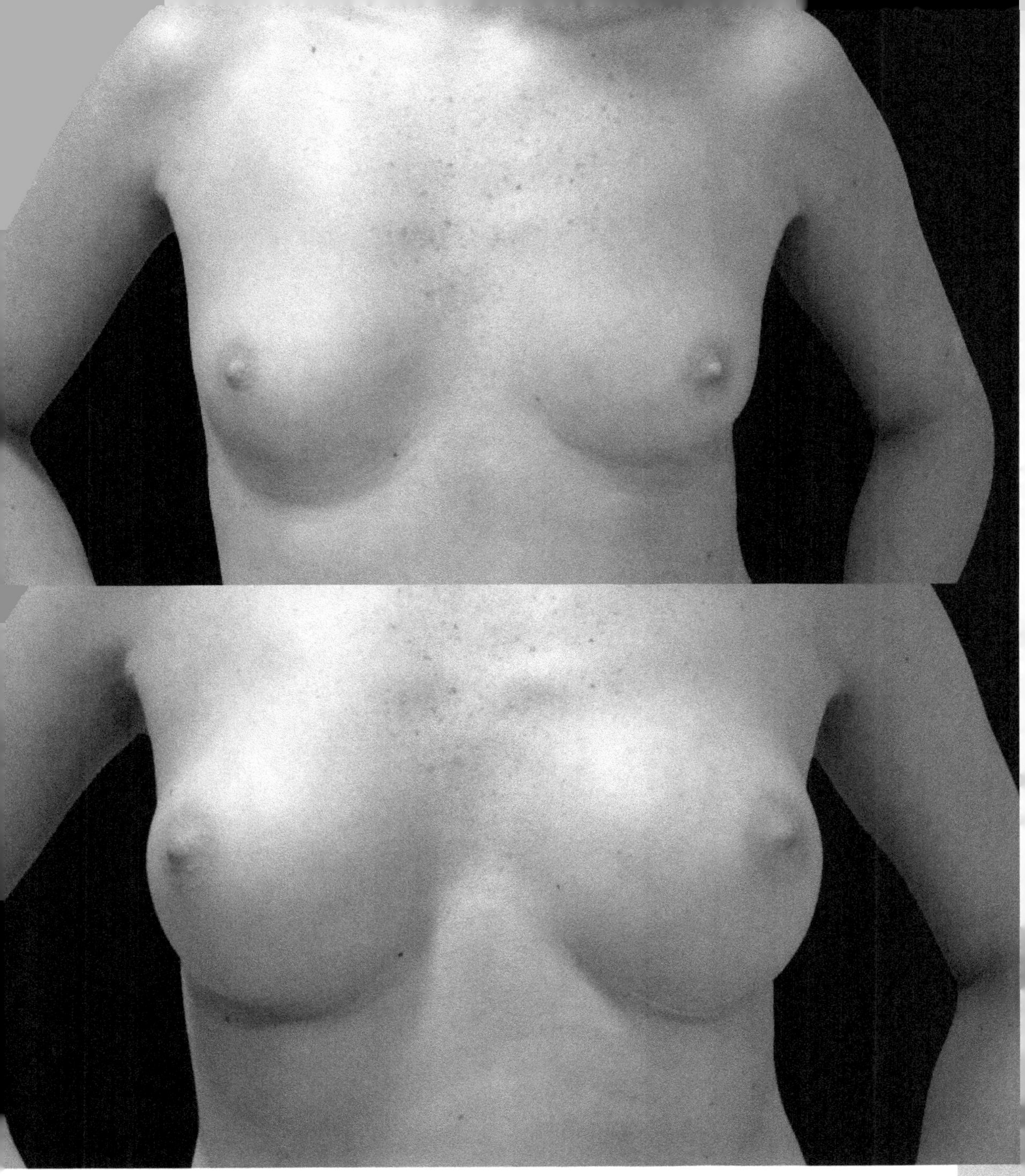

Aumento mamario: Una prótesis de tamaño moderado produce un resultado elegante. La separación que una paciente tiene entre ambos pechos no puede corregirse completamente. Tampoco la discreta simetría.

Anatomía Mamaria

- La Glándula Mamaria está formada por tejido glandular, graso y fibroso, además de vasos sanguíneos, ductos lactíferos y nervios sensitivos. La capa de tejido graso en la glándula y que la rodea, proporciona un contorno suave. Bajo el Pecho se encuentra el músculo Pectoral Mayor, que ayuda al movimiento del brazo.

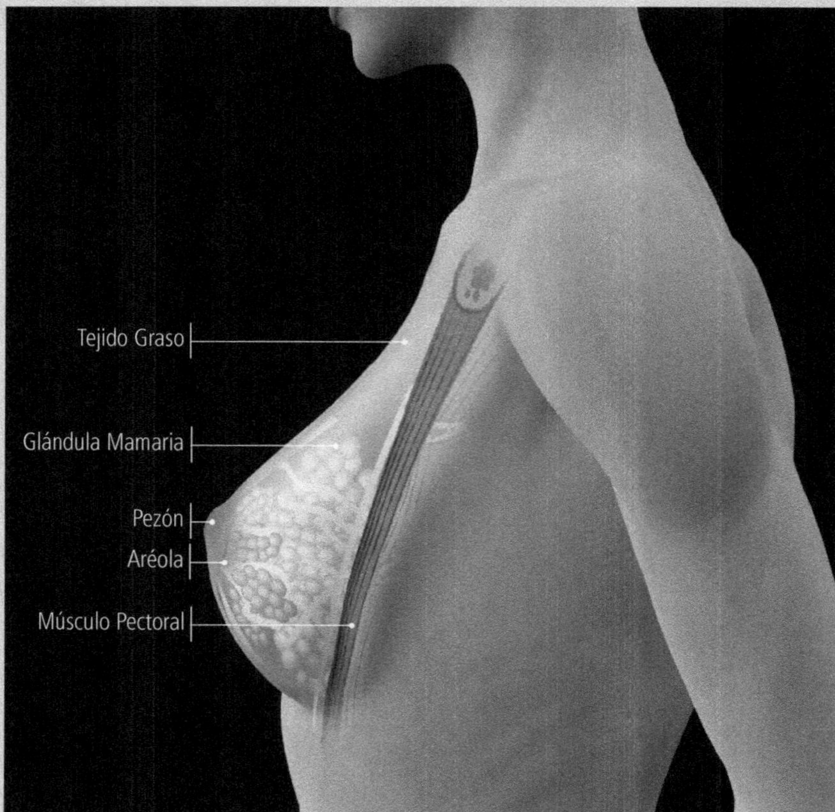

ASPECTOS COMUNES DE LAS CIRUGÍAS MAMARIAS

Existe una serie de factores que inciden sobre el procedimiento quirúrgico y sus resultados, por lo que antes de someterse a una cirugía mamaria es imprescindible que usted se encuentre en buen estado de salud. Es por esta razón que su médico le pedirá algunos exámenes de sangre y la realización de una Eco y/o mamografía; Es importante también revisar el historial médico de la paciente y evaluar si presenta antecedentes de cicatrización hipertrófica o queloide. La capacidad de cicatrizar está determinada, entre otras cosas, también por el consumo de cigarrillo, la ingesta de alcohol y de medicamentos.

Evite tomar medicamentos anticoagulantes (como la Aspirina, el Ibuprofeno y vitamina E) al menos 10 días antes de la cirugía ya que inducen a un mayor sangrado. Es importante saber si la paciente tiene cirugías mamarias previas y cuál ha sido su tendencia al sangramiento. Tanto el aumento como el levantamiento y/o la reducción mamaria deben respetar el tamaño de su tórax para lograr una armonía corporal y un buen resultado.

En general no se realizan cirugías mamarias hasta que los pechos se encuentren desarrollados, es decir, los 15 ó 16 años.

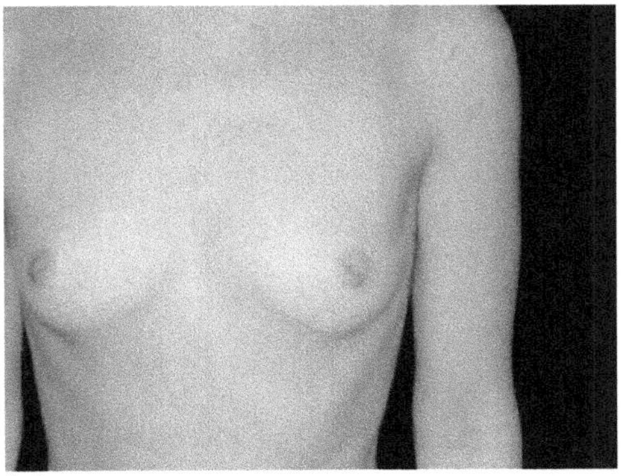

Antes

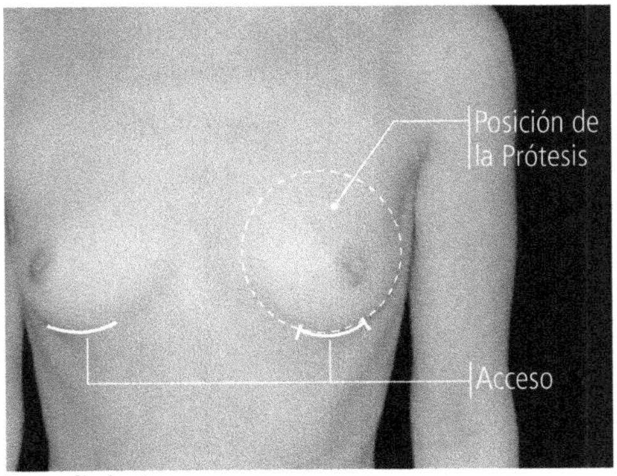

Procedimiento

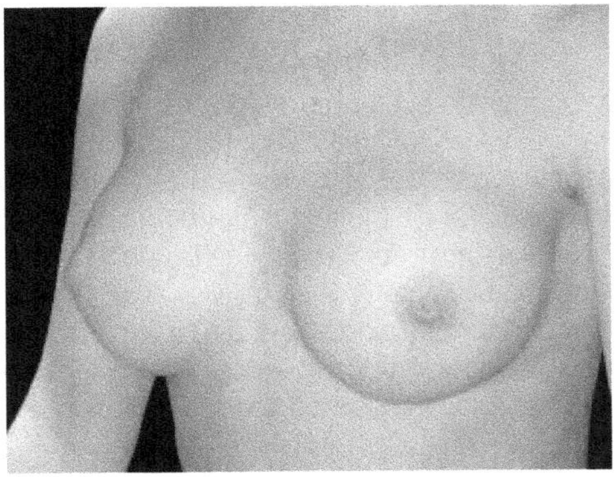

Resultado

Esta paciente tenía pechos chicos y un pezón invertido o retraído, en la cirugía se corrigieron ambos aspectos.

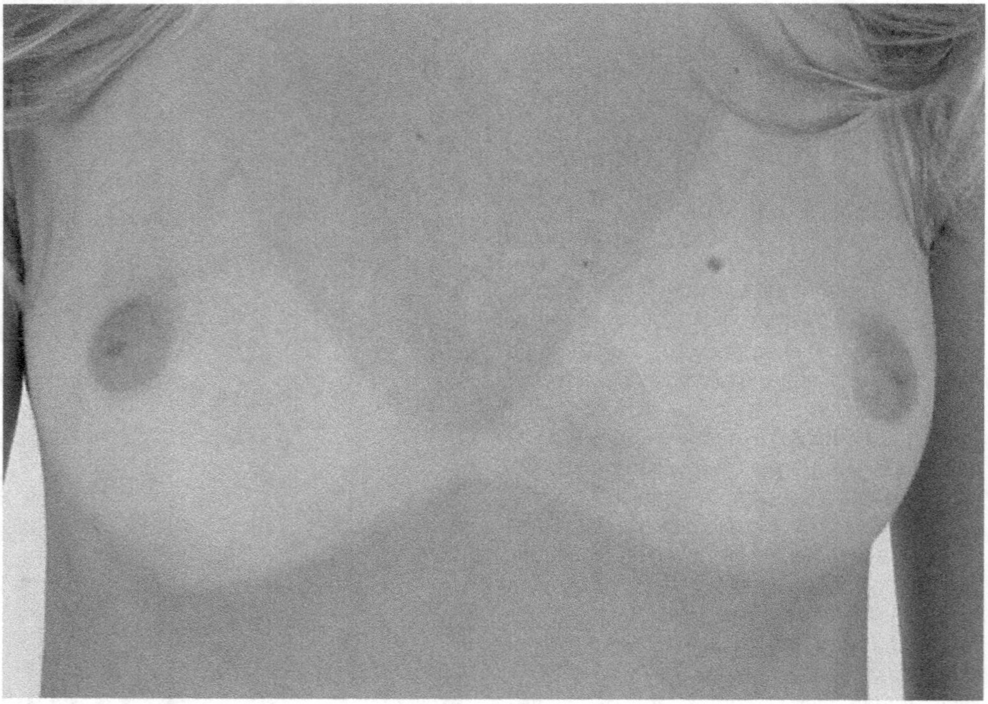

AUMENTO MAMARIO

La cirugía de aumento mamario con implante o "Mamoplastía de Aumento" es una de las operaciones más frecuentes dentro de la estética corporal. En Estados Unidos, país pionero en este tema, más de tres millones de mujeres se han operado exitosamente. Hoy en día, existen muchas opciones para la mujer que decide realizarse un aumento mamario. Mientras más informada esté acerca del procedimiento y de las opciones que puede tomar, la decisión es mejor. Al tomar la decisión de someterse a una cirugía de aumento mamario, usted y su médico tendrán que tomar varias determinaciones respecto a temas tales como: lugar de la incisión, tipo de implante, tamaño y la posición donde éstos serán colocados. Estas decisiones determinarán en gran parte el grado de satisfacción posterior a la cirugía.

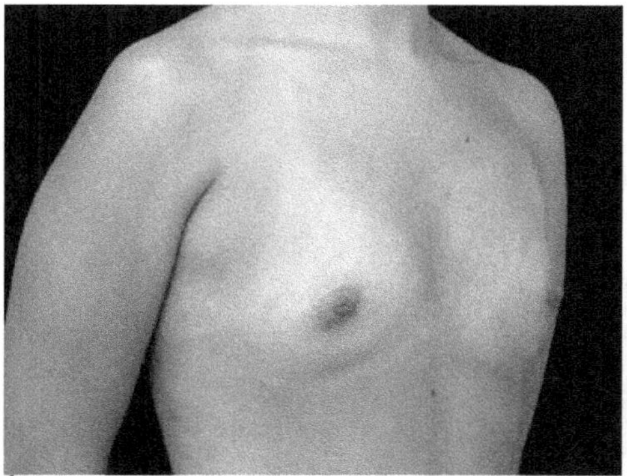

Antes

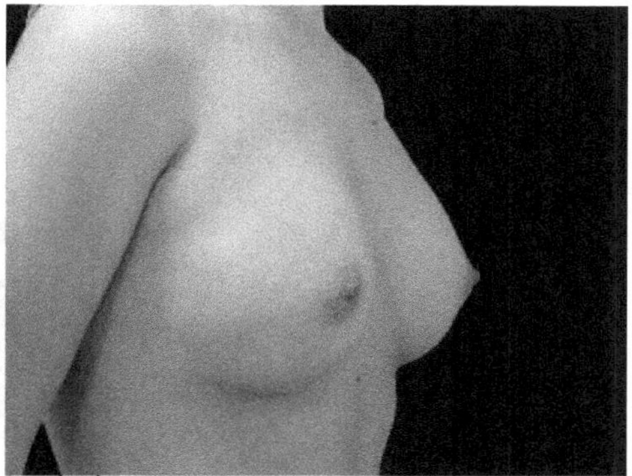

Resultado

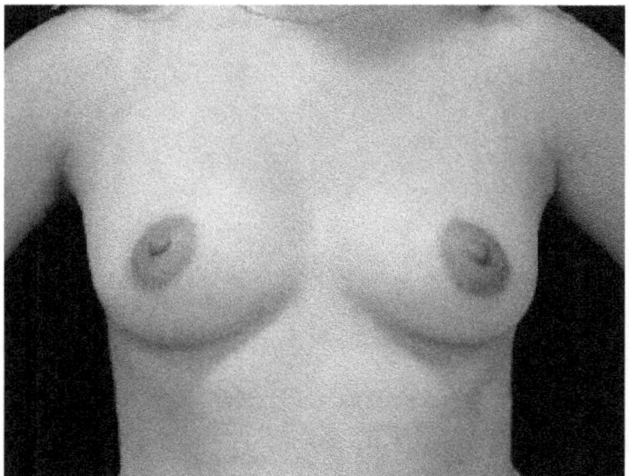

Antes

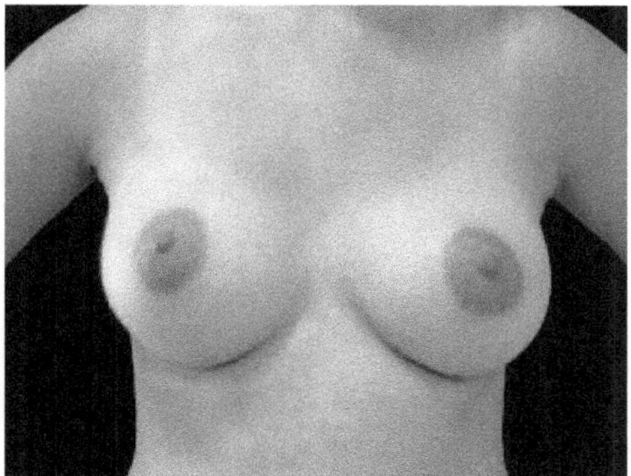

Resultado

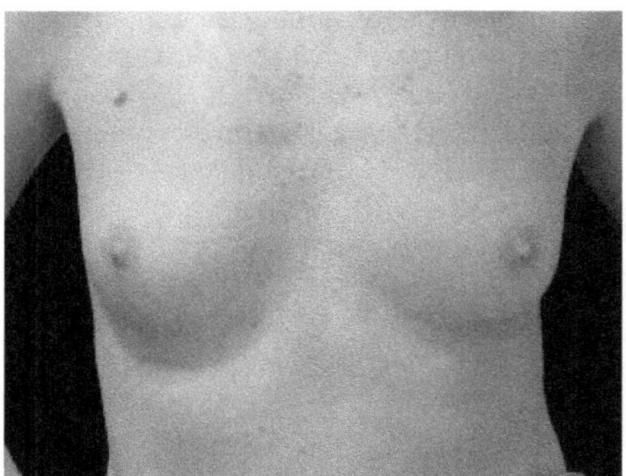

Antes

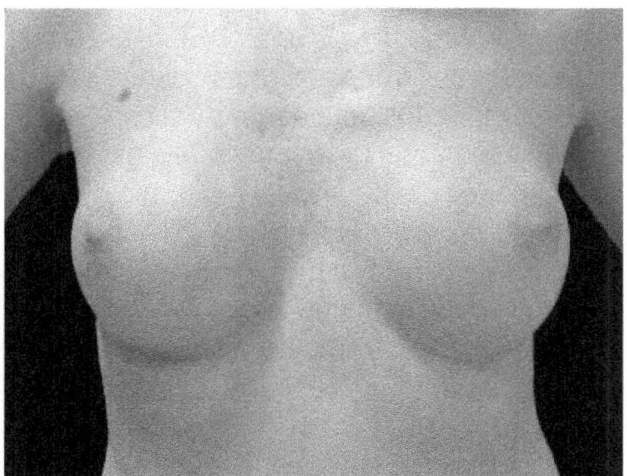

Resultado

Pacientes que se realizan aumento mamario.
Es importante notar que la asimetría inherente de las pacientes no se corrige con cirugía.

IMPLANTES MAMARIOS

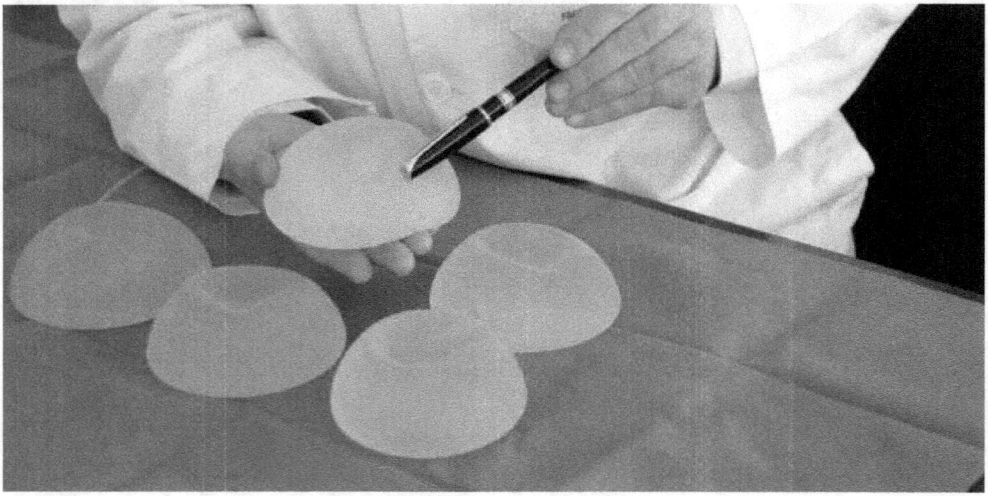

TIPOS DE IMPLANTES MAMARIOS

Existe una gran variedad de implantes con distintos perfiles, tamaños y texturas. El tipo de implante a utilizar lo determinará el Cirujano Plástico de acuerdo a la anatomía de la paciente. Hoy día los implantes más usados son de Silicona Medicinal, altamente purificada.
En una época eran muy populares los implantes llamados "naturales o anatómicos", que tienen forma de gota en cualquier posición. Hoy los fabricantes han resuelto ese problema haciendo implantes que adoptan la forma del pecho en cualquier posición que se encuentre la mujer, es decir, en posición acostada (como estaría en la playa), son redondos, pero al estar de pie, adquieren la forma de gota. Esto es del todo similar a lo que sucede con la glándula mamaria con el efecto de la gravedad.
Hay implantes más proyectados que otros, y el tamaño de la base también es variable.

IMPLANTES DE GEL DE SILICONA BIOCOMPATIBLE:

Es la mejor alternativa para un aumento mamario. Sustancia inocua con altos grados de cohesividad (que no se derrama) y que proporciona un mejor resultado que el relleno con suero salino. Hoy los implantes de silicona son preferidos por su semejanza a la glándula mamaria, tanto por su forma, como por la sensación que dan al tacto. Están aprobados por la FDA, institución americana que vela por la seguridad en materiales de uso médico y medicamentos. La envoltura del implante puede ser de elastómero de silicona con superficie lisa, texturizada, y pocos fabricantes les agregan una cubierta de poliuretano. Tradicionalmente se utilizaba una superficie lisa al tacto, pero hoy los más usados poseen algún tipo de textura. La aceptación del cuerpo a los implantes,

dependerá en parte de la "biocompatibilidad" del material, pues mientras más biocompatible sea el implante, la aceptación será mejor.
Actualmente uno de los compuestos más biocompatibles es la silicona médica purificada, cuya seguridad ha sido investigada por numerosas instituciones internacionales. Ha sido de gran utilidad también en el campo de la Cardiología, usandose para marcapasos cardíacos y reemplazos articulares, así como también en productos de consumo habitual, como antiácidos y preservativos.
Los fabricantes no garantizan que los implantes mamarios duren para siempre, pero hay muchas pacientes que se realizaron implantes mamarios hace más de 25 años y no han presentado problema alguno. Hoy las tecnologías para fabricarlos han mejorado muchísimo, lo que hace menos probable que el organismo los rechace.

SUERO FISIOLÓGICO:

Sustancia líquida de agua y sal, similar a aquella que constituye hasta un 70% de los fluidos del cuerpo humano. Esto permite que en caso de romperse el implante y perder suero, éste puede ser reabsorbido por el cuerpo. A pesar de que los implantes rellenos con suero fisiológico dan una sensación menos natural, fueron preferidos por muchas mujeres y cirujanos durante los años 80. Su problema más importante es que pueden ser colonizados por gérmenes perdiendo volumen y turgencia. Hay también algunos casos en que las prótesis se han arrugado perdiendo su forma y volumen. Se utilizan cada vez menos.

Gel cohesivo texturizado redondo

Gel cohesivo texturizado ovalado

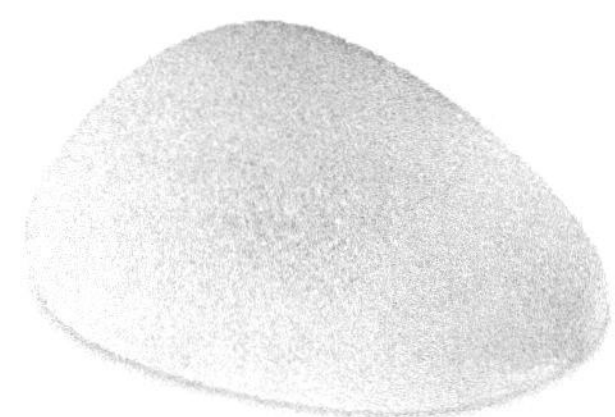

Gel cohesivo liso redondo

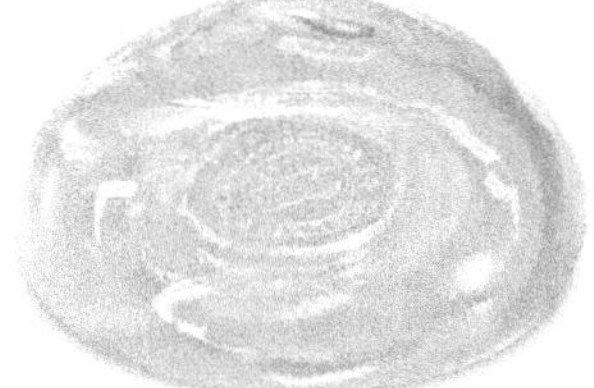

PROCEDIMIENTO QUIRÚRGICO:

El aumento mamario es la cirugía a través de la cual se introduce una prótesis de silicona de alta calidad, en un espacio detrás de los pechos, con la intención de aumentar el volumen.
Es un procedimiento quirúrgico realizado con anestesia general suave, que permite retomar la actividad normal en pocos días. En algunos casos puede dejarse a la paciente hospitalizada una noche. Existen tres opciones de incisión para poner implantes mamarios, aplicadas de acuerdo a la necesidad de cada mujer. Conociendo las opciones y discutiéndolas con su médico, podrán juntos decidir la combinación más adecuada para cada paciente.

INCISIÓN INFRAMAMARIA:

Mi primera opción es siempre la inframamaria, también llamada submamaria, es decir en el pliegue que se forma bajo el pecho. El tejido glandular se perturba mínimamente, y la pequeña cicatriz se oculta bien, ya que casi todas las mujeres tienen un pliegue natural y la incisión queda oculta en el pliegue. Es la vía de acceso más usada por los Cirujanos Plásticos.

OTRAS ALTERNATIVAS:

Incisión Periaréolar:
La incisión se hace sobre el área más oscura de la aréola, insertándose a través de ella el implante. La cicatriz se camufla bien en esta zona. Esta vía obviamente no es apta para personas con aréolas pequeñas. En la mayoría de los casos cicatriza bien, pero en algunas pacientes produce una cicatriz hipertrófica y raramente un queloide (Ver página 48).

Si usted tiene antecedentes genéticos personales para desarrollar una cicatriz fea o gruesa, y escoge esta vía de acceso para la prótesis, su cicatriz será visible. Hago esta incisión en pacientes a las cuales hay que reducir el tamaño de la aréola o cuando deseo subirla algunos centímetros.

Incisiones

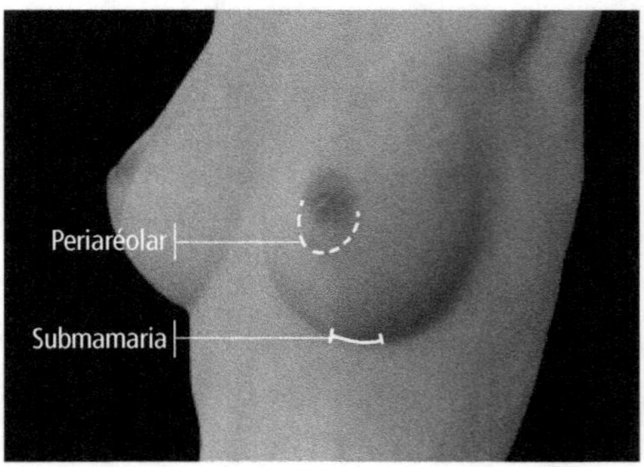

Incisión Transaxilar:
La prótesis se inserta por una incisión realizada bajo la axila, la que cae en un bolsillo bajo el músculo pectoral, aunque puede usarse sobre él. La cicatriz se camufla bien en los pliegues de la axila, aunque ocasionalmente se torna oscura y poco estética. Debe considerarse, sin embargo, que normalmente el flujo linfático de la glándula mamaria va hacia la axila, donde se encuentran todos los ganglios que pueden ser una importante barrera de contención en el caso de desarrollar un cáncer mamario. Es por esta razón que muchos oncólogos mamarios sugieren evitar esta vía para el aumento del pecho. El procedimiento es más largo, complejo y dificultoso para el cirujano. No hay evidencia científica que apoye la teoría de algunos sobre el poco dolor postoperatorio de este acceso quirúrgico.

USO DE DRENAJES:

Es una decisión del Cirujano para cada caso en particular, y cuando son utilizados generalmente se retiran a las 24 horas. Personalmente es muy raro que lo haga, pero si la paciente lo requiere, no dudo en dejarlos.

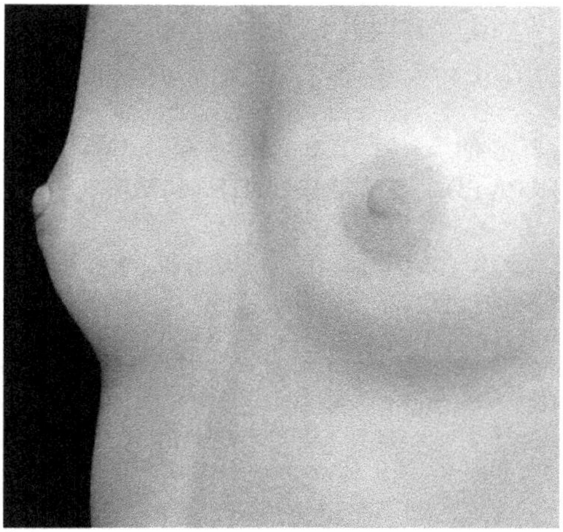

Antes

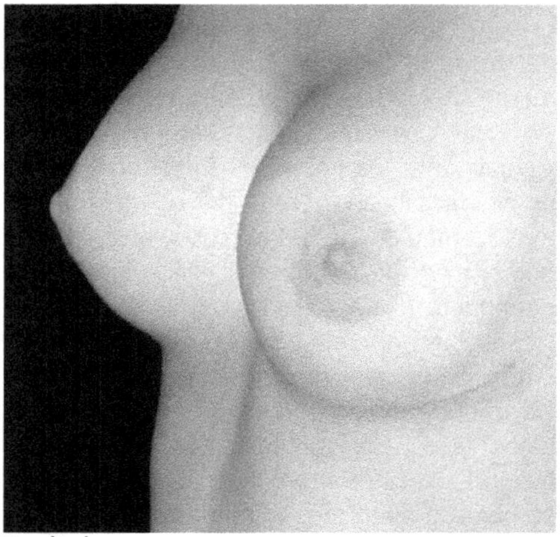

Resultado

Esta paciente eligió implantes con forma redondeada, obteniendo un pecho de tamaño y forma adecuados al resto de su cuerpo.

POSICIÓN DEL IMPLANTE:
RETROMUSCULAR Y RETROMAMARIO

¿POR QUÉ HAY DOS ZONAS ALTERNATIVAS PARA PONER EL IMPLANTE MAMARIO?

Cuando los Cirujanos Plásticos comenzaron a usar implantes mamarios hace 50 años, eran puestos detrás de la glándula ("Retromamarios"), es decir por encima del Músculo Pectoral. En aquella época los implantes tenían una tecnología poco avanzada, por lo que el organismo casi siempre reaccionaba rodeándolos de una cápsula fibrosa y dura. Esta reacción natural del cuerpo se llama "Contractura Capsular". En la década de los 80, se descubrió que si esos implantes eran puestos detrás del Músculo Pectoral, la reacción fibrosa era menor, y para prevenir la contractura, esta posición se convirtió en la más común.

Actualmente los implantes mamarios son de excelente calidad, y cada día es más inusual que formen contracturas capsulares, por lo que la posición donde se localice el implante dependerá de factores anatómicos de la paciente y las preferencias del Cirujano Plástico.

Entonces existen dos posibles lugares para colocar el implante mamario: Detrás de la glándula o parcialmente detrás del músculo. Ninguna de estas alternativas es mejor o peor, ambas son diferentes y cada Cirujano Plástico tiene sus preferencias al respecto, luego de considerar la anatomía de la paciente.

RETROMAMARIO

(Entre la Glándula y el músculo pectoral)

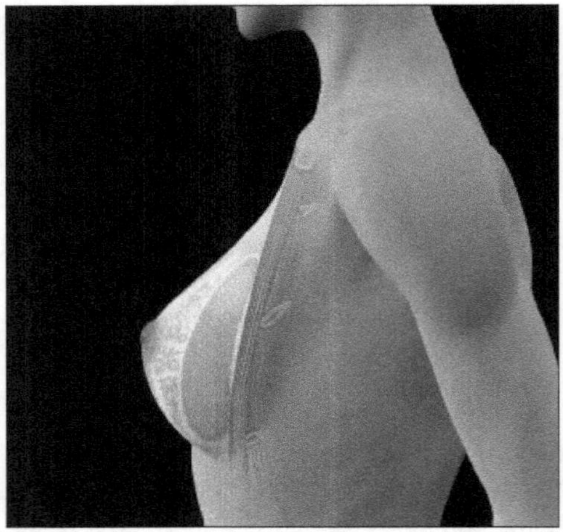

RETROMUSCULAR

(Entre el músculo pectoral y las costillas)

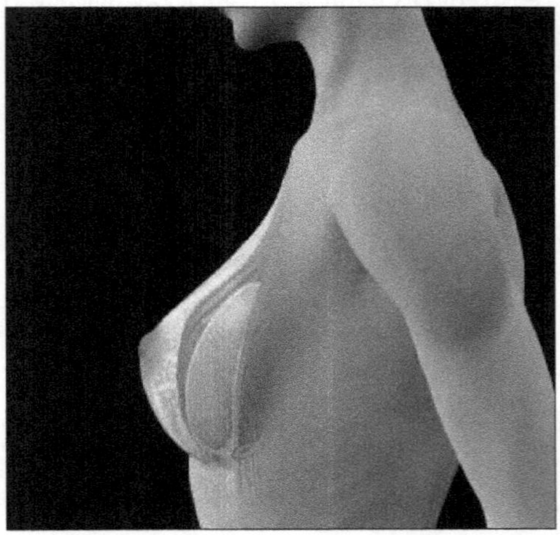

LOS IMPLANTES MAMARIOS PODRÍAN NO SER ACONSEJABLES PARA LAS MUJERES CON:

- Antecedentes familiares de cáncer mamario
- Patología previa (mastitis, mastalgia)
- Desórdenes autoinmunes, diabetes o con tendencia al sangramiento anormal
- Atletas que usan mucho la musculatura pectoral.
- Desórdenes psiquiátricos

CICATRIZACIÓN:

Es un factor que depende de cada paciente y sus caracteres genéticos. Las cicatrices de un aumento mamario se ubicarán en el lugar que hayan escogido, paciente y médico, para hacer la incisión y colocar el implante. El cuidado de las cicatrices (con masaje, compresión y telas) que programa el equipo de enfermeras del cirujano, es fundamental para que el proceso de cicatrización sea adecuado. No falte a los controles postoperatorios con la enfermera, y ayude al equipo médico a mejorar sus resultados. Recuerde que la calidad de su cicatriz dependerá en gran parte del cuidado que usted haga de ella.

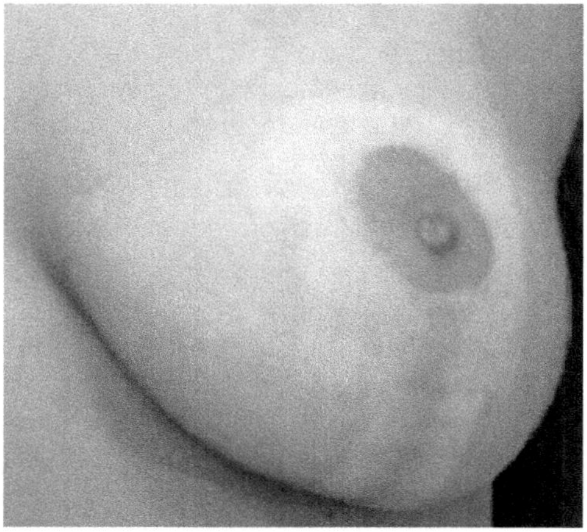

Esta cicatriz está en evolución, por lo que es indispensable el uso de telas compresivas o placas de silicona que la enfermera del equipo médico indicará en el momento adecuado.

Hay pacientes que cumplen con ciertos requisitos físicos, que las hacen ser mejores candidatas para cada alternativa.

RETROMAMARIO

(Entre la Glándula y el Músculo Pectoral, es una cirugía más corta, con menores molestias postoperatorias):

- Pacientes con buen volumen mamario
- Pacientes que realizan bastante ejercicio con Músculo Pectoral
- Pacientes que desean prótesis de tamaño moderado.

RETROMUSCULAR

(Entre el Músculo Pectoral y las costillas, el implante no queda cubierto con músculo en la zona inferior, ya que el músculo no alcanza a cubrirlo completamente. Es una operación que produce discretamente más molestias):

- Pacientes con poco volumen mamario
- Pacientes que desean prótesis grandes.

OTRA ALTERNATIVA:

"DOBLE PLANO"

En ciertas pacientes que tienen la glándula un poco caída ("ptosis" o que el pezón apunta hacia abajo), existe una forma intermedia de aumento, llamada de "doble plano", que ayuda a mejorar ambos problemas a la vez. En estos casos la posición es parcialmente retromuscular en la paciente alta y al mismo tiempo retromamaria. Es una excelente posibilidad.

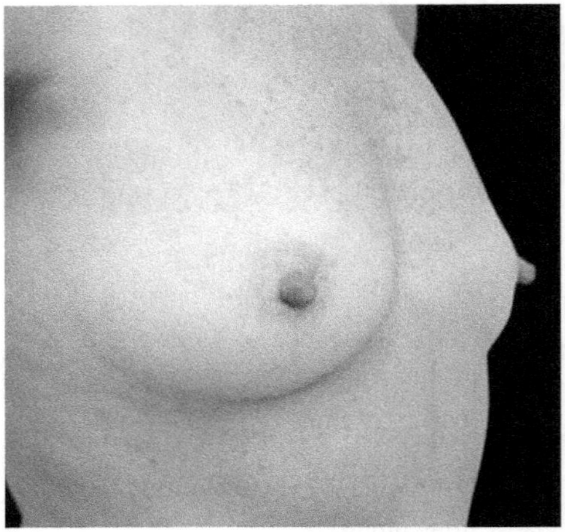

Antes

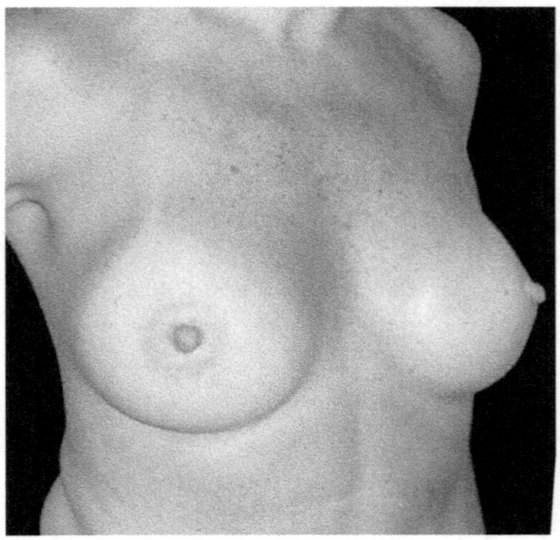

Resultado

Paciente antes de dos meses luego de ponerse implantes.

ALGUNAS CONSIDERACIONES SOBRE LA CIRUGÍA DE AUMENTO MAMARIO

Previo a considerar una cirugía mamaria usted debe saber y asumir algunos hechos:

- Los pechos de todas las mujeres son diferentes entre sí, es decir, presentan asimetría, esto es, diferencias de tamaño, forma, altura de ambas aréolas y dirección de los pezones. Unas más y otras menos, pero no hay quien tenga sus pechos simétricos. Luego de una cirugía las pacientes tienden a fijarse por primera vez en este aspecto, por lo que si antes de la cirugía existía asimetría, después de ésta, seguirá existiendo, y probablemente Usted lo notará por primera vez (ver página 153).

- Las aréolas tienen una lámina de musculatura bajo ellas, que se contrae con los cambios de temperatura y frente a otros estímulos. Muchas personas tienen las aréolas un poco irregulares, es decir no completamente circulares, debido a la pigmentación de la zona o a la contracción involuntaria de esta delgada capa muscular. A veces no se puede corregir esta irregularidad con cirugía.

- Estudios muestran que hay un porcentaje importante de mujeres que no pueden amamantar (tener lactancia), debido a que sus glándulas mamarias no desarrollan esta capacidad. ***Esto es un hecho que no se relaciona directamente con la intervención quirúrgica para aumentar o reducir el tamaño del busto.***

- Toda cirugía mamaria deja cicatrices. El lugar donde quedará la cicatriz definitiva lo decidirá el Cirujano Plástico con su aprobación, pero téngalo claro, quedarán cicatrices. El término "Cirugía Mamaria sin cicatrices" es falso. La calidad de la cicatriz dependerá, entre otros muchos factores, de las características genéticas y familiares de la paciente. Recuerde que si usted fuma, tendrá una cicatrización deficiente y seguramente más lenta.

- Una paciente que aumenta sus pechos con implantes mamarios tendrá algunas **molestias** que son variables, pero una característica común es que sientan "punzadas y sensación de tirantez", muchas veces relacionadas con esfuerzos que la paciente ni recuerda, como levantar una maleta, mover un mueble e incluso bajar una escalera tomándose con fuerza del pasamanos. En la mayoría de las pacientes estas molestias pasan al cabo de unos meses, aunque se han descrito molestias que duran años. A veces mujeres que jamás tuvieron una molestia, después de años, las sienten por primera vez. Otras veces son producto de una inflamación relacionada con un esfuerzo.

- **El tamaño** de las prótesis tiene especial importancia cuando nos referimos al postoperatorio, porque mientras más grande es la prótesis, más molestias tendrá en el postoperatorio, y más larga será su recuperación. Cuando las prótesis son demasiado grandes, se pueden palpar a través de la piel y tienden a caerse con el paso de los años. También es mayor la posibilidad de infección y extrusión. Esto lo demuestra nuestra experiencia, pero ¿Por qué sucede? El problema radica en que una prótesis de gran tamaño implica un mucho mayor esfuerzo y distracción de los tejidos por cubrirla. El Cirujano Plástico fabricará un bolsillo para introducir la prótesis elegida por la paciente, por lo que necesariamente, mientras más grande es la prótesis, más grande es el bolsillo. Esto implica que la cicatriz sea más ancha y notoria, el tiempo de recuperación sea más lento, la posibilidad de que las prótesis se desplacen es más alta, mayores molestias, y las complicaciones que crecen exponencialmente. En general se recomienda prótesis pequeñas o medianas, para que se vean armónicas en el cuerpo de la mujer. Por eso, cuando algunas pacientes escogen un tamaño de 300 cc o más, les advierto de todas las posibles y futuras complicaciones y molestias. Sin embargo, hay Cirujanos Plásticos que aceptan poner prótesis grandes, pero en mi experiencia, invariablemente estas pacientes cambian de opinión luego de un tiempo, por las molestias que producen, porque no pueden dormir boca abajo, o simplemente porque los pechos grandes hacen que una mujer se vea siempre gorda, sin necesariamente serlo. Si usted decide ponerse unas prótesis de gran tamaño, asuma las consecuencias ya descritas.

- Las prótesis mamarias no producen, no inducen, **ni tienen relación con el Cáncer mamario** ni otro tipo de cáncer. Tampoco protegen del Cáncer de mama. Según las estadísticas, una de cada 10 mujeres sufrirá Cáncer mamario durante su vida.
  Esto implica que usted, con o sin prótesis de aumento, debe controlarse periódicamente para la detección temprana de la enfermedad, especialmente si hay antecedentes familiares.

- ¿Cuándo debo cambiar los implantes mamarios?
  Antiguamente las prótesis debían ser reemplazados cada 10 años. Hoy los avances de la medicina y la tecnología de punta en este tema, han hecho que **las prótesis puedan permanecer indefinidamente**. Sólo debe cambiarlas si se dañaran, pero si no producen molestias o alteraciones no requiere hacerlo. Recuerde que independientemente, necesita un control anual para la prevención del Cáncer mamario, al igual que todas las mujeres.

- Ejercicio: Las personas que realizan deportes como Vóleibol, Golf, Tenis, o levantan pesas **podrían sufrir molestias** severas. Incluso pueden producirse deformidades y desplazamientos de la prótesis. Una persona con aumento mamario nunca más podrá estar cómoda ante ejercicio extremo que involucre el uso de los músculos pectorales y debería evaluar si está dispuesta a dejar de hacer esos deportes a cambio del aumento mamario.

- Una paciente que tiene el pecho caído y pequeño, y desea realizar al mismo tiempo las dos operaciones (levantar y aumentar) pone al Cirujano en una posición compleja. **Así, las fuerzas que son necesarias para aumentar el pecho, y al mismo tiempo subirlo, se contraponen en sentidos opuestos.** Muchos Cirujanos prefieren realizar primero el levantamiento o pexia mamaria y meses después, el aumento, en cirugías separadas. El problema obvio es el mayor costo financiero. Entonces, se recomienda realizarlo en operaciones separadas. Si la paciente decide realizar ambos procedimientos al mismo tiempo, debe asumir que hay una pequeña probabilidad de que se produzca una complicación, donde la pequeña y fláccida glándula se descuelga de la prótesis y se ve feo. La única solución es reoperarla.

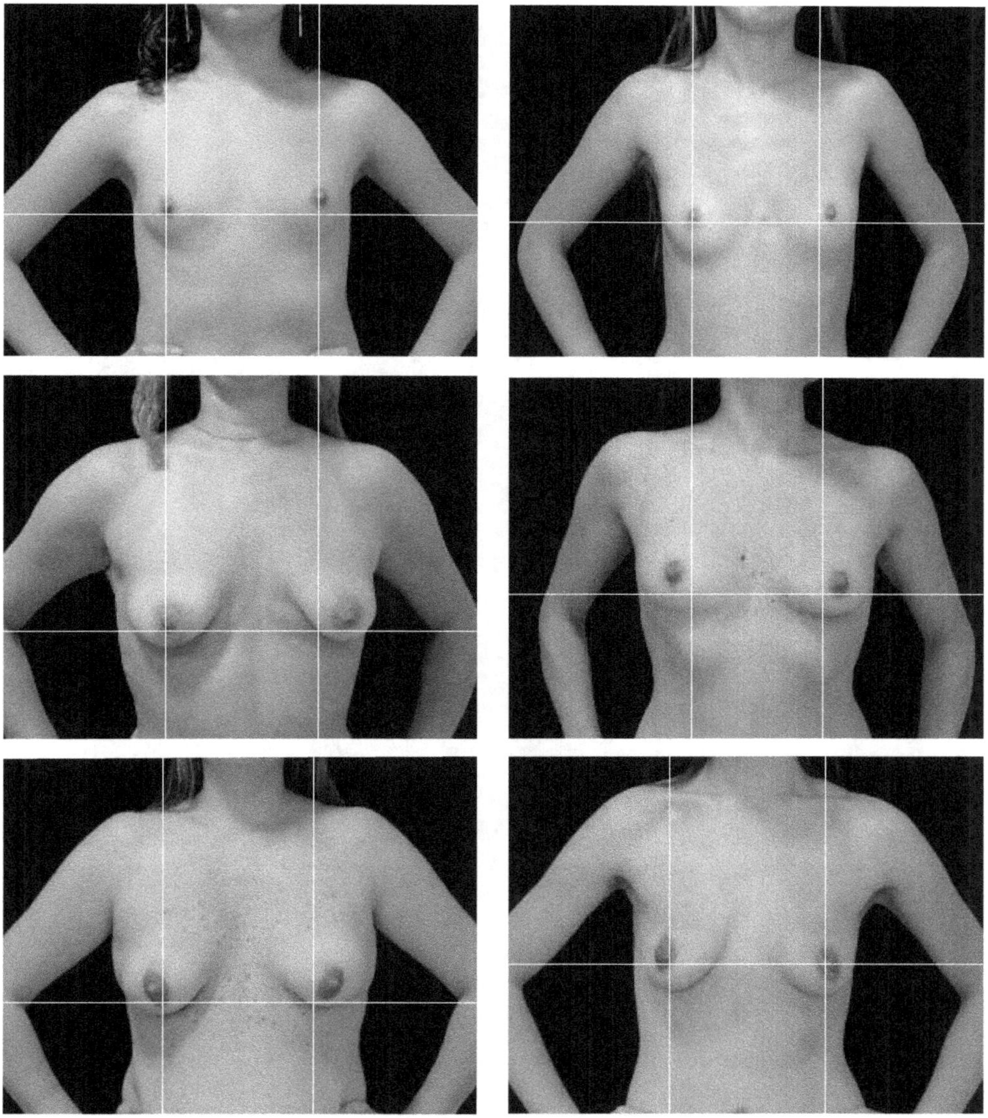

ASIMETRÍA MAMARIA: La asimetría entre los pechos es normal. Estas pacientes fueron tomadas al azar de entre mis pacientes, y se observa que la mayoría de ellas tiene diferencias en forma y tamaño de la glándula, además de la posición, altura y distancias de la aréola y el pezón, que usualmente son diferentes. Casi no hay mujeres que tengan ambos pechos completamente simétricos, y lo más sorprendente es que muchas de ellas nunca lo han notado. Algo similar sucede con el ombligo y su posición.

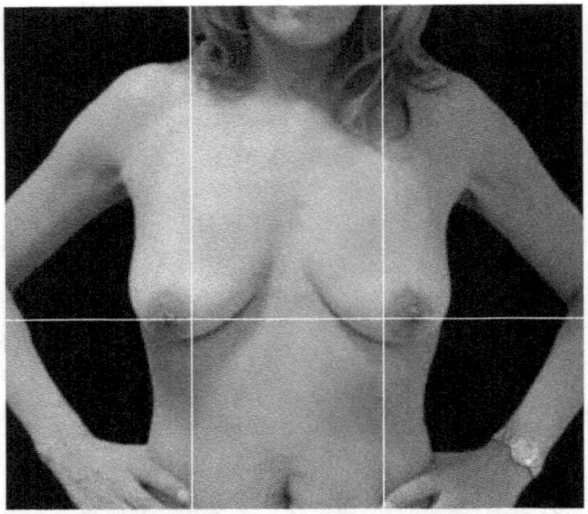
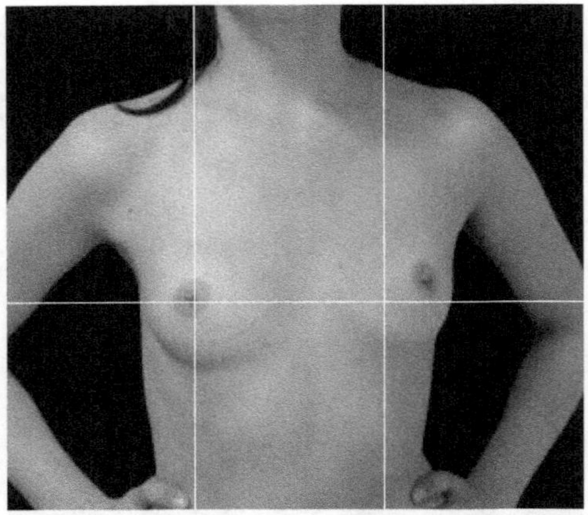
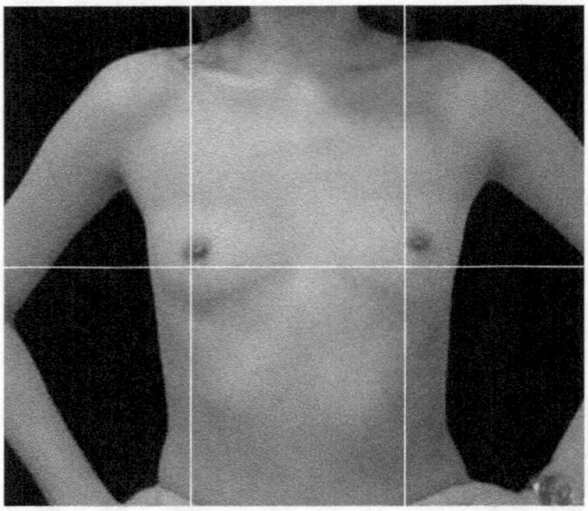
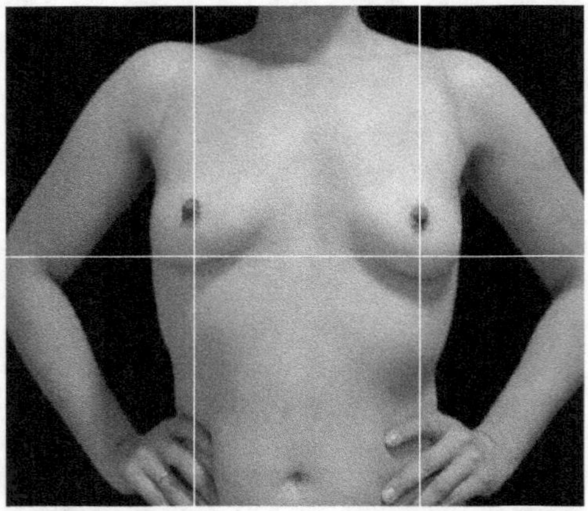
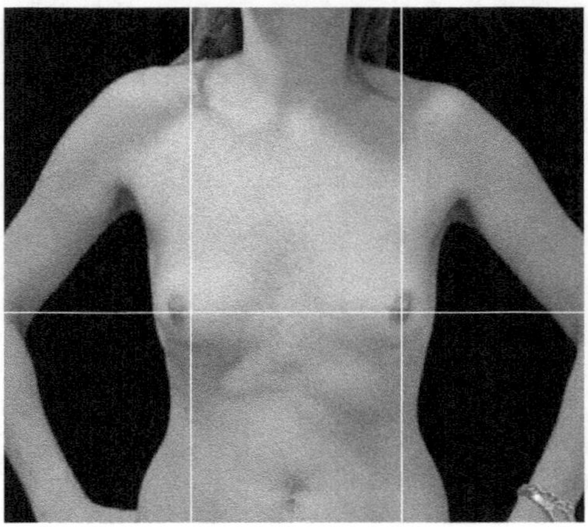
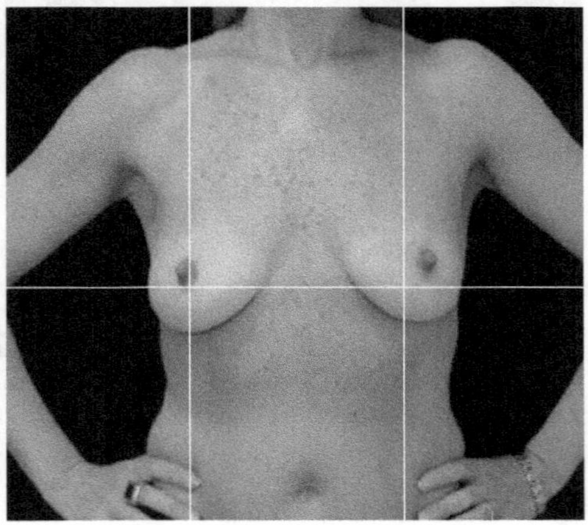

RIESGOS

Si la intervención es realizada por un Cirujano Plástico bien calificado, lo más probable es que su operación y recuperación postoperatoria no tengan inconvenientes. A pesar de esto, aun en circunstancias ideales, pueden desarrollarse complicaciones. Aparte de complicaciones específicas relacionadas con esta operación, usted debe conocer los riesgos asociados a cualquier intervención quirúrgica (Ver Capítulo "Riesgos"). Si bien los riesgos son muy bajos, existen algunos generales y otros específicos relacionados a los implantes mamarios. ***Si usted no está dispuesta a asumir estos riesgos, no debería operarse.*** Las complicaciones más frecuentes y específicas de esta cirugía son solucionables. Las principales son:

INFECCIÓN:

Es una posibilidad como en cualquier cirugía. La gran mayoría genera síntomas en los primeros días de realizada la operación, aunque se puede presentar en cualquier momento. Las infecciones asociadas a un cuerpo extraño, como los implantes mamarios, son más difíciles de tratar que aquéllas en tejido normal. Si la infección no responde a antibióticos se removerán las prótesis, para reimplantarlas tras eliminar la infección. La mayoría de los casos se debe a gérmenes del tipo Staphilococus áureus, siempre presentes en la piel de todo paciente, que colonizan y eventualmente infectan la zona.

HEMATOMAS:

Un hematoma es una colección de sangre dentro del cuerpo que se presenta alrededor del implante o en la proximidad de la incisión. Los pequeños hematomas son reabsorbidos por el cuerpo, pero si son grandes pueden necesitar ser evacuados por su médico en el pabellón. La mayoría de ellos se presentan en las primeras 12 horas. Pueden dar síntomas como aumento de volumen, dolor o cambios de color. Las enfermedades relacionadas con el sistema de la coagulación y el consumo de medicamentos anticoagulantes (Aspirina, Vitamina E, Ibuprofeno y muchos otros) aumentan este riesgo. Las personas con tendencia a sangrado de nariz, o hematomas en cirugías previas deben advertir esto a su médico para estudiarlos adecuadamente, ya que pueden ser portadores de una leve alteración de la coagulación, no detectada previamente.

CONTRACTURA ALREDEDOR DEL IMPLANTE MAMARIO:

El cuerpo crea normalmente una membrana de colágeno llamada "cápsula" alrededor de los implantes. Su formación es esperable frente a cualquier prótesis en cualquier lugar del cuerpo. Esta membrana es normal y no representa una alteración.
Ocasionalmente el organismo puede hacer que esta cápsula normal se engruese y contraiga, lo que producirá mayor dureza al pecho. Puede causar molestias como "punzadas" o dolor ocasional leve, típicamente ante movimientos de los brazos o músculos pectorales. En algunos casos en que esta reacción es severa se puede considerar el cambio de implantes. Existen contracturas que se producen durante los primeros meses posterior a la cirugía mamaria. La causa de ellas es desconocida. Exis-

ten también, contracturas que aparecen años después de la cirugía, aunque son infrecuentes y tienden a presentarse más en los fumadores. Estudios indican que el porcentaje de contracturas capsulares varía entre 2% y 10%, siendo este riesgo relacionado directamente con los antecedentes genéticos de la paciente. Los masajes postoperatorios pueden ayudar a reducir el riesgo de sufrir contractura capsular, aunque no está comprobado. Los implantes actuales, especialmente de las marcas aprobadas por la FDA Norteamericana, tienen una incidencia muchísimo más baja de contractura capsular que otros, ya que son de excelente calidad.

RUPTURA DE LA CUBIERTA DEL IMPLANTE CON GEL DE SILICONA:

La probabilidad de ruptura en un implante es muy baja, sin embargo, la cubierta se puede romper por algún traumatismo severo o por deterioro luego de muchos años, sin producir mayores síntomas. Es necesario consultar a su médico periódicamente y realizarse examenes como mamografías, ecografías y resonancias magnéticas para apoyar el diagnóstico.

APARICIÓN DE ESTRÍAS:

Luego del aumento mamario pueden aparecer áreas con estrías enrojecidas. Sucede en raras ocasiones en niñas jóvenes con pechos chicos y tensos. Con el tiempo su aspecto rosado se atenúa.

DESPLAZAMIENTO DEL IMPLANTE:

El implante puede moverse de su lugar original, dando al pecho una forma poco natural. En esos casos puede ser necesaria una nueva cirugía para corregir el problema.

DIFICULTAD EN LA LOCALIZACIÓN U HALLAZGO DE UN CÁNCER:

La presencia de un implante puede hacer más difícil la detección de un cáncer mamario durante una mamografía. Podría "esconder" alguna masa sospechosa y dificultar la visualización de este examen, por lo que debe informar al tecnólogo que usted tiene implantes mamarios. Con este antecedente el tecnólogo se preocupará de utilizar técnicas especiales para lograr las mejores "tomas" durante el examen.

NEUMOTÓRAX:

Es una complicación muy rara, pero ocurre una vez cada tantos miles. Se produce durante la operación cuando se "pincha" un pulmón. El tratamiento consiste en poner un drenaje y expandir el pulmón.

CICATRICES HIPERTRÓFICAS Y QUELOIDES:

A pesar de los cuidados del Cirujano y de la paciente, algunas personas, genéticamente condicionadas desarrollan cicatrices notorias y poco estéticas, que ocasionalmente se pueden mejorar con otras cirugías.

EXTRUSIÓN DEL IMPLANTE MAMARIO:

Al poner un implante, el organismo requiere formar una cicatriz interna, no visible, y sellar el bolsillo donde está implantado. La herida puede abrirse, mostrando en la superficie el implante, lo que se llama técnicamente deshicencia de la herida. Es frecuente en las prótesis cuyo volumen supera los 300 cc. Ocasionalmente he visto pacientes que son muy flacas o vegetarianas, en que por la falta de proteína, el organismo no es capaz de sellar la herida. Y en personas que no respetan el reposo indicado para el postoperatorio. Esto puede suceder en cualquier intervención quirúrgica.

ALTERACIÓN DE LA SENSIBILIDAD:

Algunas pacientes tienen una discreta disminución en la sensibilidad de la aréola, el pezón o zonas del pecho luego de una cirugía mamaria, que es generalmente transitoria. Por el contrario, hay pacientes que sufren de una mayor sensibilidad, con una percepción de calor en el pecho. Los Médicos piensan que esto se debe al hecho de que algunos nervios bajo la piel se estiran al poner la prótesis debajo, y por un período de tiempo "conducen información equivocada". Sólo se trata con medicamentos cuando es muy molesto y persistente.

PALPACIÓN DE LA PRÓTESIS:

Un fenómeno relativamente frecuente es que la prótesis pueda ser palpada bajo la piel meses o incluso años después de la cirugía. Esto habitualmente está relacionado con la poca cantidad de glándula mamaria disponible para cubrirla completamente, por debajo de la piel, o también es muy frecuente en prótesis grandes para el tamaño del tórax. Cuando sucede, lo mejor es no tocar esa zona ya que podría adelgazar aún más la piel. También puede suceder en pacientes que pierden peso, con lo que la parte adiposa, incluida en la glándula mamaria, se hace más delgada.

Advertencia: Sustancias Inyectables

En los últimos años ha crecido peligrosamente el número de pacientes a las que se les ha inyectado sustancias en la glándula mamaria para aumentar el volumen, siendo la más frecuente la silicona industrial parcialmente depurada. Esta técnica es inaceptable por su alto riesgo de reacciones alérgicas e infecciones, que pueden generar la pérdida total de la glándula.

La técnica de inyección de grasa de la misma paciente es poco recomendable, ya que produce quistes y problemas dentro de la glándula que pueden ser confundidos con lesiones malignas.

ALTERACIÓN DE LA FORMA MAMARIA:

Esto puede suceder luego de cualquier cirugía mamaria, está particularmente asociado a contractura capsular, perdiendo la forma original obtenida en la operación por el Cirujano Plástico. Esto es una alteración de la cicatrización interna, debido a características genéticas de la paciente, y no de la cirugía.

PTOSIS O CAÍDA GLANDULAR Y SEPARACIÓN PRÓTESIS-GLÁNDULA:

Sucede en pechos "desinflados" por la lactancia y los años, en que se realiza una corrección del volumen y un levantamiento de la glándula, haciendo que el implante se mueva a una zona más alta del bolsillo original y la glándula, que en estos casos es pequeña y sin turgencia, se desplaza hacia abajo. El resultado es que se produce una protuberancia más alta (la prótesis), y una "bolsita como higo" que cuelga hacia abajo (la glándula atrófica). Este fenómeno es causado por alteraciones en la cicatrización de la paciente y puede suceder meses o años más tarde. Debe ser reoperada y su resolución es compleja. Es un riesgo importante en pacientes que han bajado mucho de peso, o han tenido un By-pass gástrico por obesidad. Para las pacientes operadas de Obesidad Mórbida, se les recomienda bajar de peso y realizar las operaciones sólo luego de llegar a su peso ideal y estable.

Después de una Cirugía Mamaria

- Debe contactar a su médico inmediatamente si su temperatura corporal se eleva sobre 38°C o si alguno de sus pechos se encuentra notoriamente más hinchado o sensible.
- Cada implante tiene una tarjeta de identificación que proporciona sus especificaciones técnicas, como el volumen, número de serie de fabricación. Es importante que la paciente mantenga esta información disponible, pues al momento de una mamografía o consulta médica puede ser requerida.

RUPTURA DE UNA PRÓTESIS:

Hace años las prótesis mamarias eran de menor calidad que las actuales. La tecnología usada hoy, permite que las prótesis duren indefinidamente, y la posibilidad que se rompan es muy baja. Además la silicona de uso medicinal usada actualmente es muy cohesiva, es decir, no escurre si la prótesis se rompe.

Cuando una prótesis antigua (a diferencia de las prótesis actuales) se rompe, la silicona en gel se desparrama y desliza por el bolsillo donde ésta se localiza, migra al tejido mamario y hacia el sistema de drenaje natural del pecho, localizado hacia la axila. Este sistema de vasos linfáticos también drena el brazo, el que puede bloquearse por la silicona y se hinche. Esto produce grados variables de irritación de los tejidos mamarios y circundantes, con dolor y molestias, a veces, severas. Además, los tejidos y glándula mamaria forman acúmulos de silicona libre, lo que deforma el pecho y hace que el organismo forme una cápsula dura e irregular de tejido cicatricial.

El tratamiento consiste en una cirugía compleja, donde se intentará extraer parte de la silicona derramada, que se encuentra embebida en los tejidos. Esta es una tarea casi imposible, ya que implicaría la resección de todo el tejido mamario y axilar, por lo que se saca parte de los tejidos y se reemplaza la prótesis antigua y destruida, por una nueva. Muchas veces el sistema inmune de la paciente reacciona y produce una nueva cápsula cicatricial en torno a la prótesis, la que nuevamente puede endurecerse, producir deformaciones y molestias. En algunas pacientes la silicona libre busca una salida y comienza a drenar a través de la piel y puede infectarse.

En resumen, se trata de un problema de difícil solución, que la paciente debe entender antes de someterse a cirugías. Lo probable es que termine con un resultado estético no esperado.

PACIENTE ASINTOMÁTICA CON RUPTURA DE PRÓTESIS:

Algunas veces la ruptura de prótesis no produce síntomas y sólo se entera al recibir los resultados de una Ecografía o Mamografía de control anual. En este caso se le recomienda a la paciente consultar un Cirujano Plástico, quien se enfrentará a una difícil tarea.

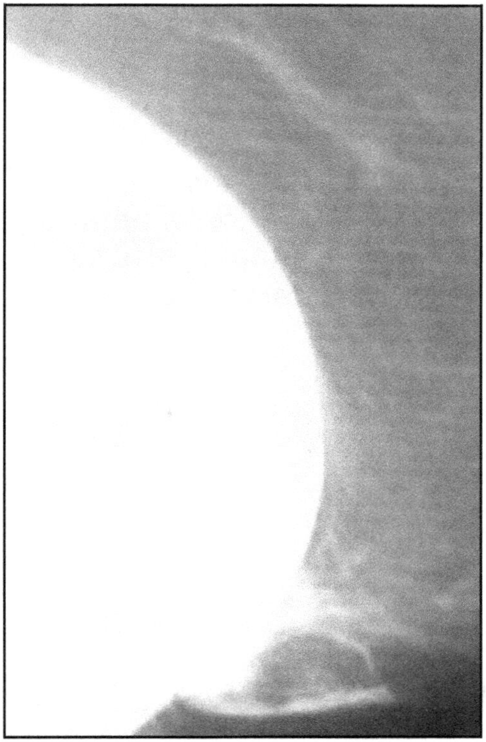

**La colocación de implantes no contraindica la lactancia materna. Está comprobado que los implantes de silicona no presentan peligro y son inocuos durante la maternidad.*

Cáncer mamario, mamografías y lactancia

- **Cáncer mamario:**
  En Chile un 8% de las mujeres puede presentar cáncer mamario a lo largo de su vida. Las mujeres con prótesis deben tener el mismo cuidado que las que no las tienen, pues la frecuencia de cáncer es la misma.

- **Mamografías y prótesis:**
  Cualquier centro médico de prestigio debe ser capaz de realizar mamografías y ecografías en pechos con prótesis. Estos examenes son solicitados anualmente después de los 35 años o luego de una cirugía del pecho. La mamografía puede presentar dificultades en la toma de imágenes, por lo que es importante realizarla en un centro con equipamiento moderno.

- **Lactancia:**
  Algunas mujeres prefieren no amamantar por miedo a que sus pechos se caigan, otras, por las molestias que puedan sentir, pero la gran mayoría puede amamantar sin problemas. Las prótesis podrían afectar la producción de leche por el mayor volumen de la mama y por la compresión de la glándula.

MALFORMACIONES DE LA GLÁNDULA MAMARIA

PECHOS TUBEROSOS:

Esta es una malformación de nacimiento, y se caracteriza por una forma "tubular" del pecho. Frecuentemente los pechos son muy asimétricos y es difícil corregirlos. Muchas mujeres tienen esta malformación y no lo saben, sino que sólo se dan cuenta al ver fotografías de alguien con el mismo defecto. Es frecuente que requieran dos operaciones quirúrgicas para ser corregidas. En la primera etapa se corrige la forma, y en una segunda, se aumenta el volumen del pecho.

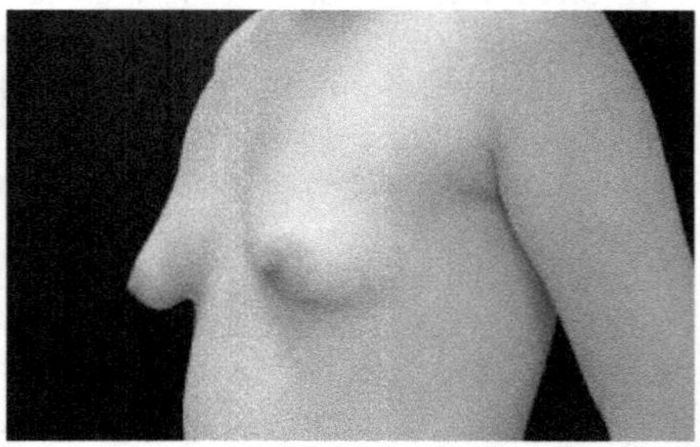

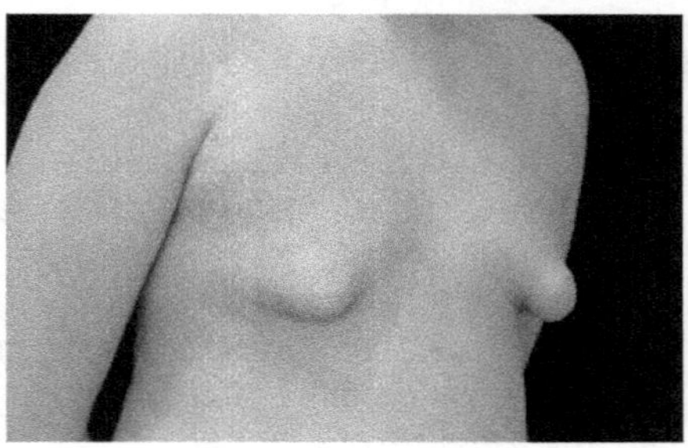

SÍNDROME DE POLAND:

Es una malformación congénita, en la que un pecho es mucho más chico que el otro, e incluso puede estar ausente. En algunos casos, también hay alteraciones de las costillas, del músculo pectoral, que puede estar ausente, y más raramente de brazo y mano. Su tratamiento consiste en una reconstrucción mamaria, intervención larga y difícil, exigiendo las máximas destrezas del Cirujano Plástico. Para obtener un buen resultado, se requieren varias operaciones, sin embargo, el aspecto final siempre será imperfecto.

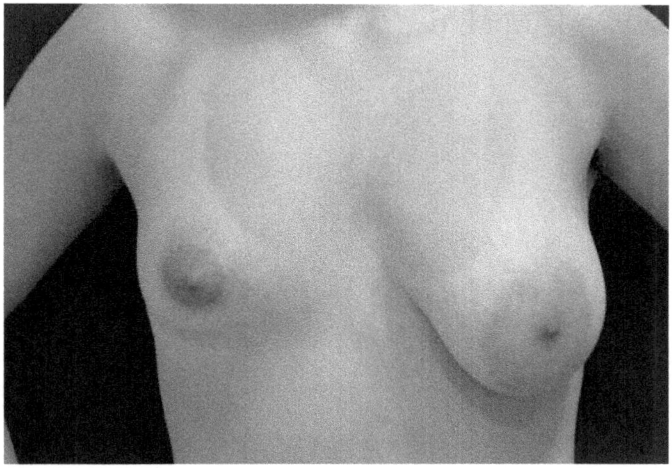

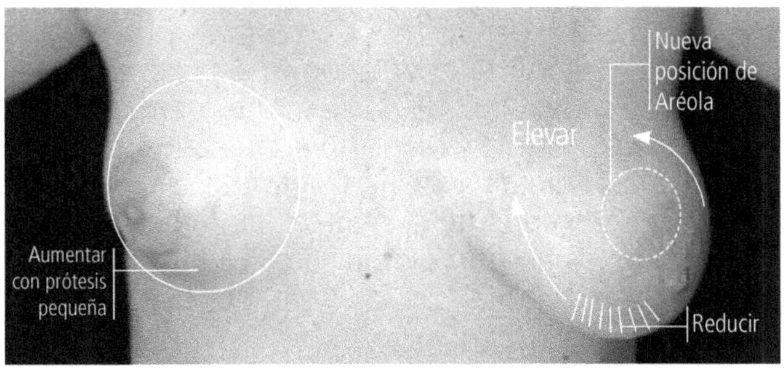

En el pecho izquierdo se realizó un implante mamario pequeño, y en el derecho se hizo levantamiento y reducción mínima.

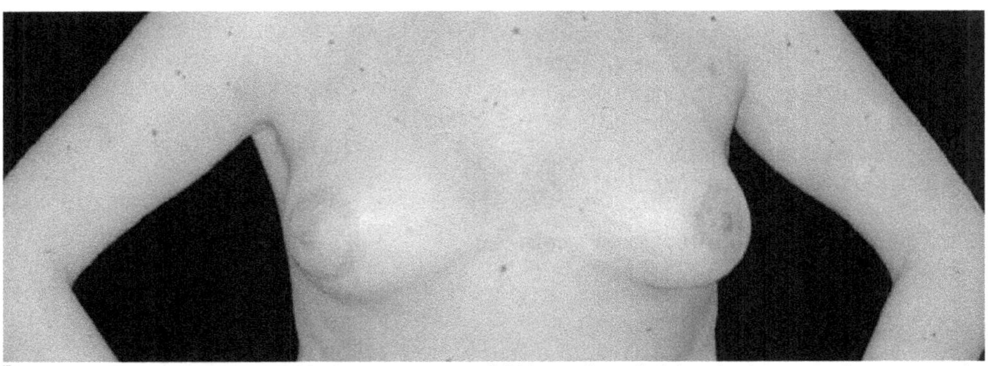

Esta mujer tenía una pronunciada asimetría mamaría, debido a Enfermedad de Poland, lo que es bastante común. Se resolvió equilibrando ambos lados con una cirugía correctiva.

LEVANTAMIENTO MAMARIO

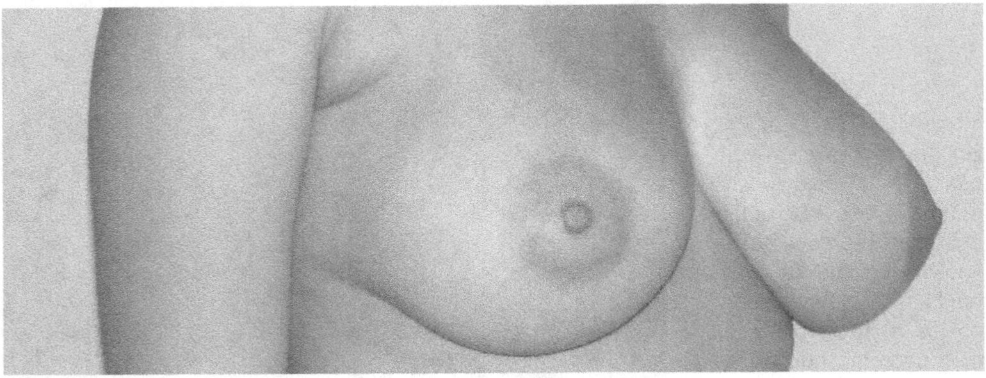

El tratamiento de los pechos caídos recibe el nombre de "Mastopexia", que significa "levantar el pecho". Con esta técnica se puede modificar la forma y altura de los pechos, remodelando su aspecto caído y fláccido. En algunos casos, además de subirlo, puede darse más turgencia, disminuir el tamaño y/o cambiar de posición la aréola y reducir o aumentar el tamaño de los pechos. El Cirujano Plástico determinará si es necesario utilizar un implante o el mismo tejido mamario. Es sorprendente el número de mujeres que indican al Cirujano Plástico con dos dedos en forma de pinza: "Doctor, lo único que necesito es esto", sin sospechar la dificultad de lo solicitado, pues es una cirugía que requiere gran conocimiento y experiencia.

DATO ESENCIAL:

Usted está cambiando una mejor forma mamaria por cicatrices. Ciertamente las cicatrices pueden ser excelentes, y en general tienden a borrarse con el tiempo, pero esto nadie puede garantizarlo. Algunas pacientes están genéticamente predispuestas a cicatrizar mal, y lo hacen, a pesar de los esfuerzos del equipo médico.

Si usted no está dispuesta a tener cicatrices, no debe operarse.

PROCEDIMIENTO QUIRÚRGICO

La mastopexia consiste en elevar la posición de glándula, aréola y pezón, eliminar el exceso de piel y otorgar una mayor firmeza y turgencia a los pechos. Este procedimiento dura un par de horas, usualmente se realiza bajo anestesia general suave y se deja a la paciente una noche hospitalizada.

Realizar este procedimiento significa cambiar un problema cosmético vinculado a la caída de los pechos, por otro más discreto y posible de ser ocultado, las cicatrices. *Si no está preparada para aceptar las cicatrices no se opere. Si usted cicatriza mal o tiene antecedentes de queloides en su familia, debe sopesar aún más esa decisión y sus posibles consecuencias.*

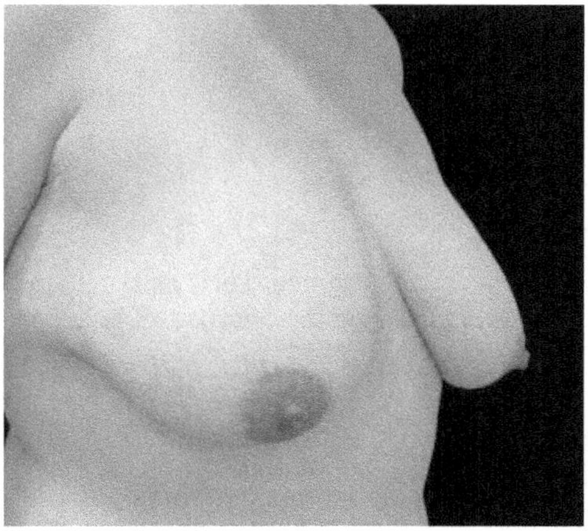

Antes

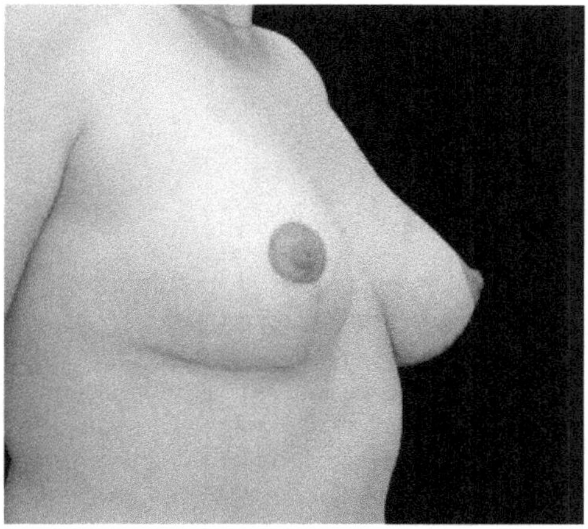

Resultado

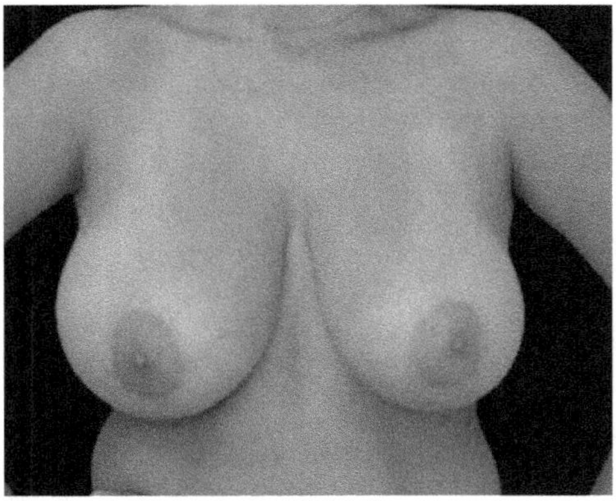

Antes

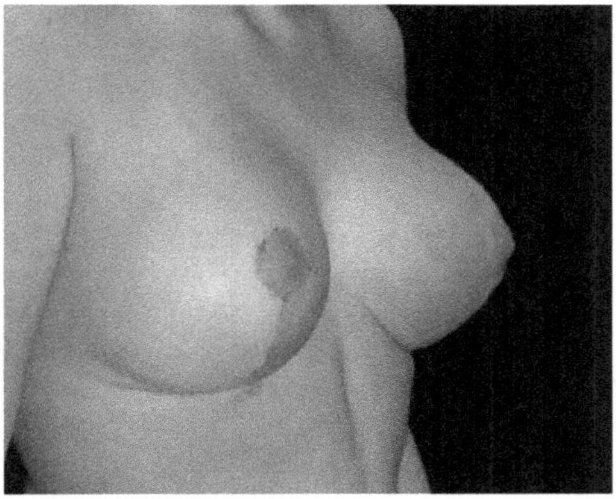

Resultado

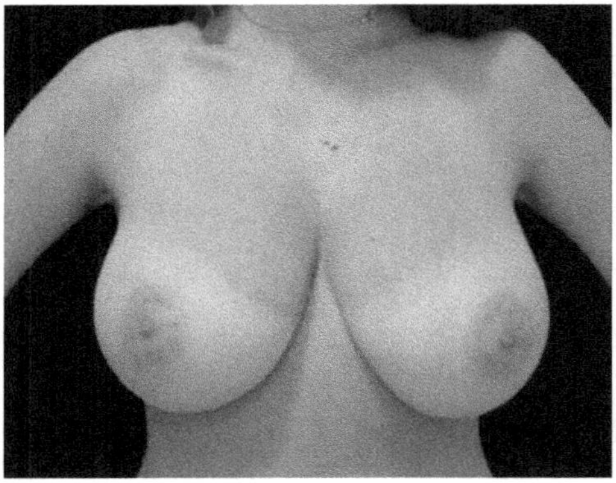

Antes

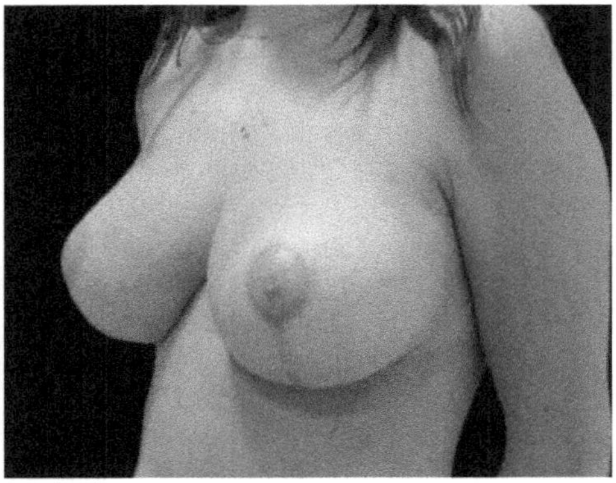

Resultado

RECUPERACIÓN

Las molestias principales se presentan en las primeras 24 horas, son controlables con antinflamatorios y analgésicos simples. Cuando su médico le dé el alta se le indicarán medicamentos con los cuales podrá manejar las molestias en casa. El aumento de volumen y moretones mejorarán en los siguientes 5 a 10 días. Los puntos pueden retirarse 10 días después de la cirugía, en un primer control de enfermería.
La cicatrización es un factor que depende del paciente y sus caracteres genéticos. Las cicatrices pueden extenderse desde la aréola hacia el surco submamario en forma de "T invertida o J", y la longitud de ellas dependerá de cuán caídos estén los pechos y la técnica usada. Su cuidado con masaje, compresión o telas, es programado por el equipo de enfermeras del Cirujano Plástico, y es fundamental para que el proceso de cicatrización sea adecuado.

¿SE PUEDE AUMENTAR EL VOLUMEN Y SUBIR LOS PECHOS EN LA MISMA OPERACIÓN?

Las mujeres que desean aumentar el tamaño de sus pechos y a la vez subirlos para combatir efectos producidos por la gravedad, embarazos y lactancia pueden optar por una cirugía donde se realizan ambos (mastopexia más aumento mamario). Es común que los Cirujanos Plásticos realicen estos dos procedimientos en conjunto. Sin embargo, **es más difícil:** Así, las fuerzas que son necesarias para aumentar, y al mismo tiempo subir el pecho, se contraponen en sentidos opuestos, y muchos cirujanos preferimos realizar primero el levantamiento o pexia mamaria y meses después, el aumento, en cirugías separadas. El problema de esto es el mayor costo financiero, y además requiere el doble de reposo. Así, en operaciones separadas el resultado es mejor.
Si la paciente decide realizar ambos procedimientos al mismo tiempo, debe asumir que hay una pequeña probabilidad de que se produzca una complicación llamada Disociación Prótesis-Glandular. Aquí la pequeña y fláccida glándula se descuelga de la prótesis y se ve feo. La única solución es reoperarla.

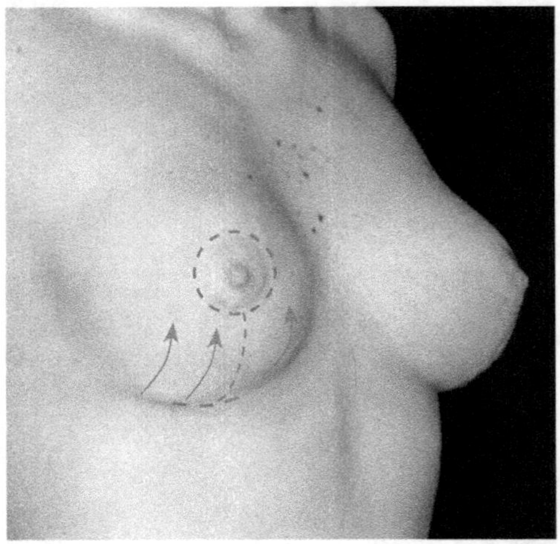

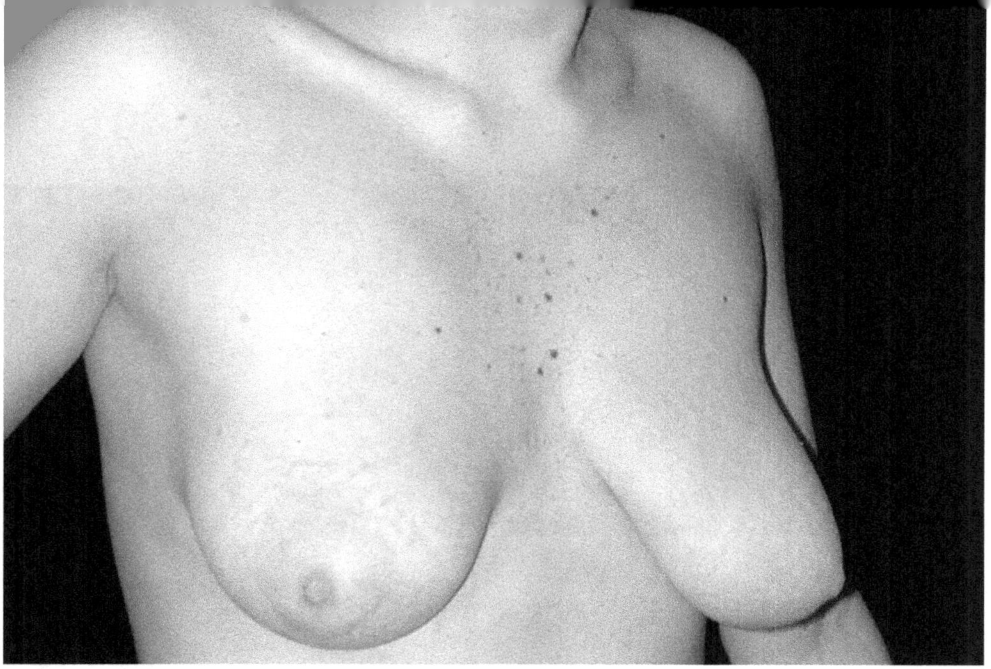

Antes

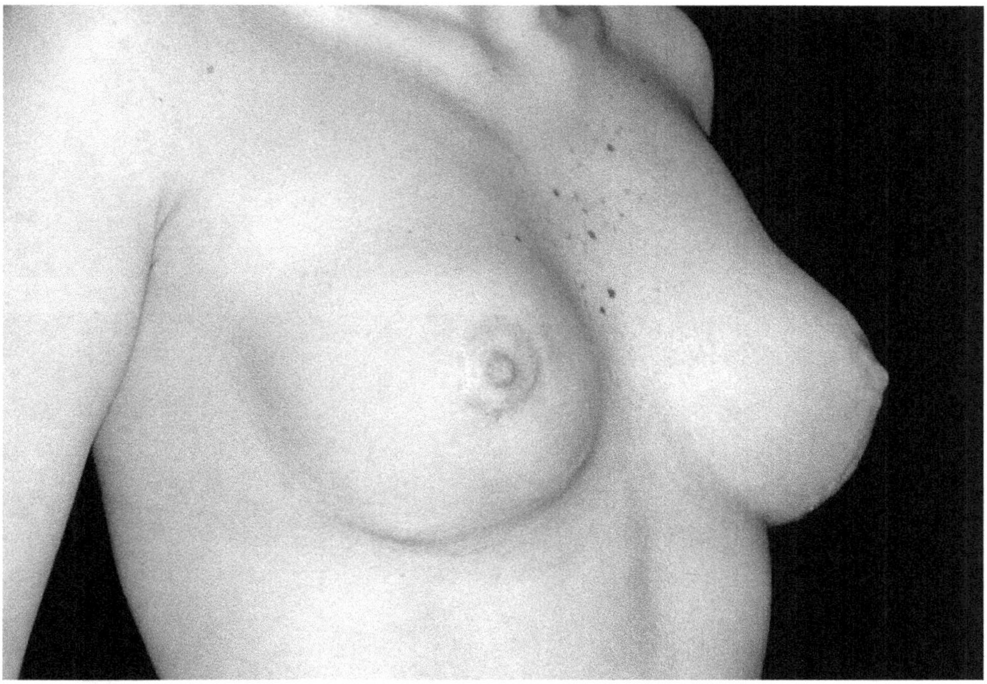

Levantamiento mamario en una persona no fumadora y que genéticamente cicatriza bien. Resultado a los 3 meses.

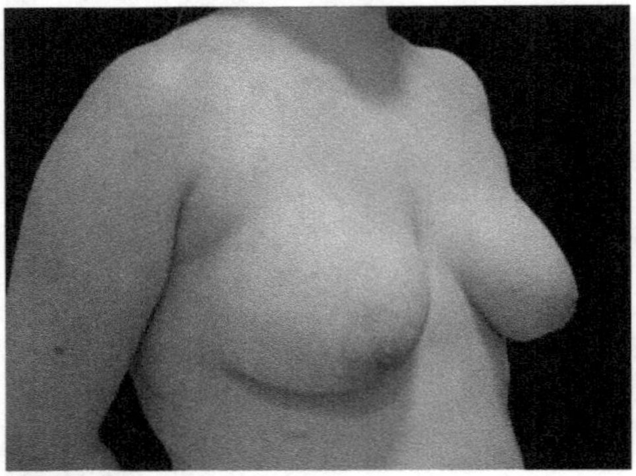

Antes

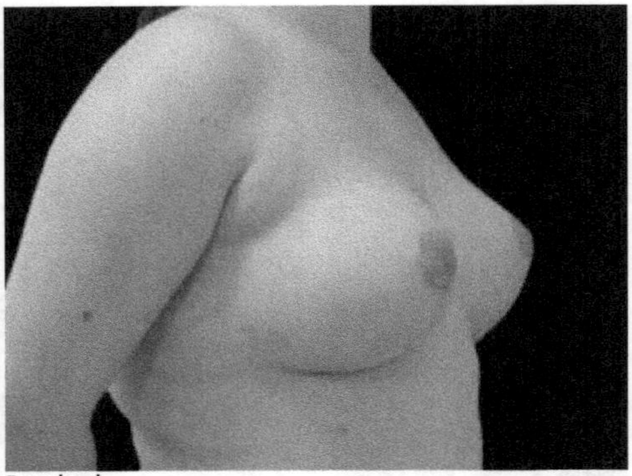

Resultado

Después de una Mastopexia

- Podrá volver a su actividad normal a la semana de realizado el procedimiento.
- Podrá realizar ejercicio físico moderado a las 3 semanas.
- El aspecto definitivo de los pechos irá mejorando semanas después de la cirugía.
- Si desea tener hijos luego de esta cirugía existirá un cierto deterioro del resultado.
- Es importante que consulte con su médico todas las dudas que pueda tener sobre su recuperación.

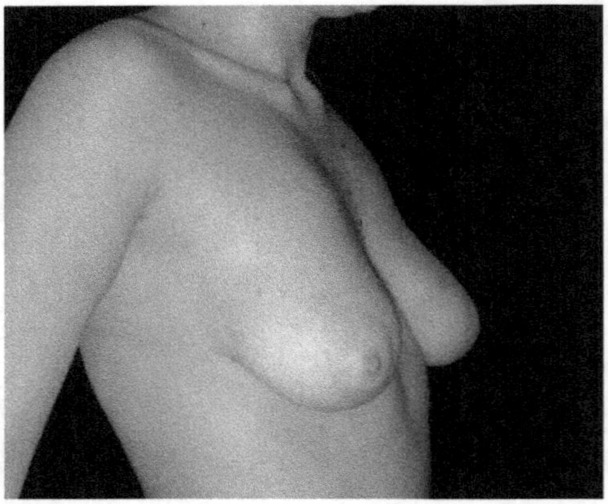

Antes

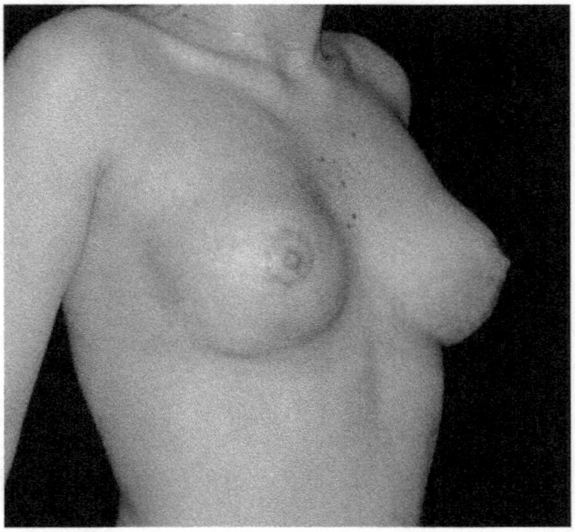

Resultado

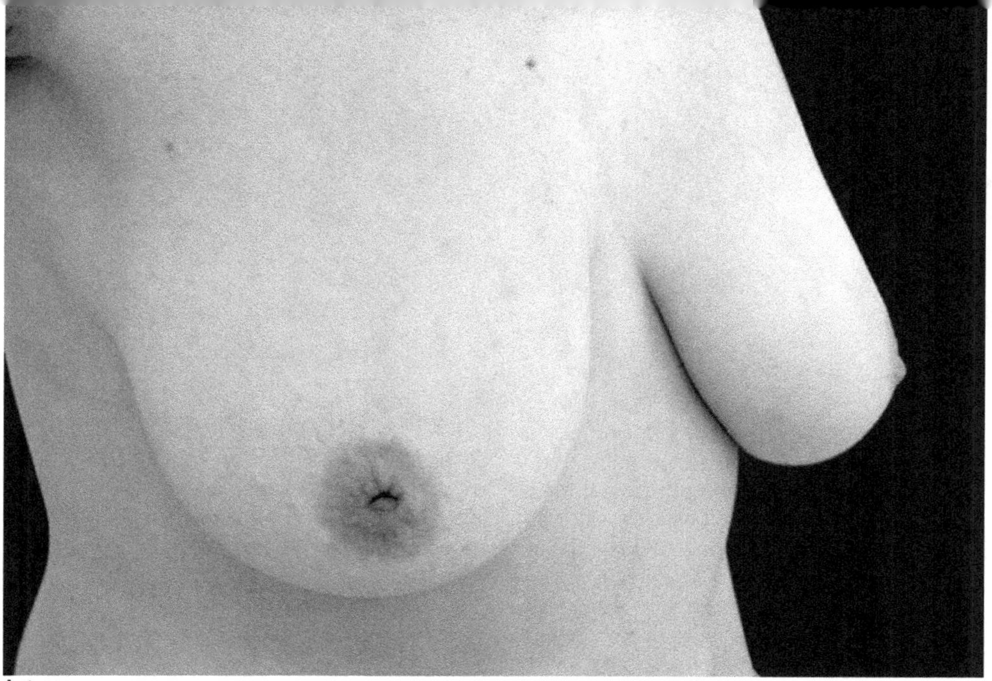

Antes

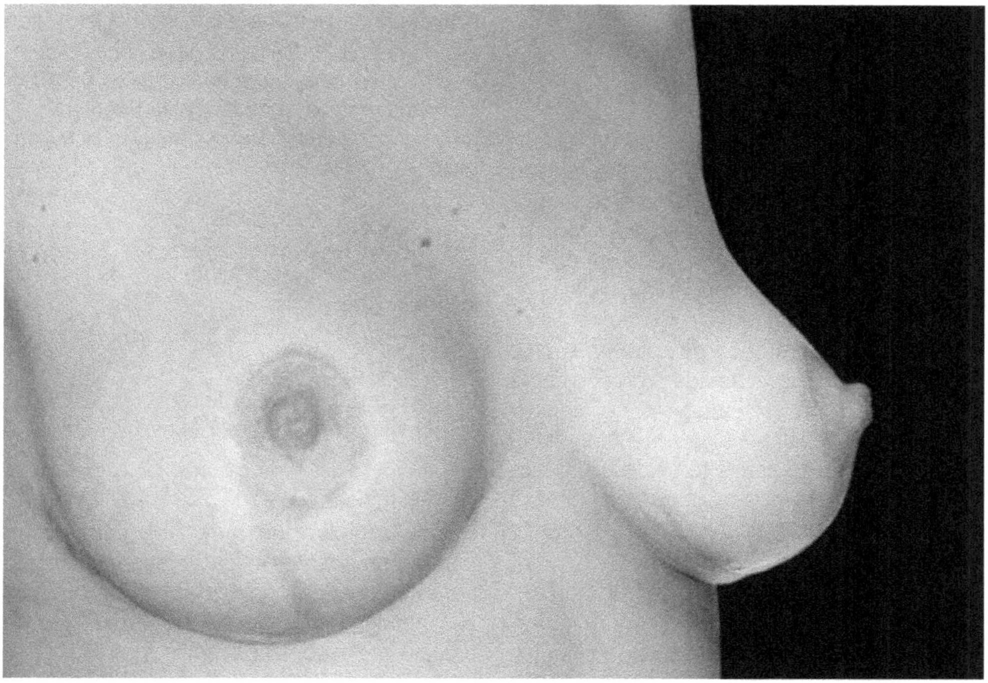

Los pechos de esta paciente eran caídos y pequeños. Se realizó un levantamiento (o pexia) y se corrigió el pezón invertido; cicatrizó mal por sus características genéticas y además por ser fumadora. Resultados a 6 meses.

RIESGOS

Si la intervención es realizada por un Cirujano Plástico bien calificado, lo más probable es que su operación y recuperación postoperatoria no tengan inconvenientes. A pesar de esto, aun en circunstancias ideales, pueden desarrollarse complicaciones. Aparte de las complicaciones específicas relacionadas con esta operación, usted debe conocer los riesgos asociados a cualquier intervención quirúrgica (Ver Capítulo "Riesgos"). Las complicaciones más frecuentes y específicas de esta cirugía son solucionables. Las principales son:

HEMATOMAS:

Un hematoma es una colección de sangre dentro del cuerpo. Los pequeños hematomas son reabsorbidos por el cuerpo, pero si son grandes pueden necesitar ser evacuados por su médico en el pabellón. La mayoría de ellos se presentan en las primeras 12 horas desde la cirugía. Pueden dar síntomas como aumento de volumen, dolor o cambios de color en la piel. Las enfermedades relacionadas con el sistema de la coagulación y el consumo de medicamentos anticoagulantes (Aspirina, Vitamina E, Ibuprofeno y otros) aumentan este riesgo. Las personas con tendencia a sangrado de nariz, o hematomas en cirugías previas deben advertir a su médico.

INFECCIÓN:

Es una posibilidad como en cualquier cirugía. La gran mayoría genera síntomas en los primeros días de realizada la operación, aunque se puede presentar en cualquier momento.

CICATRICES HIPERTRÓFICAS Y QUELOIDES:

A pesar de los cuidados del cirujano y de la paciente, algunas personas genéticamente condicionadas desarrollan cicatrices notorias y poco estéticas, que podrían mejorar con otras cirugías.

ASIMETRÍAS:

Es normal que los pechos sean asimétricos por naturaleza antes de una cirugía y que queden disparejos después de ella. Una paciente con asimetría preoperatoria no debe jamás esperar que queden completamente iguales después. La forma y posición de la aréola también pueden quedar asimétricas después de la mastopexia.

SENSIBILIDAD:

Puede alterarse parcialmente la sensibilidad de la aréola y del pezón.

PÉRDIDA DE PIEL:

Pueden producirse pérdidas parciales de la aréola, el pezón o de piel del pecho mismo.

NEUMOTÓRAX:

Es una complicación muy rara, pero ocurre una vez cada tantos miles. Se produce cuando durante la operación se "pincha" un pulmón. El tratamiento consiste en poner un tubo de drenaje y expandir el pulmón.

Después de una Cirugía Mamaria

- Las cirugías mamarias se diferencian en sus métodos y resultados; sin embargo, todas permiten las actividades normales luego de 1 a 2 semanas de realizada la operación.
- Las prótesis no se relacionan con el cáncer mamario, pero pueden esconder alguna anomalía si no se advierte al tecnólogo de ellas durante el examen.
- Después de una cirugía mamaria se deberá esperar algunos meses para que los pechos adopten su forma definitiva.
- El cuidado de las cicatrices es fundamental para obtener mejor resultado. Fumar está contraindicado.
- La mayoría de las cirugías mamarias no interfieren con la lactancia.

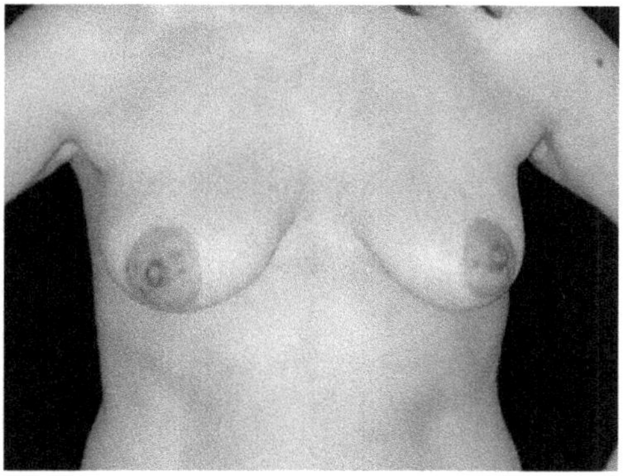

Antes

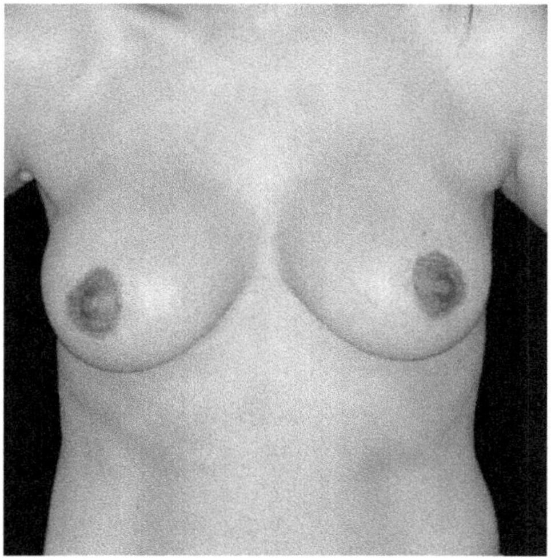

Resultado

Los pechos de esta paciente eran caídos y pequeños. Ella optó por realizar un aumento mamario en la misma operación que la mastopexia, es decir, los pechos fueron levantados y aumentados de tamaño con un implante.

REDUCCIÓN MAMARIA

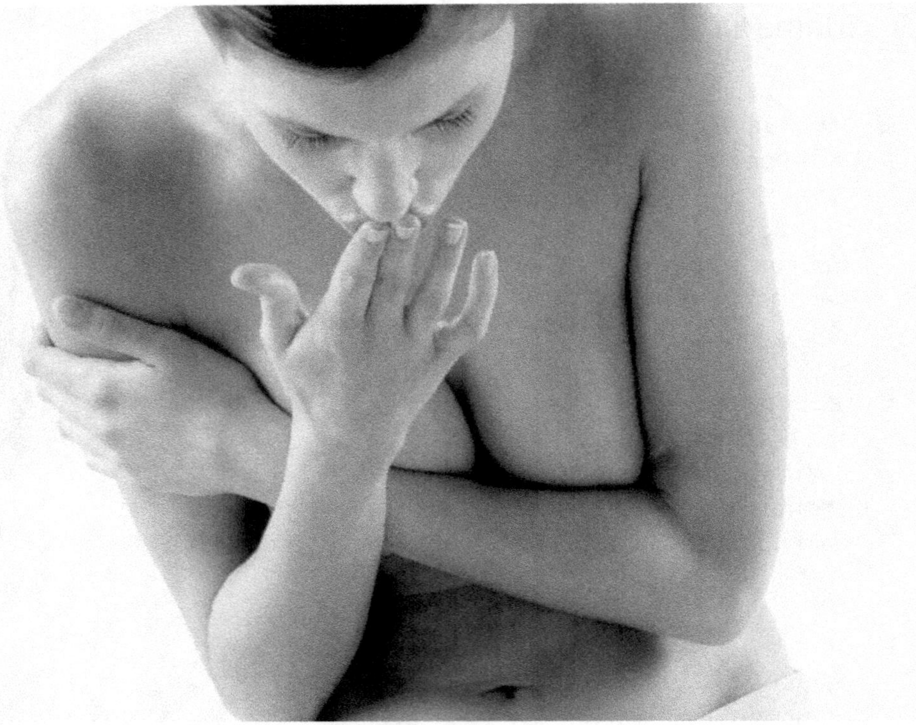

Las mujeres con pechos grandes pueden experimentar problemas médicos por el peso de sus mamas, como dolor en el cuello, irritación de la piel, problemas respiratorios, dolor en la espalda y deformidades de la columna vertebral. Estos problemas limitan las actividades diarias y la práctica de deportes. En estos casos lo más indicado es realizar una Reducción Mamaria o "Mamoplastía Reductiva".

En la mayoría de los casos la mamoplastía reductiva se realiza cuando los pechos se encuentran completamente desarrollados, es decir, después de los 15 a 16 años. Sin embargo, en algunos casos por recomendación de Psicólogos, Traumatólogos y Endocrinólogos, se puede realizar en niñas menores.

Muchas mujeres además pueden tener problemas severos de autoestima por el tamaño de sus pechos. Algunas niñas sufren terribles

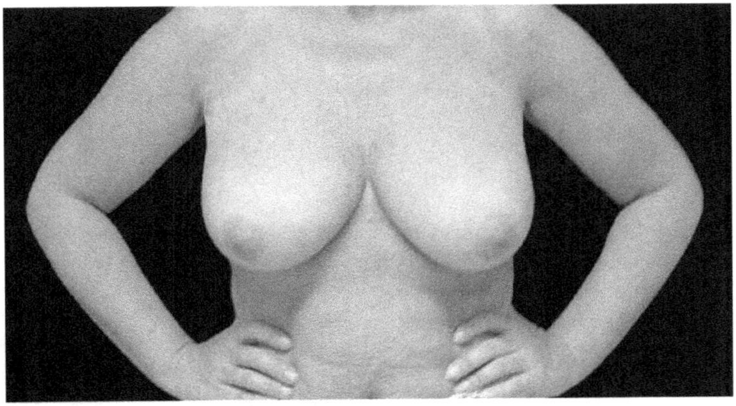

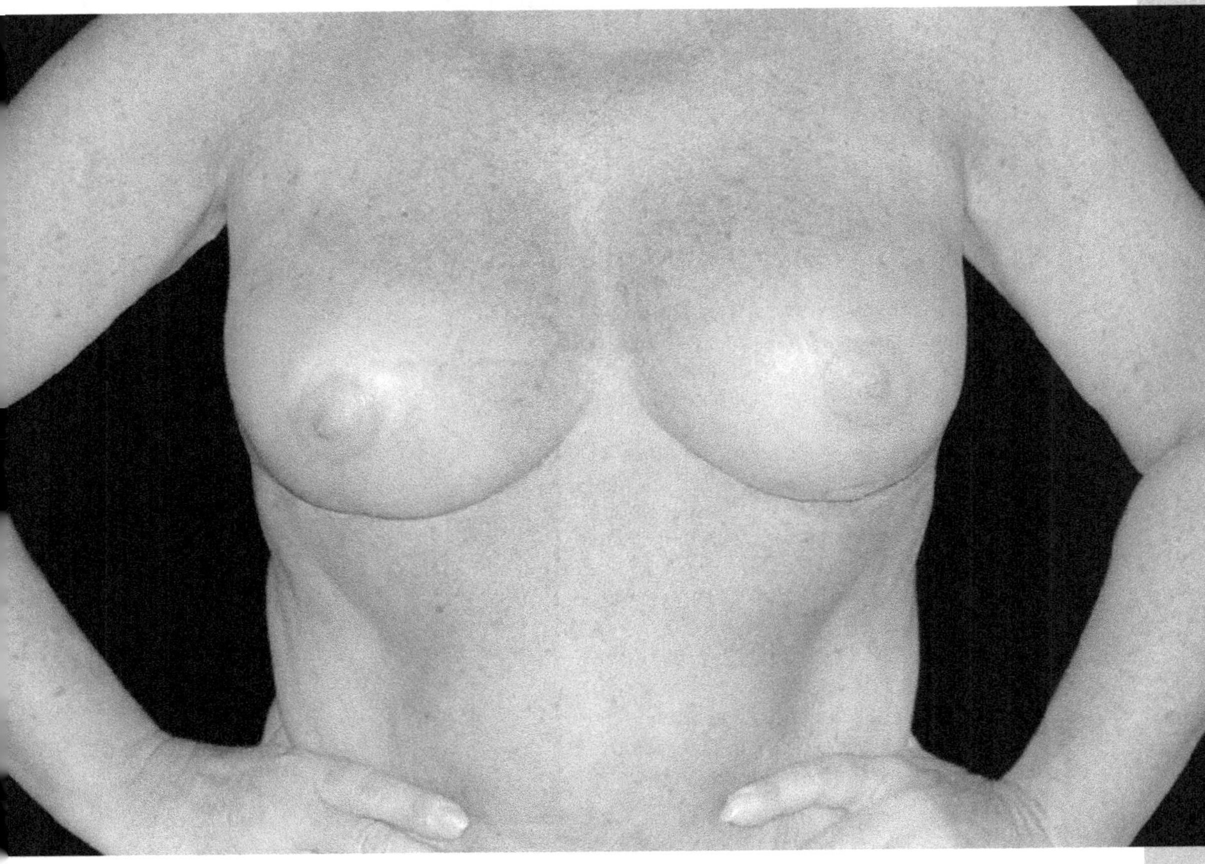

Paciente no fumadora, luego de 3 meses de su Reducción Mamaria.

complejos por este problema y terminan restringiendo en forma importante su actividad social; complejos como, no ponerse traje de baño ni usar cierta ropa van restringiéndolas en su normal desarrollo. Es común verlas con grandes polerones oscuros, caminar con los hombros hacia adelante, jibadas, no usar blusas y buscar múltiples excusas para no salir con jóvenes de su edad. Además se protegen frecuentemente en una obesidad moderada, que las hace verse enteras "rellenitas", por lo que el pecho es simplemente parte de un todo similar. Muchas veces los padres no imaginan el drama que viven sus hijas.

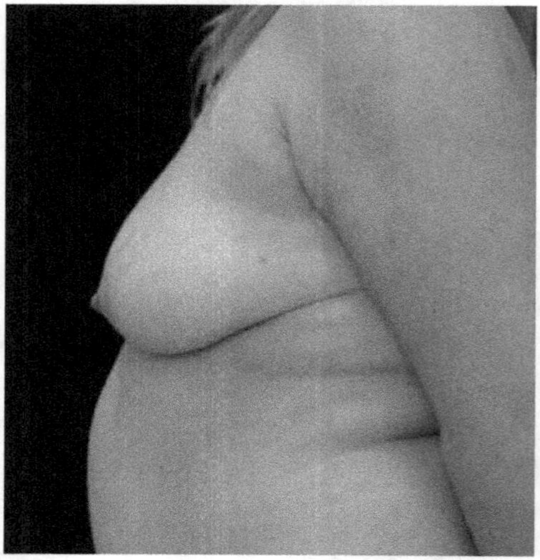
Antes

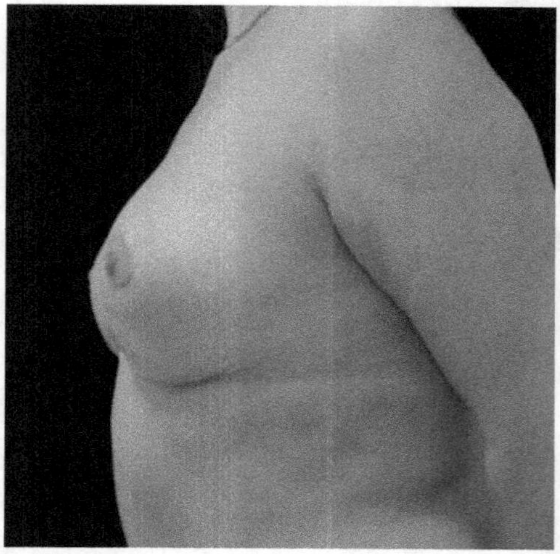
Resultado

PROCEDIMIENTO QUIRÚRGICO

Para reducir el tamaño de los pechos, se remueve tejido glandular, grasa y el exceso de piel, lo que mejora su forma, reduce su tamaño, peso y aumenta su firmeza. En esta intervención se reduce además el tamaño de la aréola.
Aréola y el pezón se reubican más arriba y la piel se sutura eliminando lo que sobra. La persona no pierde sensibilidad significativa en los pechos y no afecta mayormente la capacidad de lactancia.
Se utiliza una anestesia general suave, y el procedimiento dura entre 2 a 3 horas. La paciente puede permanecer hospitalizada una noche después de realizada la cirugía. La mayoría de las pacientes que deciden reducir el tamaño de sus pechos, sufren también de pechos caídos, y generalmente se corrigen ambos problemas a la vez.
Ocasionalmente los Cirujanos Plásticos pueden decidir dejar drenajes en algunos casos si consideran que es necesario, los que se retiran a la mañana siguiente.

ALGUNAS CONSIDERACIONES ACERCA DE LAS TÉCNICAS DE REDUCCIÓN MAMARIA

El objetivo de esta operación es dejar los pechos más chicos y en una posición más alta, ya que en general se encuentran caídos. Existen múltiples maneras de realizar esta operación.

TÉCNICA CON CICATRICES EN "ANCLA OJ":

Es la técnica más usada en el mundo y deja una cicatriz en forma de ancla (Ver esquema).

TÉCNICAS CON CICATRICES REDUCIDAS:

En la incansable búsqueda por parte de los Cirujanos Plásticos de mejorar sus prácticas quirúrgicas y reducir las cicatrices de las operaciones, se ha desarrollado una técnica que trata de evitar la cicatriz inferior del ancla. Esto tiene dificultades geométricas importantes, y lo que el Cirujano Plástico hace es "amontonar y empujar" la piel sobrante bajo el pecho hacia el centro, lo que inevitablemente deja por varios meses una protuberancia que es poco estética. Se la llama "oreja". También sucede con esta técnica que las aréolas pueden quedar dirigidas hacia arriba, lo que es un efecto estéticamente aceptable. El pezón puede quedar más alto de lo que la paciente preferiría. Esto es algo que a veces no se puede prevenir. Las técnicas de "cicatrices reducidas" son excelentes para muchas pacientes, pero no para todas, ya sea porque no es factible en glándulas muy grandes, o porque la paciente no quiere tener por algunos meses la pequeña oreja bajo su pecho.

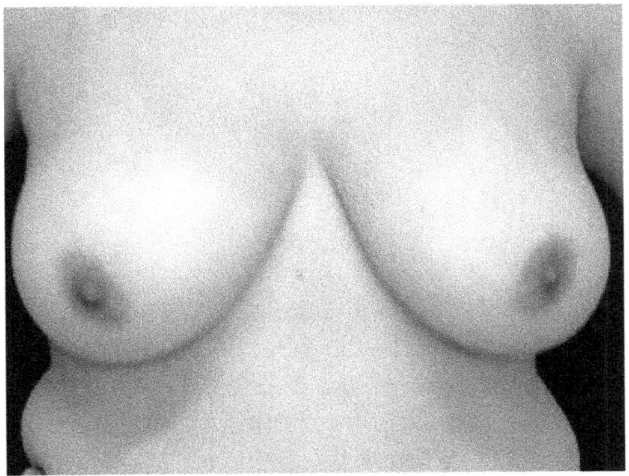

Antes

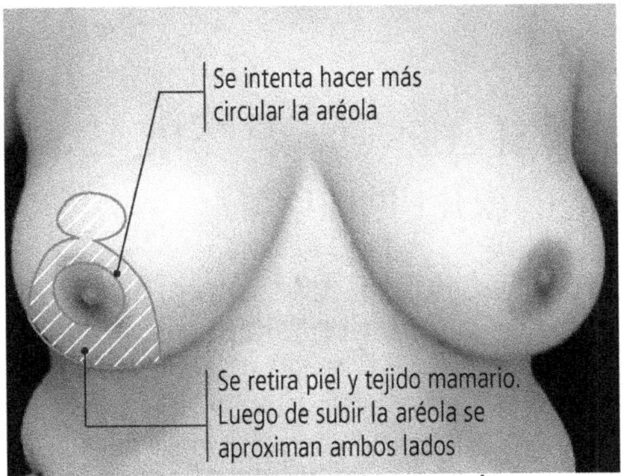

Procedimiento: Técnica de cicatrices en ancla.

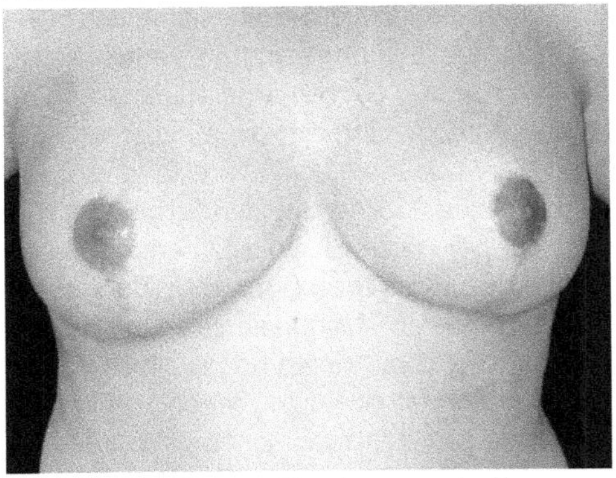

Resultado a los 2 meses. Cicatrices en evolución.

Esta paciente logró deshacerse del peso excesivo que tenía en el pecho y que dañaba su espalda. Con esta operación no sólo mejoró su aspecto sino también su calidad de vida.

RECUPERACIÓN

Las molestias principales se presentan al día siguiente de la cirugía y son controlables con antinflamatorios y analgésicos. La hinchazón de los pechos y los moretones mejorarán entre 5 a 15 días después de la cirugía, y los puntos se retiran en el primer o segundo control de enfermería.

CONSECUENCIAS ESTÉTICAS DE LA REDUCCIÓN MAMARIA

Todas las mujeres que sufren de gigantomastia quieren operarse con urgencia. Inicialmente el comentario de todas estas pacientes es "no me importan las cicatrices que queden luego de la operación, sólo quiero pechos chicos para poder hacer una vida normal y evitar los dolores que sufro diariamente". Una vez realizada la intervención, se sienten mejor, bajan de peso y comienzan a cuidar su figura ya que su motivación es mayor, mejorando autoestima y calidad de vida. En esta etapa, vivir sin las molestias y efectos de la gigantomastia pasa a ser "lo normal". En este período se dan cuenta de que las cicatrices sí importan y ahora ya no las quieren. Lo que antes era un detalle, más tarde se convierte en un problema mayor. La calidad de las cicatrices depende principalmente de características genéticas familiares y personales, más que de la técnica usada por el cirujano, y a pesar de que inicialmente pueden ser líneas casi imperceptibles, la reacción del organismo puede convertirlas en cicatrices anchas, pigmentadas, feas, o incluso queloides. Aquí parten los problemas, **algunas pacientes quieren usar bikinis pequeños y sostén rebajado, hecho impensado antes de la operación. Ahora las cicatrices molestan y se salen de los escotes de las prendas rebajadas**. Algunos años después regresan a su Cirujano Plástico, solicitando borrar las cicatrices, asimetrías, y aréolas elevadas. Lamentablemente el Médico no tiene posibilidad real de solucionar estos requerimientos ya que es imposible y son consecuencias de esta maravillosa cirugía. Esto implica que siempre tendrán que usar sostén completo, y no modelitos rebajados de media copa. *Éstos son los aspectos reales que la paciente debe entender y transar siempre antes de someterse a una Reducción Mamaria, así como también tener un conocimiento acabado sobre los riesgos asociados a esta operación.*

REDUCCIÓN MAMARIA MEDIANTE LIPOASPIRACIÓN

Existe otra técnica de reducción mamaria que se basa en la lipoaspiración de la grasa contenida en los pechos. Las mejores candidatas son personas que tienen pechos con alto contenido de grasa, típicamente en mujeres mayores de 45 años.

En estos casos se puede hacer lipoescultura. Es útil para aspirar la zona inferior y los costados.

El resultado de esta interesante técnica es poco notorio, produce un aspecto más liviano, pero no se compara a los resultados de una Reducción Mamaria convencional. Es un procedimiento que se hace con poca frecuencia.

Se realiza como procedimiento ambulatorio.

Después de una Mamoplastía Reductiva

- Podrá volver a actividades normales una o dos semanas después de realizado el procedimiento.
- Debe evitar el ejercicio físico por las 4 semanas siguientes.
- El aspecto definitivo de las mamas se verá entre 4 a 6 meses después de la cirugía.
- Evite fumar.

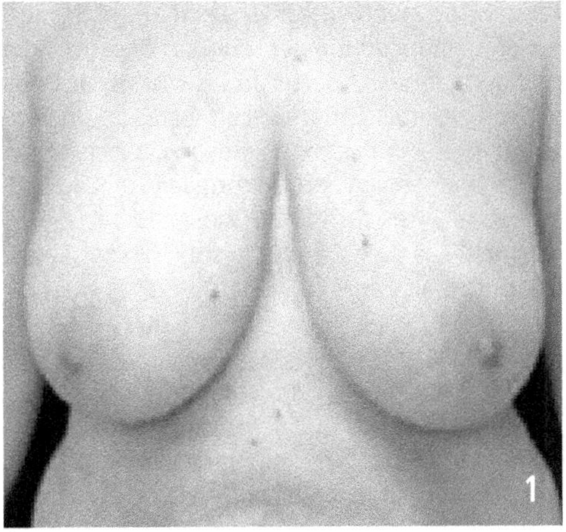

Antes

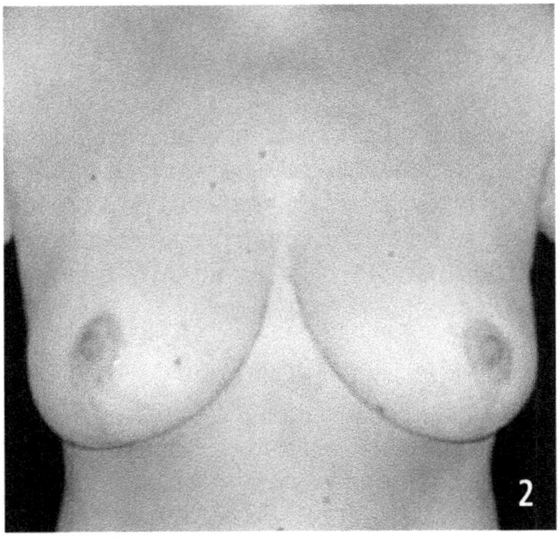

Resultado a los 3 meses

Esta paciente, de 65 años, logró deshacerse del peso excesivo que tenía en el pecho y que dañaba su espalda. Con esta operación no sólo mejoró su aspecto sino también su calidad de vida. Cicatrices en evolución despúes de 3 meses de operada (Figs. 1 y 2).

RIESGOS

Si su intervención es realizada por un Cirujano Plástico bien calificado, lo probable es que su operación y recuperación postoperatoria no tengan inconvenientes. A pesar de esto, aun en circunstancias ideales, pueden desarrollarse complicaciones. Aparte de las complicaciones específicas relacionadas con esta operación, usted debe conocer los riesgos asociados a cualquier intervención quirúrgica (Ver Capítulo "Riesgos"). Las complicaciones más frecuentes y específicas de esta cirugía son solucionables. Las principales son:

HEMATOMAS:

Un hematoma es una colección de sangre dentro del cuerpo que se presenta en la proximidad de la incisión. Los hematomas grandes pueden necesitar ser evacuados por su médico en el pabellón. La mayoría de ellos se presentan en las primeras 12 horas.

INFECCIONES:

La infección de la glándula operada es inusual, pero puede involucrar pérdida de piel e incluso partes de la aréola y/o del pezón. La mayoría de los casos se debe a gérmenes del tipo Staphilococus áureus, siempre presentes en la piel de todo paciente, que colonizan y eventualmente infectan la zona.

CICATRICES HIPERTRÓFICAS Y QUELOIDES:

A pesar de los cuidados del Cirujano Plástico y de la paciente, algunas personas genéticamente condicionadas desarrollan cicatrices notorias y poco estéticas, que ocasionalmente se pueden mejorar con otra cirugía.

ASIMETRÍAS DE FORMA Y POSICIÓN:

Las personas con gigantomastia tienen aun más asimetría que el resto de las mujeres y no siempre se logra corregir completamente con cirugía. Una paciente con asimetría preoperatoria no debe jamás esperar resultados simétricos después.

La forma y posición de la aréola también pueden quedar asimétricas, y esto se debe a la delgada capa muscular que existe bajo la piel de la aréola, que se contrae ante estímulos, y aunque durante y después de la cirugía se vean iguales, puede cambiar de forma y tamaño meses después. Esto se debe a la cicatrización interna de cada paciente.

También hay casos en que la cicatrización interna posterior a la operación, y que es innata a los genes de cada persona, tracciona los pezones dejándolos más abajo o elevados. En este último caso las pacientes no podrán usar un sostén de media copa o rebajado. Finalmente algunas pacientes sufren la dilatación o ensanchamiento de una o ambas aréolas, producto de su cicatrización.

PÉRDIDA DE SENSIBILIDAD EN LA PIEL, ARÉOLA O PEZÓN:

Ésta es generalmente transitoria, pero puede durar algunas semanas.

TAMAÑO "INESPERADO":

Es esencial discutir este punto antes de operarse, de qué tamaño quedarán los pechos después de una reducción. No es posible para el Cirujano poder calcular exactamente el tamaño final, ni para la paciente imaginarlo. Por eso es importante considerar que si la paciente tiene sobrepeso antes de la cirugía, el tamaño postoperatorio va a ser más grande. Si con el tiempo la paciente decide adelgazar, también disminuirá el volumen de la mama, ya que ésta está compuesta por tejido adiposo y glandular. Las aréolas y pezones pueden sufrir cambios en su posición con la baja de peso, quedando más altos, ya que no tienen el peso y volumen que tenían cuando el cirujano terminó la operación. El ideal es que las pacientes se operen con el peso estable que tendrán a lo largo de su vida.

ANEMIA:

Es relativamente común que se produzca una anemia postoperatoria, la que debe ser tratada con fierro en tabletas. Si los examentes preoperatorios acusan una anemia en la paciente, puede reforzarse antes de la operación con tabletas de fierro.

ELIMINACIÓN DE SUTURAS:

Es un fenómeno frecuente. No es una complicación sino una reacción inflamatoria específica de la paciente, que en vez de disolver las suturas lentamente, forma pequeñas "espinillas" o granulomas, y finalmente expulsa el nudo hacia el exterior, envuelto en una pequeñísima cantidad de líquido viscoso. Si sucede, la paciente debe desinfectar la zona con algún antiséptico y usar un pequeño parche. En el siguiente control informe a la enfermera.

ARÉOLA IRREGULAR:

Es raro, pero ocasionalmente la cicatrización interna de la paciente hace que una o ambas aréolas cambien de tamaño y forma, meses después de la cirugía.

NECROSIS GRASA:

Algunos pechos tienen más contenido graso que otros, y la grasa tiene menos irrigación que otros tejidos, particularmente el mamario. En el caso del pecho operado, el trauma es parte esencial de la operación.

Cuando se produce necrosis grasa, frecuentemente termina disolviéndose y puede que drene un líquido aceitoso, poco transparente, por un pequeño orificio de la herida; esto no representa peligros ni infección.

NÓDULOS DE FIBROSIS:

En muy pocas pacientes después de la operación se producen uno o varios nódulos indurados de cicatriz interna, que se palpan duros y tienden a alarmar a las pacientes. Estos cambios de fibrosis son informados en las mamografías y ecotomografías como "cambios postquirúrgicos". Demoran mucho tiempo en disolverse, pero eventualmente tienden a desaparecer. Esto es causado esencialmente por necrosis grasa, fibrosis como reacción a las suturas usadas y a las características de cicatrización interna propias de cada paciente. A pesar de ser una molestia, no reviste importancia médica.

PIODERMA:

Es una respuesta del sistema inmune propio de la paciente ante cualquier trauma, como también lo es una operación quirúrgica, y va carcomiendo piel en forma localizada y progresiva.

Es un rarísimo fenómeno inflamatorio que puede confundirse con infección, y a pesar de ser muy inusual, se ve cada cierto tiempo. El Pioderma gangrenoso se caracteriza por necrosis de la piel, sin causa aparente ni infección. Es dificil hacer el diagnóstico y su tratamiento consiste en hospitalizar a la paciente y frenar su sistema inflamatorio mediante la administración de corticoides.

Preguntas Frecuentes.

- **¿Puedo amamantar luego de una reducción mamaria?**

  • Sí. El tamaño de los pechos no se relaciona con la capacidad de amamantar, por lo tanto, en la mayoría de los casos, una reducción mamaria no afectará la lactancia. Hay que recordar que un 15% de las mujeres no puede amamantar porque su glándula no produce leche suficiente.

- **¿Qué sucede con el embarazo?**

  • Durante el embarazo los pechos operados crecen, igual que los no operados. Después del embarazo puede que no recuperen por completo el tamaño y altura logrados con la operación. Es posible que queden más grandes y caídos.

- **¿Crecen los pechos si subo de peso?**

  • Sí. Los pechos dependen del peso corporal debido a su gran contenido graso. Para optimizar el resultado de esta operación es recomendable mantener un peso estable.

- **¿La Reducción Mamaria es pagada por las Isapres o Seguros de salud?**

  • Depende del caso. Los pechos muy grandes son un problema médico, por lo que es posible que su sistema de salud pague los gastos de acuerdo a su plan.
  • Es importante ser evaluada por un traumatólogo si es que siente molestias en la columna y entrevistarse con el médico controlador de su Isapre. Recuerde que existe una Superintendencia que regula a las Isapres y que evaluará la situación si es necesario.

Cicatrices típicas de reducción mamaria.

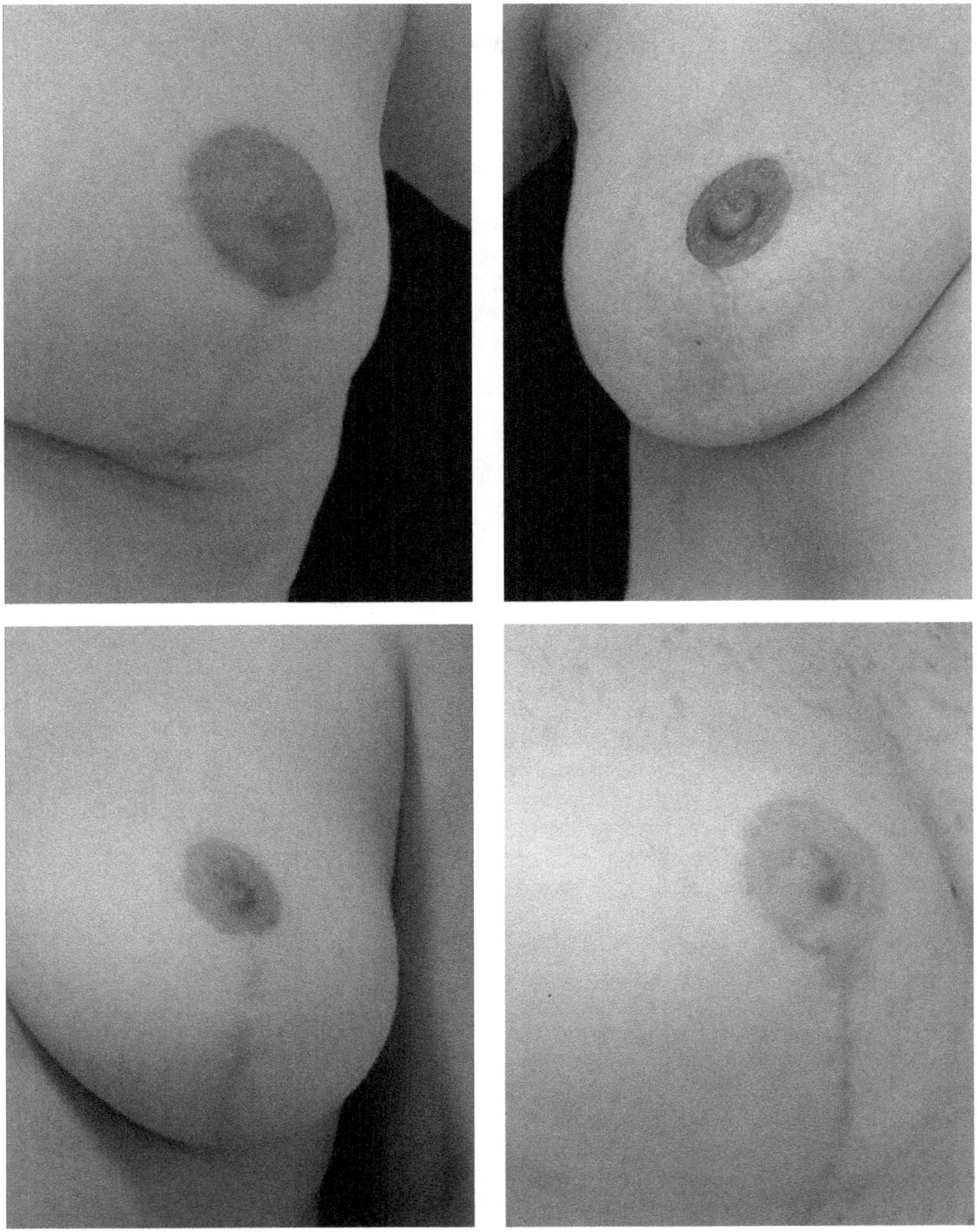

GINECOMASTIA O REDUCCIÓN MAMARIA EN HOMBRES

Hay pocas cosas más anormales que un hombre con pechos grandes. Este defecto, producido por exceso de grasa o glándula menoscaba enormemente la seguridad propia del hombre que lo padece, influyendo drásticamente en sus relaciones interpersonales y en la forma en que se desenvuelve socialmente.
Los pechos prominentes afectan tanto a niños, adolescentes y adultos, quienes van restringiendo su vida normal. Es muy frecuente que no se bañen en la piscina ni se desvistan en un camarín, por vergüenza de ser vistos. Puede ser un gran complejo y causar una severa alteración de la autoestima. Muchas veces es un secreto que no se atreven a conversar siquiera con sus parejas.

"Ginecomastia" es el término médico que se utiliza para llamar pechos masculinos excesivamente desarrollados. La mayoría de las veces esta condición no tiene causa conocida y se presenta con frecuencia en adolescentes y en hombres mayores de cincuenta años. Este aumento de volumen de la glándula mamaria masculina puede estar asociado al uso de algunos medicamentos o problemas médicos (por ejemplo, obesidad y algunos trastornos hormonales).
Esta anomalía puede presentarse en uno o ambos pechos, causando molestias físicas y psicológicas a quienes la padecen. Puede producir dolor. Frecuentemente es asimétrica. En general, los seguros de salud e Isapres bonifican esta intervención.
Pseudoginecomastia es el término que se aplica cuando el crecimiento mamario está dado principalmente por grasa, y no por tejido mamario.

PROCEDIMIENTO QUIRÚRGICO

La ginecomastia se resuelve mediante una "Adenectomía Mamaria", término que describe la resección quirúrgica de la glándula. Ésta puede realizarse en pacientes de cualquier edad, habitualmente con una anestesia general suave. El procedimiento, que dura aproximadamente una hora, se inicia haciendo una incisión a través de la cual se elimina tejido glandular y grasa asociada.
Por esta pequeña incisión se puede aspirar grasa, para darle al pecho mejor contorno y forma, evitando depresiones y desniveles que podrían producir un resultado estéticamente insatisfactorio. Esto ya no es parte del tratamiento de la ginecomastia, sino del exceso de grasa que frecuentemente presentan estos casos.
Los pacientes son hospitalizados una noche para el manejo de sus molestias en el postoperatorio. A veces es necesario dejar un pequeño drenaje para evacuar fluidos, que se retira en la mañana antes de dejar el hospital.

RECUPERACIÓN

Las molestias son moderadas y se presentan en las primeras 24 horas; en algunos pacientes éstas pueden extenderse hasta una semana y se tratan con analgésicos orales. Los primeros días la piel de los pechos se siente más sensible y endurecida que el resto, por la acumulación de líquido en la zona. Puede presentarse hinchazón, edema y equimosis que se aminoran con el uso de una faja. Esto mejora al cabo de unas semanas.

Antes y después de una adenectomía mamaria

- Evite el consumo de medicamentos anticoagulantes (como la Aspirina) una semana antes y después de la operación, ya que inducen a mayor sangrado.
- Evite el sol sobre las cicatrices durante los 2 meses posteriores a la cirugía y use protector solar adecuado.
- Se pueden retomar las actividades normales 7 días después de la cirugía,
- Reiniciar la actividad física, a la cuarta semana postoperatoria.

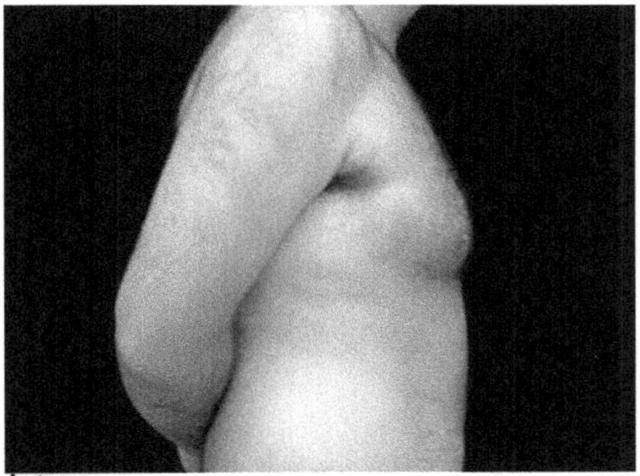
Antes

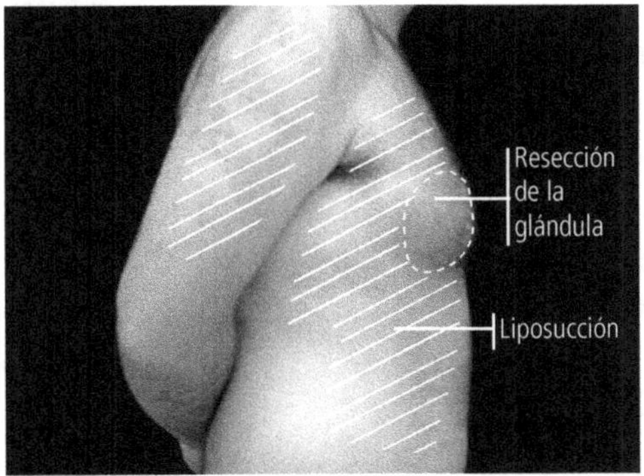

Procedimiento

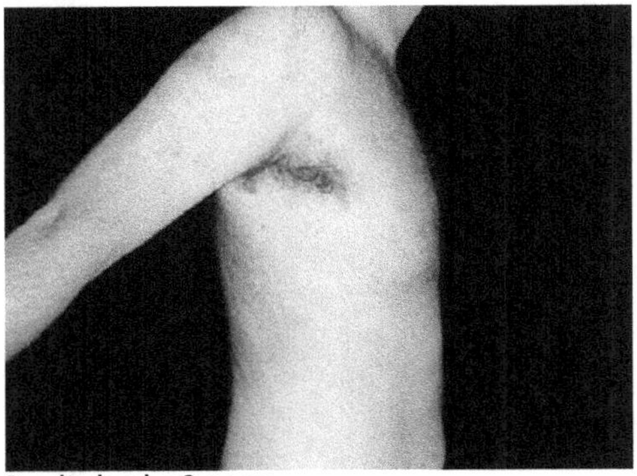
Resultado a los 3 meses

A pesar de haber seguido varias dietas para adelgazar, los pechos de este paciente se mantenían grandes. La solución más efectiva fue una adenectomía mamaria, que se realizó en el mismo tiempo operatorio de una liposucción de tronco.

Pacientes operados de Ginecomastia

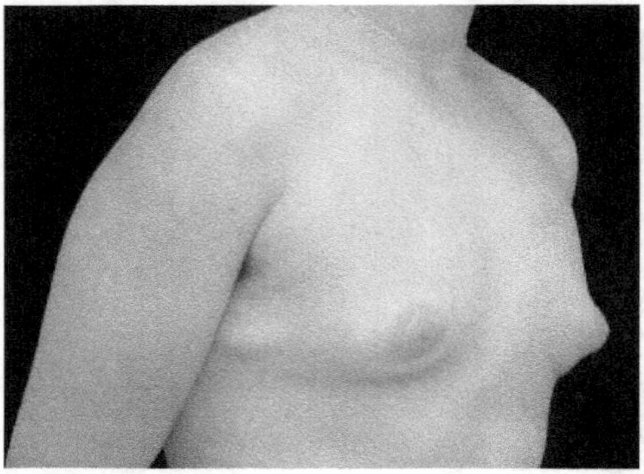

Antes

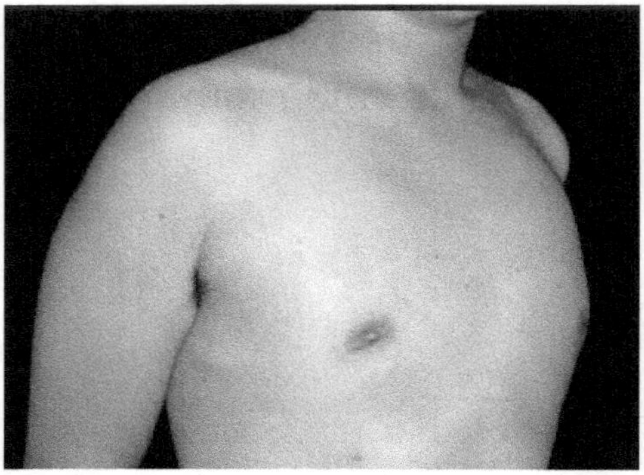

Resultado

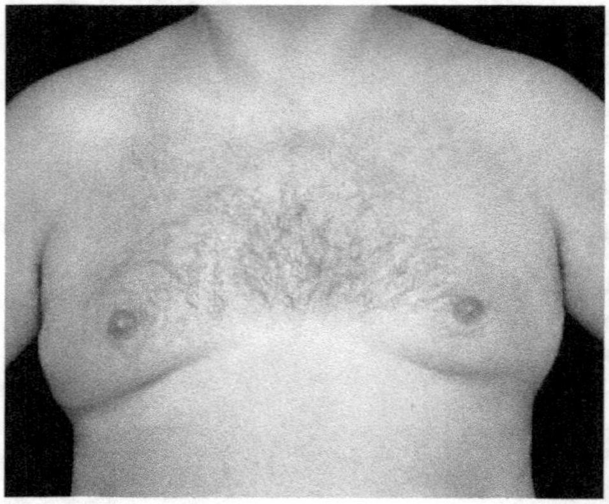

Antes

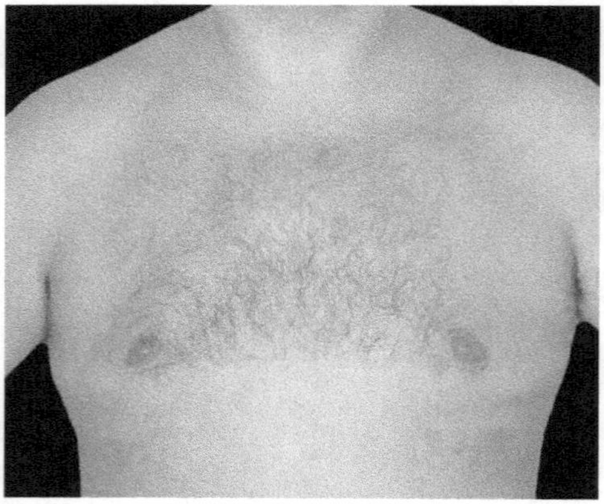

Resultado

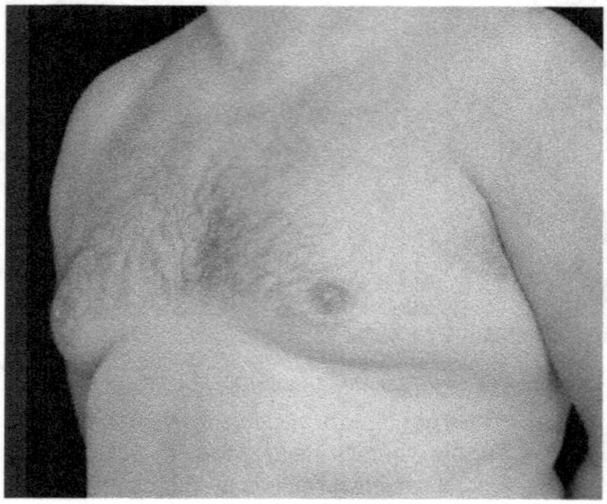

Antes

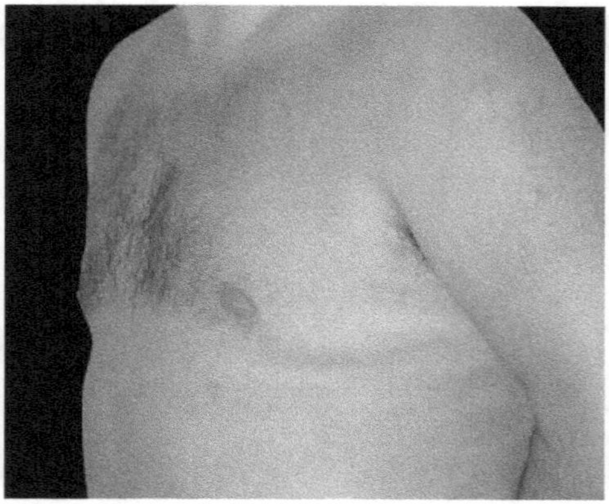

Resultado

RIESGOS

Si la intervención es realizada por un Cirujano Plástico bien calificado, lo probable es que su operación y recuperación postoperatoria no tengan inconvenientes. A pesar de esto, aun en circunstancias ideales, pueden desarrollarse complicaciones. Aparte de las complicaciones específicas relacionadas con esta operación, usted debe conocer los riesgos asociados a cualquier intervención quirúrgica (Ver Capítulo "Riesgos").

Las complicaciones más frecuentes y específicas de esta cirugía son solucionables. Las principales son:

INFECCIÓN:

Es un riesgo como en cualquier cirugía. La gran mayoría genera síntomas en los primeros días de realizada la operación.

HEMATOMAS:

Un hematoma es una colección de sangre dentro del cuerpo que se presenta alrededor del implante o en la proximidad de la incisión. Los hematomas grandes pueden necesitar ser evacuados por su médico. Pueden dar síntomas como aumento de volumen, dolor o cambios de color. Las enfermedades relacionadas con el sistema de la coagulación y el consumo de medicamentos anticoagulantes (como la Aspirina) aumentan este riesgo.

CICATRICES HIPERTRÓFICAS Y QUELOIDES:

A pesar de los cuidados del cirujano y del paciente algunas personas desarrollan cicatrices notorias y poco estéticas, que ocasionalmente se pueden mejorar con una cirugía. Si usted no está dispuesto a asumir este riesgo adicional, no debería operarse.

ASIMETRÍA DE FORMA Y POSICIÓN:

Debe recordarse que los pacientes que se someten a cirugía mamaria tendrán aun más asimetría que el resto de los hombres y no siempre se logra corregir completamente las diferencias existentes.

Capítulo 5

ABDOMEN.

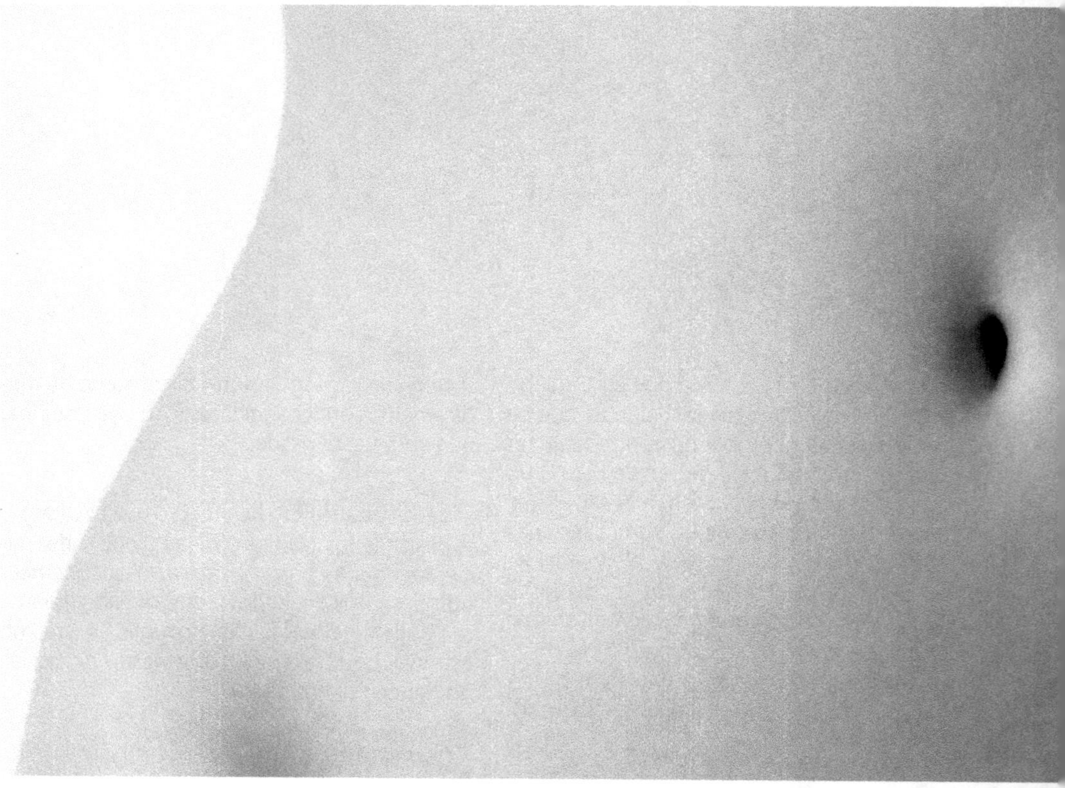

Para mejorar el aspecto del abdomen se utilizan, principalmente, dos procedimientos en Cirugía Estética. Uno es la Liposucción, donde se extrae la grasa del abdomen, y la segunda técnica se conoce como "Abdominoplastía o Lipectomía", que es un procedimiento quirúrgico en el cual se remueve el exceso de piel y de grasa de la mitad inferior del abdomen, para ajustar la piel suelta y remover grasa y estrías.

Un abdomen liso, firme y musculoso, con una cintura bien definida y proporcionada es parte de nuestra percepción sobre un cuerpo joven y atractivo. Imágenes de cuerpos femeninos tonificados y sin grasa ni celulitis, inundan la publicidad y el marketing de la industria cosmética, de ropa y perfumes.

Sin embargo, muy pocas personas han sido premiadas con un ideal estético, ni siquiera durante su juventud.

El abdomen es normalmente el primer lugar afectado por los embarazos y aumento de peso. El diámetro de la cintura crece, irreversiblemente,

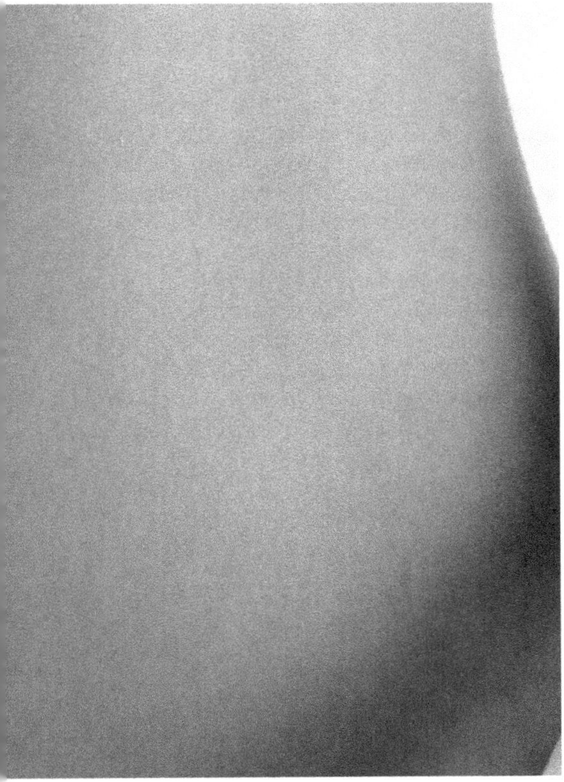

abdominal y un moderado sobrepeso. Generalmente los depósitos de grasa constitucional se encuentran localizados en la pared abdominal, muslos y glúteos, haciéndose resistentes al ejercicio regular. Algunos pacientes realizan varias horas semanales de ejercicio cardiovascular y no logran reducir centímetros ni eliminar un delantal abdominal.

El objetivo de la cirugía plástica abdominal es mejorar la estética, eliminando piel suelta, estrías, la grasa del abdomen bajo y haciendo la pared abdominal más tensa.

Este procedimiento se realiza mediante eliminación quirúrgica de grandes áreas de piel y panículo adiposo, y la sutura de musculatura abdominal, para producir un "corset anatómico interno". Además el procedimiento es complementado, en muchos casos, con liposucción, aspirando acumulaciones de grasa y con ello se obtiene una pared abdominal más plana.

con los años, así como los depósitos de grasa.

Las dietas y la tonicidad muscular ayudan a controlar el problema, pero muchas veces, esto no es suficiente.

CIRUGÍA DE LA PARED ABDOMINAL

La cirugía de abdomen logra transformar el cuerpo de una persona, reduce tallas, mejora el aspecto de las caderas y el contorno corporal. Está especialmente indicada para aquellas pacientes que tienen un exceso de piel y grasa

Candidatos para una Abdominoplastía:

- No deben ser obesos
- Tener buena salud
- Tener expectativas reales
- Aceptar cicatrices y períodos de recuperación
- Idealmente no tener pensado embarazos futuros
- No fumar

PROCEDIMIENTO QUIRÚRGICO

Esta operación comienza con una incisión transversal justo sobre el pubis. que se extiende en dirección a las caderas, después se separa la piel y grasa de la pared abdominal y luego se estira hacia abajo. El excedente de grasa y piel se elimina. Se puede aproximar los músculos del abdomen dando como resultado una pared abdominal más firme y una cintura más pequeña ("corset muscular interno"). Por último, se cierra suturando en la parte baja del abdomen y alrededor del ombligo. Se usan drenajes. Generalmente se utiliza anestesia general, aunque a veces se puede usar anestesia espinal. Tiene una duración aproximada de dos a tres horas. Requiere hospitalización por dos o tres noches.

ABDOMINOPLASTÍA CON LIPOSUCCIÓN:
(LIPOABDOMINOPLASTÍA)

En el mundo moderno casi toda la población tiene algún grado de sobrepeso, por lo que en muchos casos se realiza liposucción de los costados y sobre el ombligo, antes de retirar el exceso de piel. lo que produce que la pared abdominal se vea firme y sin grasa.
Sugiero esta alternativa a casi todas las pacientes.

EL OMBLIGO:
Durante la vida dentro del útero, el cordón umbilical es un tubo por donde pasan los nutrientes al feto. Luego del nacimiento se forma el ombligo por la necrosis o muerte de la piel del cordón. Esto hace que el ombligo sea en realidad una cicatriz, determinada por las características genéticas de la cicatrización de cada persona. Todos los ombligos son asimétricos, y muchos se encuentran alejados uno o dos centímetros de la línea media (centro) del cuerpo. Algunos ombligos se encuentran más altos y otros más bajos, dependiendo de la forma del cuerpo y sus caderas. Pueden ser alargados verticalmente o ensanchados en forma horizontal.
Si la persona es muy delgada, el ombligo tiende a caer como la visera de un gorro, y si está con sobrepeso, se pierde en las profundidades.

Tipos de Abdominoplastía

- Abdominoplastía clásica: Para personas "rellenas" o gordas. Es la resección simple del delantal o colgajo abdominal, con o sin procedimientos para tensar la musculatura de la pared abdominal y sin liposucción.
- Lipo-Abdominoplastía: La forma más común actualmente, se realiza liposucción al mismo tiempo.
- Minilipectomía: Para personas relativamente delgadas con exceso de piel.

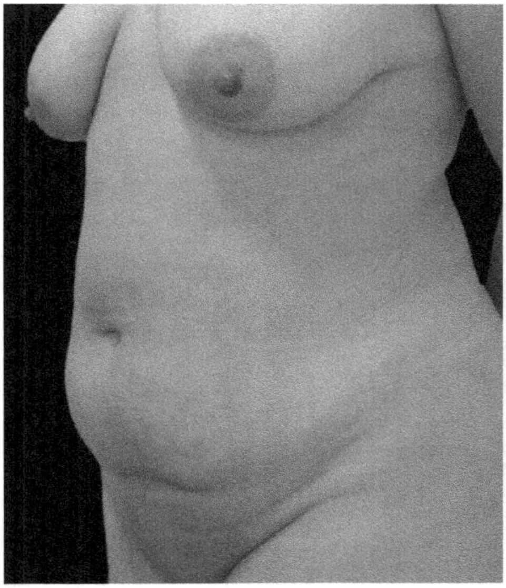
Antes

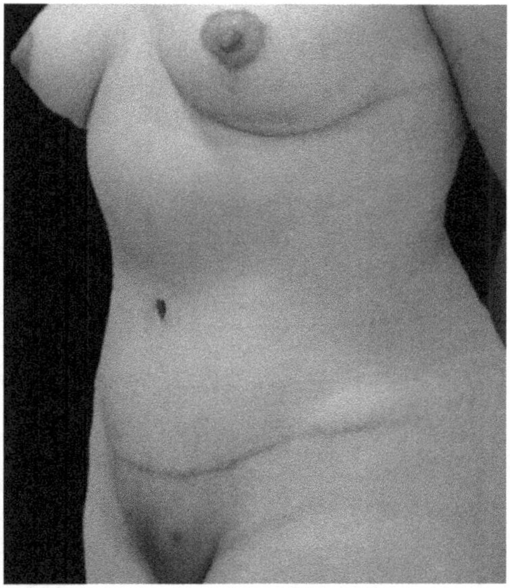
Resultado

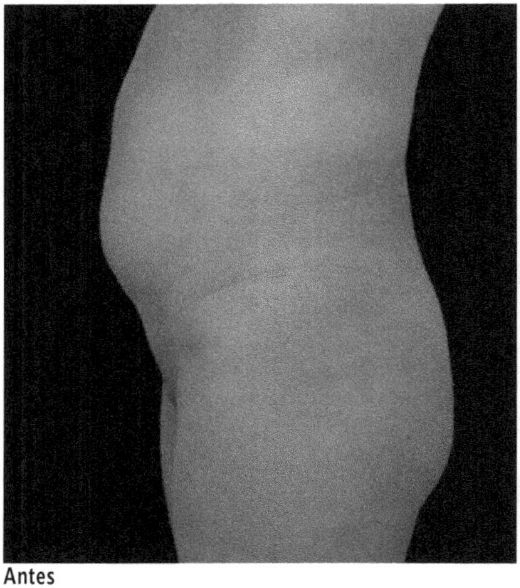
Antes

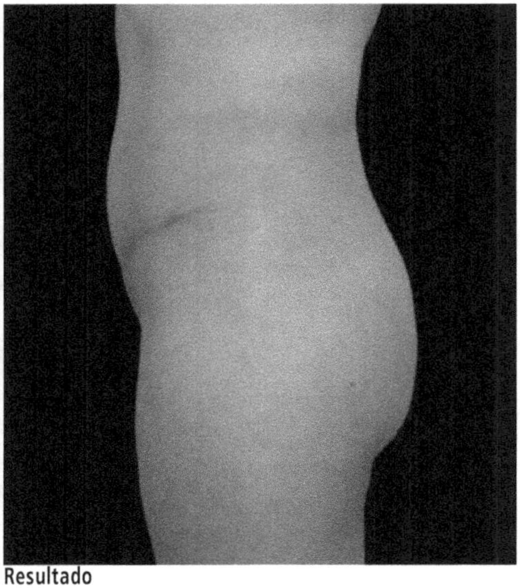
Resultado

EL OMBLIGO

El ombligo es una cicatriz que resulta de la separación entre el feto y la placenta al momento del parto. Cada persona tiene un ombligo distinto a la otra, varían en su forma, posición y tamaño, siendo todas estas variantes normales.

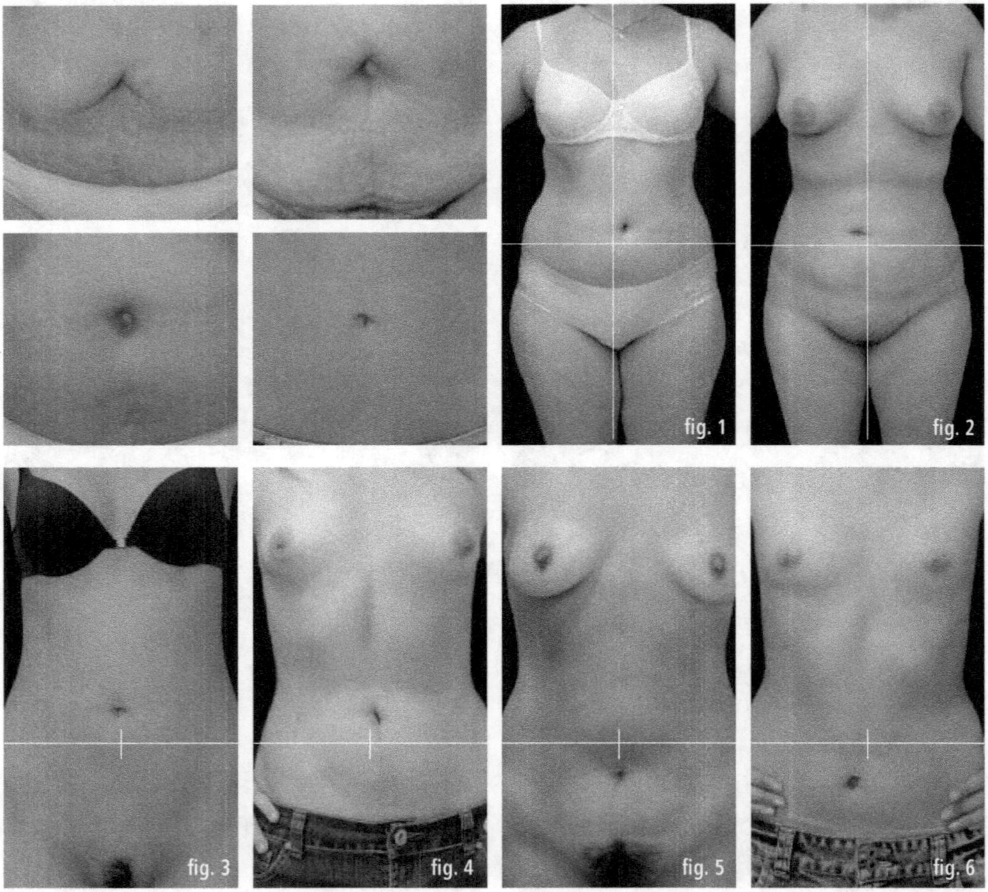

Con frecuencia encontramos ombligos desplazados de su centro (figs. 1 y 2). También es habitual ver ombligos altos (figs. 3 y 4) y bajos (figs. 5 y 6).

Esquema de los pasos de una Abdominoplastía

- En la operación puede realizarse una liposucción de la pared abdominal al mismo tiempo.

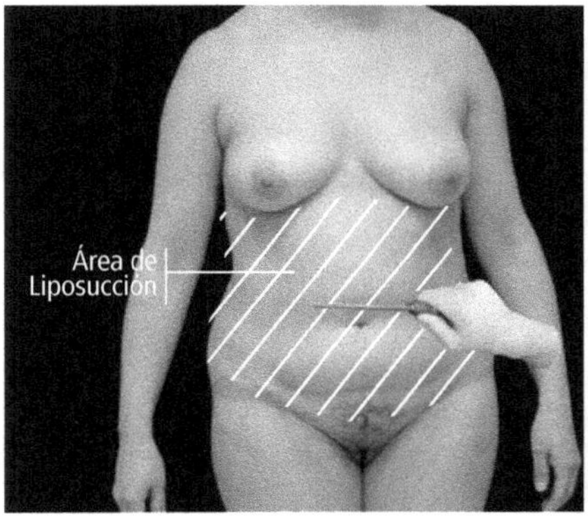

1. En muchas pacientes se combina una primera etapa de Liposucción, para seguir en forma inmediata con la Abdominoplastía.

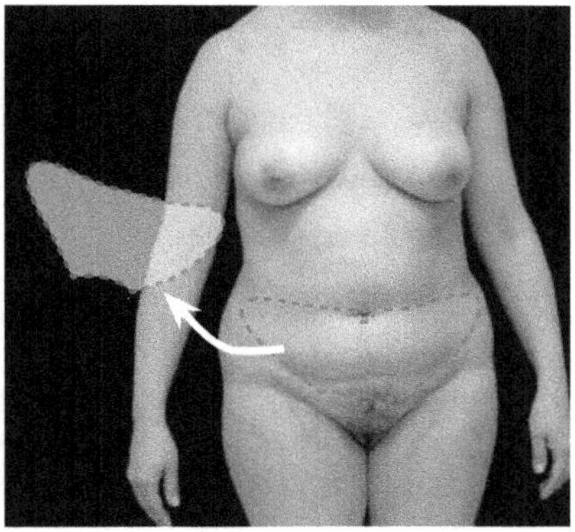

2. La Abdominoplastía propiamente tal, es la eliminación del "delantal abdominal", producido por la acumulación de grasa y embarazos. En este esquema se delimita esta zona en rojo: Se corta desde desde el pubis hacia las caderas y se elimina grasa subcutánea y piel (Línea punteada roja).

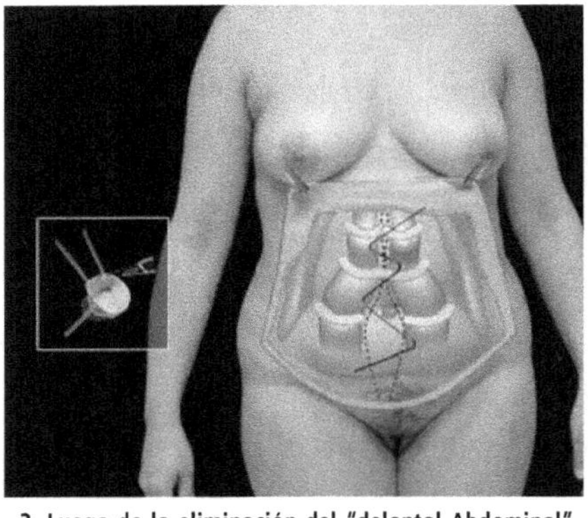

3. Luego de la eliminación del "delantal Abdominal", se procede a unir los Músculos Rectos Abdominales entre sí, formando un "Corset Anatómico", que le dará tensión y firmeza a la pared abdominal. En este paso se traslada el ombligo a su nueva posición.

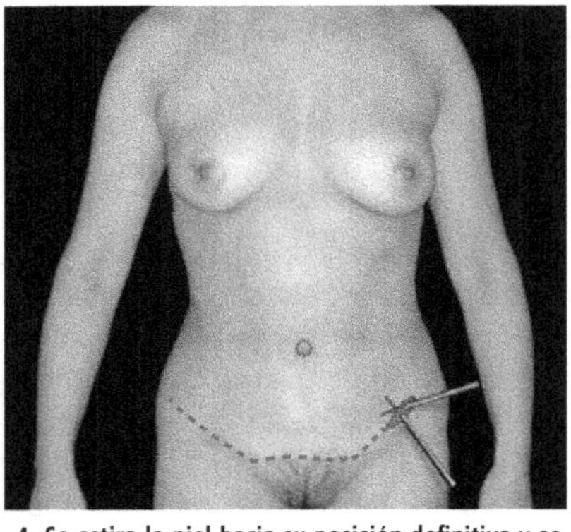

4. Se estira la piel hacia su posición definitiva y se sutura, al igual que el ombligo (Que es el original de la paciente, sólo que se encuentra en otra ubicación respecto de la piel abdominal). La cicatriz inferior puede ser camuflada por ropa interior o un bikini que no sea rebajado.

INCONVENIENTES Y BENEFICIOS DE UNA ABDOMINOPLASTÍA CON SUCCIÓN

BENEFICIOS:
Un abdomen relativamente plano, seguridad en sí misma y mejora de la autoestima.
Habitualmente las pacientes bajan una talla, pueden usar ropa a la cadera y siendo cuidadosas para cubrir la cicatriz pueden usar bikini, luciendo un abdomen plano y sin exceso de grasa. Con la ayuda de ejercicio abdominal regular puede incluso marcarse la musculatura. El delantal abdominal desaparece y se logra una figura atractiva y armónica.

INCONVENIENTES:
Deja una cicatriz grande. El aspecto final de ésta dependerá exclusivamente de su genética y de los cuidados postoperatorios que rigurosamente debe cumplir. No obstante lo anterior, la cicatriz puede ensancharse y ser poco estética. Posible pérdida de la sensibilidad cutánea sobre la zona de la incisión.
Si usa un bikini pequeño o rebajado, la cicatriz podría notarse. Otro pequeño inconveniente es que al eliminar piel que se encuentra entre el pubis y el ombligo, se "estira" hacia arriba el pubis, ocasionalmente dejando el vello pubiano un poco más alto de lo que estaba. Es estos casos se recomienda depilación láser de dos centímetros de la parte alta del vello pubiano. El ombligo queda con una cicatriz pequeña en torno a él.
Si usted no está dispuesta a tener una cicatriz con estas características, evite esta operación (Ver capítulo Cicatrices).

La evolución del contorno y pared abdominal es bastante lenta. Normalmente se demora aproximadamente seis meses en conseguir el aspecto final.
La operación no la dejará con unas caderas delgadas para usar bluejeans bajos, ya que se le "saldrá" el rollito adiposo lateral, que sólo podrá ser eliminado mediante la aspiración de la grasa acumulada en ese sector, lo que no se hace rutinariamente. Si usted desea agregarlo a la Abdominoplastía, debe pactarlo con su médico antes de la operación, y asumir las implicancias del mayor tiempo operatorio, de la recuperación, y no menos importantes, las financieras.

HAY ALGUNAS RAZONES PARA CONSIDERAR LA POSTERGACIÓN DE UNA ABDOMINOPLASTÍA:

1. Futuros embarazos:
Si usted desea tener hijos en el corto plazo es aconsejable esperar y realizar la operación una vez finalizada esta etapa, ya que la piel sigue estirándose con cada embarazo y los músculos pierden su tonicidad. No es una contraindicación, pero los resultados de la operación sufrirán algún deterioro si se embaraza nuevamente.

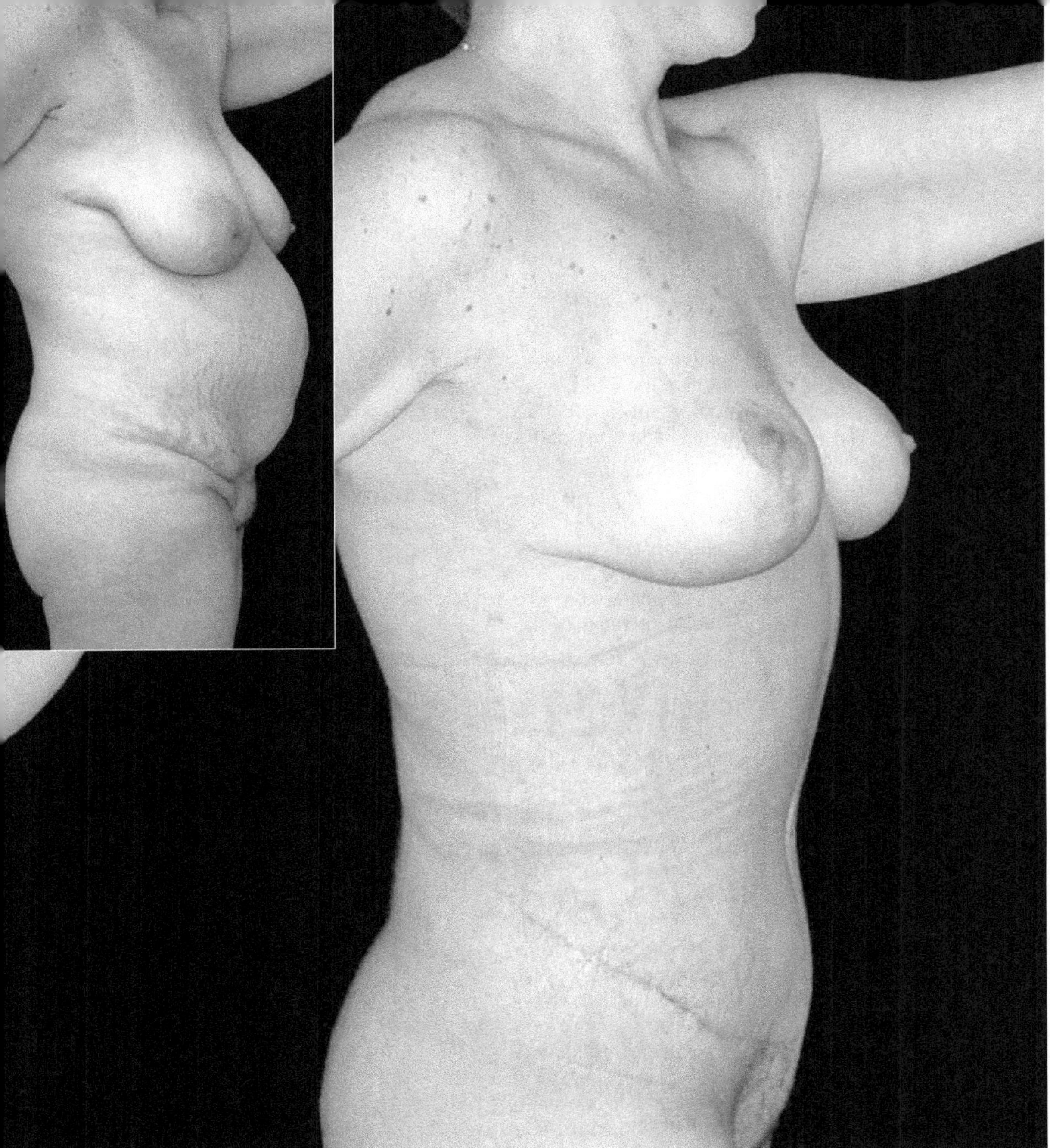

Tal como esta paciente, la mayoría de quienes se someten a una cirugía de abdomen la combinan con alguna cirugía mamaria y/o liposucción. Esto produce un cambio significativo en el aspecto de la persona.

2. OBESIDAD:
En los obesos la circulación sanguínea en la zona abdominal puede ser muy pobre, lo que dificulta una buena recuperación. Es importante tener un peso estable. Si tiene Obesidad Mórbida, requiere Cirugía Bariátrica y no una Abdominoplastía.

3. TABAQUISMO:
Si usted fuma es muy importante que deje de fumar antes y después de la cirugía. Si no deja de fumar postergue su operación y no se arriesgue, ya que puede tener serias complicaciones.

4. ANEMIA:
Si usted tiene anemia debe posponer su cirugía. Su médico le indicará tabletas de Hierro medicinal, para recuperar el Hematocrito hasta llegar a un nivel normal.
Recuerde que el Té inhibe la absorción del hierro.

5. NO QUIERE CICATRIZ GRANDE:
La Abdominoplastía deja una cicatriz grande. Es más, la calidad de ella depende de sus factores genéticos y familiares, y a pesar de todos los esfuerzos del Cirujano Plástico, y suyos por cuidar las cicatrices, éstas pueden resultar feas, y ocasionalmente queloides. En la mayoría de los casos la cicatriz transversal queda cubierta por un bikini de tamaño mediano o ropa interior (Ver capítulo Cicatrices).

Lo que no está incluido en la Abdominoplastía con succión:

- Debe saber que su cirujano, durante el procedimiento de Abdominoplastía no podrá aspirar la espalda, la zona alta de los costados ni la cadera posterior. Esto implica darla vuelta mientras está anestesiada en la mesa operatoria, un par de horas más de cirugía y probablemente duplicar los costos del procedimiento. Por lo que es fundamental que su Cirujano y usted estén de acuerdo en definir dichos aspectos con anterioridad a la fecha operatoria.

- Tampoco se considera la lipoaspiración de caderas, cara interna del muslo, ni la inyección grasa en los glúteos. Cualquiera de estos procedimientos extras debe ser planeado con anterioridad y discutido específicamente con su Cirujano Plástico.

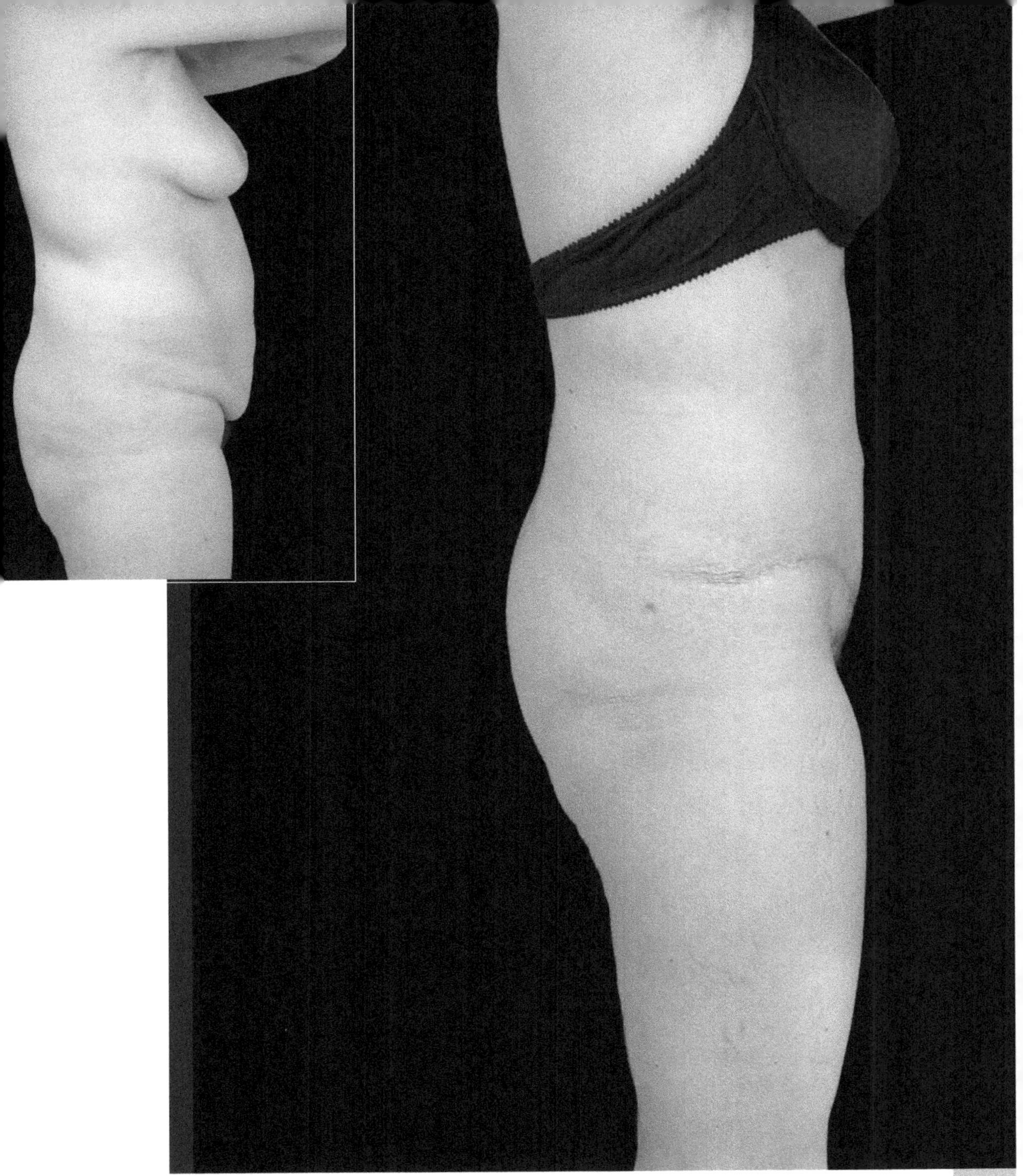

Esta paciente se realizó una Abdominoplastía con succión de la pared abdominal, al mismo tiempo. Resultado a los 4 meses.

¿Cuándo retomo la vida normal?

Día 1:	Caminar
Día 2:	Ducha
Día 10:	Conducir un auto y regresar al trabajo.
Día 15:	Bañarse en la piscina.
Día 17:	Dejar los analgésicos regulares.
Día 20:	Reiniciar relaciones sexuales.
Día 21:	Ejercicio moderado
Día 45:	Eventos sociales
6 Meses:	Completamente recuperada.

Cicatrices Abdominales:

- Si usted tiene cicatrices en el abdomen, la Abdominoplastía es más difícil de realizar, y sus resultados estéticos no serán tan óptimos como los de una paciente con buena cicatrización y sin cicatrices previas.
- Las pacientes que tienen las antiguas cicatrices de Vesícula, requieren una Abdominoplastía diferente, más compleja y quedarán más cicatrices visibles.

ABDOMINOPLASTÍA EN HOMBRES

Casi toda la población tiene algún grado de sobrepeso, y los varones no son la excepción.
Un problema es que la pigmentación de la zona abdominal baja de los hombres es bastante diferente del resto del abdomen, y esto hace que la cicatriz se vea más.
También es importante que la zona de las caderas o la cintura de los hombres contiene una grasa mucho más dura y casi imposible de extraer, lo que hace que la disminución del contorno corporal en este sector sea menor que el equivalente en las mujeres.
Cabe recordar que los hombres tienen mucho menor tolerancia al dolor.
En muchos casos esta operación se asocia al tratamiento quirúrgico de la ginecomastia.

MINI-ABDOMINOPLASTÍA CON OMBLIGO FLOTANTE:

En algunas mujeres delgadas se puede usar una técnica llamada Mini-lipectomía o Mini-Abdominoplastía con ombligo flotante, en la que generalmente se requiere muy poca liposucción, y se realiza una incisión que es discretamente más corta y se despega el ombligo de la pared abdominal. El procedimiento entonces, es sacar una elipse de piel en la zona sobre el pubis. En algunos casos (y no todos), se puede realizar un corset interno mediante la sutura de los músculos rectos abdominales para dejar el abdomen más plano.
El beneficio es un abdomen más plano que el que tenía, una cicatriz discretamente más corta y que el ombligo queda sin cicatriz.
Entre los inconvenientes, el ombligo queda en una posición más baja, frecuentemente más alargado, asimétrico y traccionado. A veces se producen irregularidades cutáneas y pequeños seromas.

RECUPERACIÓN

Los primeros días puede sentir molestias que serán controladas con antinflamatorios y analgésicos orales. Las suturas se retirarán dos a tres semanas después de la cirugía.
Las cicatrices de la Abdominoplastía clásica se extienden en la parte baja del abdomen, justo debajo de la línea del bikini, además se produce una cicatriz pequeña alrededor del ombligo. Pese a la existencia de estas marcas lo probable es que se vea y sienta mejor con un abdomen más plano.
En el caso de la Minilipectomía las cicatrices son más pequeñas y sólo en la parte baja del abdomen.

USO DE FAJA, DRENAJE LINFÁTICO Y ULTRASONIDO:

El uso de la faja es importante ya que disminuye moretones e hinchazón. Su función compresiva es fundamental para una pronta recuperación.
El drenaje linfático y ultrasonido son también recomendables en la mayoría de los pacientes, ya que ayudan a eliminar la gran cantidad de líquido acumulado en la zona operada, disminuyendo además la fibrosis producida por la operación.

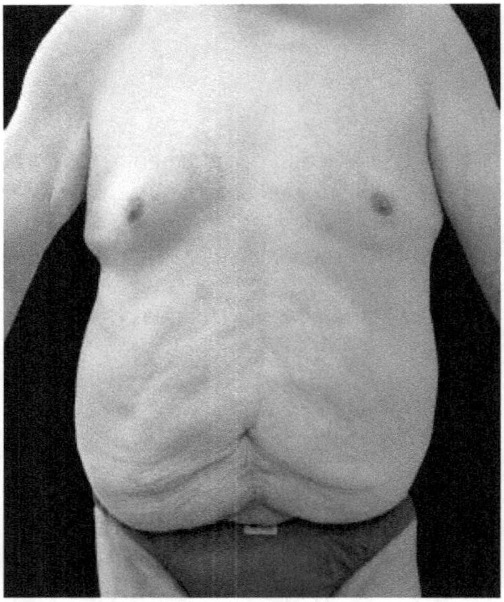
Antes

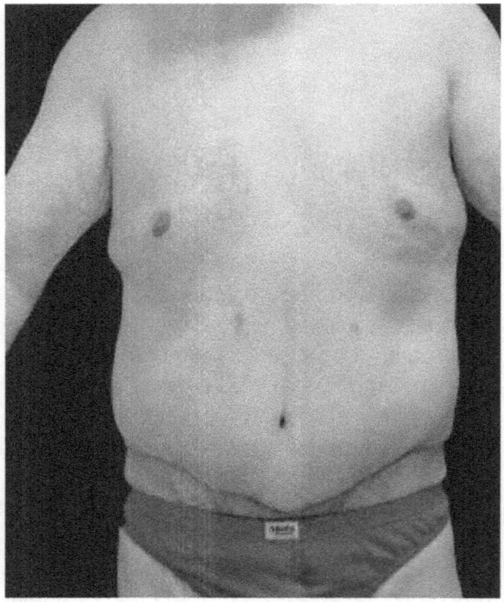
Resultado

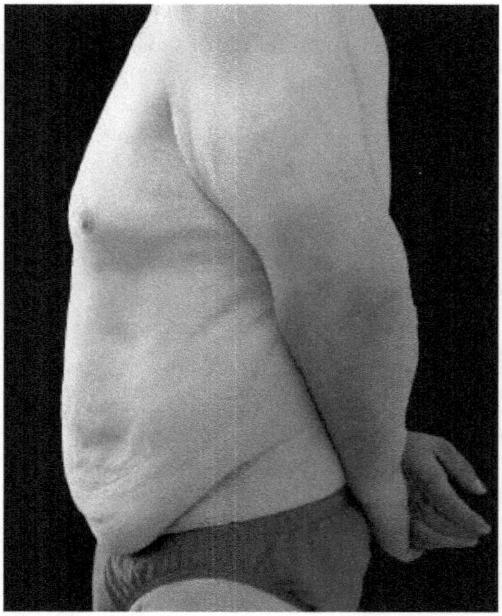
Antes

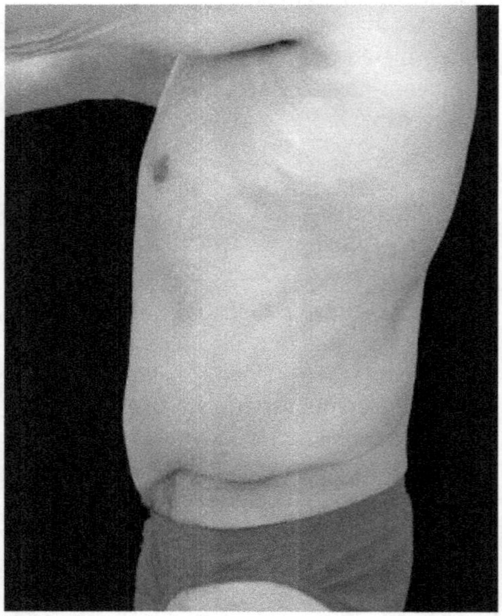
Resultado

Abdominoplastía y Liposucción Mamaria en un hombre que desea eliminar el "delantal abdominal" y el exceso de grasa en la glándula mamaria.

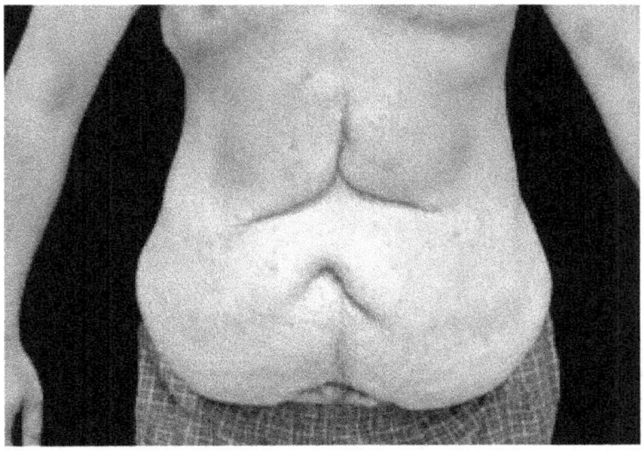

Antes

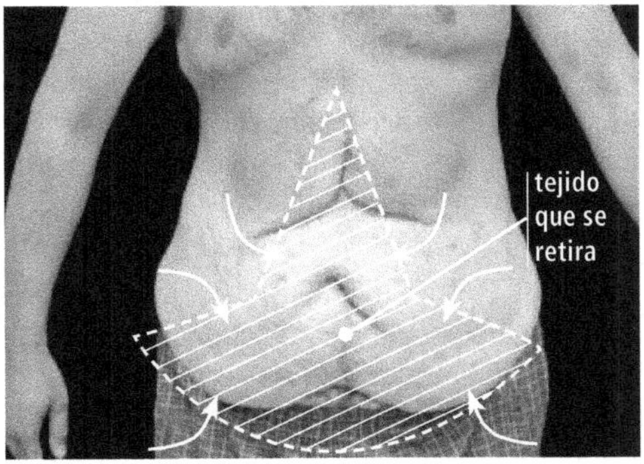

Procedimiento

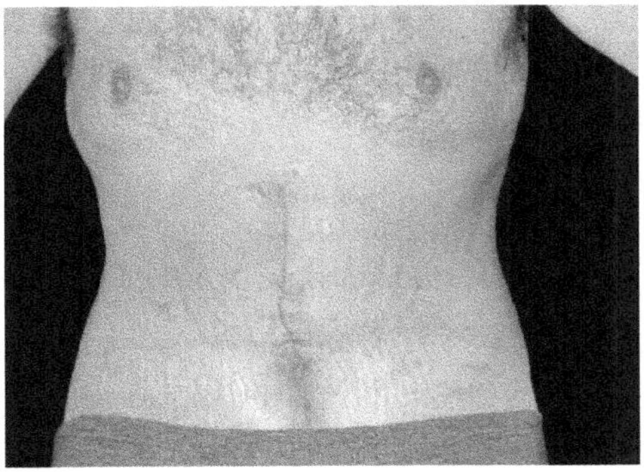

Resultado

Este paciente probó todo tipo de dietas y ejercicios, y ante la imposibilidad de reducir el exceso de grasa y piel de su abdomen fue necesario hacerle una Abdominoplastía. Dado que el paciente tenía una gran cicatriz vertical en el abdomen, se usó esta misma para la cirugía.

RIESGOS

Si la intervención es realizada por un Cirujano Plástico bien calificado, lo probable es que su operación y recuperación postoperatoria no tengan inconvenientes. A pesar de esto, aun en circunstancias ideales, pueden desarrollarse complicaciones (Ver Capítulo "Riesgos"). Las complicaciones más frecuentes y específicas de esta cirugía son solucionables.
Como en cualquier procedimiento quirúrgico usted debe estar consciente de los riesgos potenciales y discutir sus preocupaciones con su cirujano, previo a la intervención. Además de los riesgos generales de cualquier operación, hay algunos relacionados específicamente con una Abdominoplastía. Una paciente que se somete a una operación de este tipo debe comprender que podría requerir procedimientos adicionales para mejorar los resultados y/o la cicatrización producida por ella.

IRREGULARIDADES:

Diferencias en la cantidad de la grasa del panículo subcutáneo hacen que la mayoría de las personas tengan áreas más prominentes que otras. Al igual que con otras cirugías, estas irregularidades pueden quedar luego de la operación. También luego de la succión pueden quedar pequeñas áreas de fibrosis, que demorarán meses en desaparecer.

INFECCIÓN:

Es un riesgo como en cualquier cirugía. La gran mayoría genera síntomas en los primeros días de realizada la operación. Los Diabéticos, obesos y fumadores son más propensos a sufrir infecciones.

HEMATOMAS:

Un hematoma es una colección de sangre dentro del cuerpo. Los hematomas grandes pueden necesitar ser evacuados por su médico. Las enfermedades relacionadas con el sistema de la coagulación y el consumo de medicamentos anticoagulantes (como la Aspirina y el Ibuprofeno, entre otros), aumentan este riesgo.

CICATRICES HIPERTRÓFICAS Y QUELOIDES:

A pesar de los cuidados del cirujano y del paciente algunas personas desarrollan cicatrices notorias y poco estéticas, causadas por los antecedentes genéticos y familiares del paciente, que ocasionalmente se pueden mejorar con otra cirugía. *Si usted no está dispuesta a asumir este riesgo, no debería operarse* (Ver capítulo Cicatrices).

ASIMETRÍA DE FORMA Y POSICIÓN:

Debe recordarse que las pacientes que se someten a una Abdominoplastía tendrán ciertas asimetrías de la cicatriz, es decir un lado discretamente más alto o más largo que el otro, y no siempre se logra corregir completamente las diferencias existentes en la forma y volumen de la pared abdominal y caderas.

EXTRUSIÓN DE SUTURAS:

La pérdida de un punto puede provocar pequeños abscesos, como una espinilla grande. Son molestias más que una complicación, y dependen del sistema inmune de cada paciente.

DEHISCENCIA DE LA HERIDA Y DIFICULTAD EN LA CICATRIZACIÓN:

Ocasionalmente una pequeña parte de los bordes de la herida forma una costra, la que demora semanas en caerse, y puede dejar una herida, que cierra lentamente por sí sola, por lo que ocasionalmente se puede suturar para acelerar el proceso.

SEROMAS:

Acumulaciones de líquido en la pared abdominal. Se sacan con una punción. Son relativamente frecuentes, y no revisten mayor problema. Los seromas crónicos son, sin embargo, una acumulación que se forma nuevamente. Si están presentes después de varios meses, puede requerir eliminarlos quirúrgicamente.

HERNIAS ABDOMINALES:

Son relativamente infrecuentes, pero pueden suceder debido a la mala calidad de la musculatura abdominal. No es una complicación sino un problema propio del paciente.

EMBOLIAS Y COÁGULOS:

Trombosis en las piernas. Se toman todas las medidas posibles para que este hecho sea muy infrecuente.

OMBLIGO PEQUEÑO:

En ocasiones, el ombligo tiende a cerrarse por una cicatrización anómala de la paciente. Esto es una molestia que puede corregirse con otra pequeña cirugía, aunque la forma de cicatrización puede repetirse, ya que se debe a características genéticas de la paciente.

NECROSIS CUTÁNEA:

La necrosis es producida por una falta de irrigación lo que hace que inicialmente se formen ampollas y eventualmente se forme una costra. Las costras se terminan por caer y dan lugar a una cicatrización más lenta e imperfecta. En general se asocia al tabaquismo, por lo que es muy importante que sea realista. La pérdida de piel por infección es inusual. La mayoría de los casos se debe a gérmenes del tipo Staphilococus áureus, siempre presentes en la piel de todo paciente, o E. coli, de las deposiciones, que colonizan y eventualmente infectan la zona.

PIODERMA:

Es una respuesta del sistema inmune propio de la paciente ante cualquier trauma, como también lo es una operación quirúrgica, y va carcomiendo piel en forma localizada y progresiva.
Es un rarísimo fenómeno inflamatorio que puede confundirse con infección, y a pesar de ser muy inusual, se ve cada cierto tiempo. El Pioderma gangrenoso se caracteriza por necrosis de la piel, sin causa aparente ni infección. Es difícil hacer el diagnóstico, y su tratamiento consiste en hospitalizar a la paciente y frenar su sistema inflamatorio, mediante la administración de corticoides.

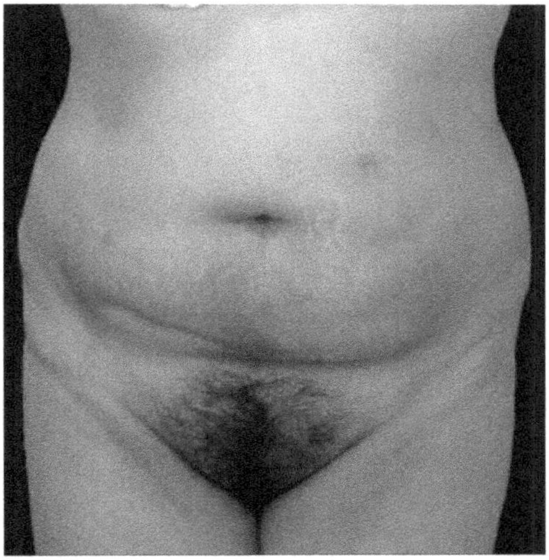

Antes

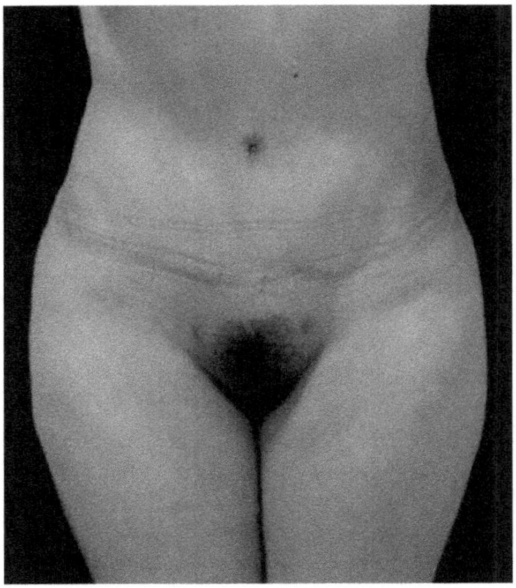

Resultado

Capítulo 6

GLÚTEOS.

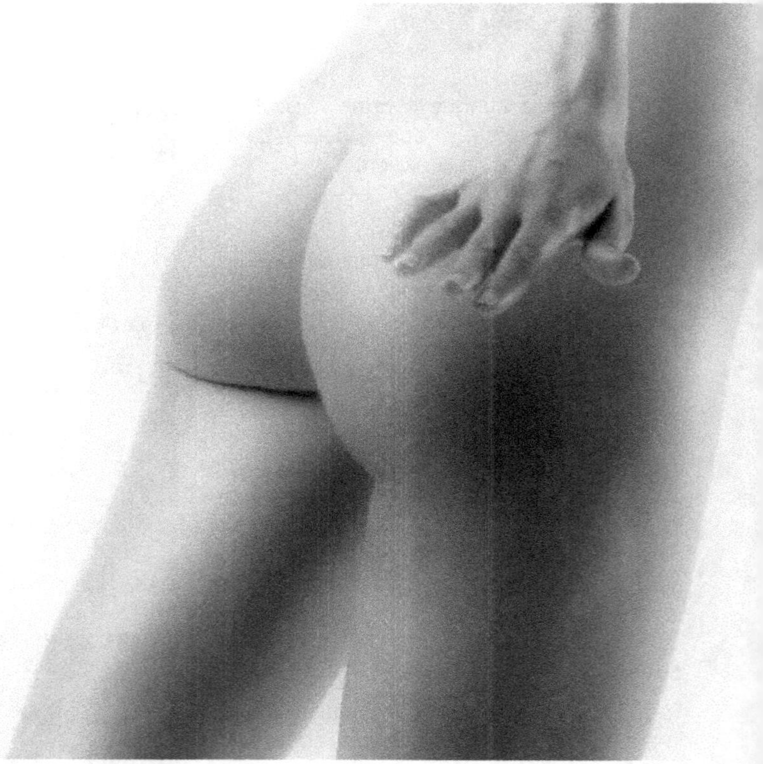

Los glúteos son parte importante de la sensualidad y aspecto físico femenino. Los glúteos juveniles son habitualmente redondeados y con bastante turgencia. Hay personas con glúteos más prominentes y otras que por razones genéticas tienen menos desarrollados los músculos de la zona. Aquellos que hacen ejercicio frecuente, en particular caminatas y ciclismo, incrementan el volumen muscular y por lo tanto mejoran el aspecto posterior. Los glúteos bonitos son aquellos que están en armonía con el resto del cuerpo. Ni tanto ni tan poco.

Con el pasar de los años, la turgencia se va perdiendo y el efecto de la gravedad también hace su parte, y en mucha gente se deposita más grasa, que junto a la flaccidez produce un aspecto poco atractivo.

La forma de los glúteos depende de la herencia genética y familiar, de la cantidad de grasa acumulada, de la estructura ósea, del ejercicio que se practica y finalmente de la forma del cuerpo.

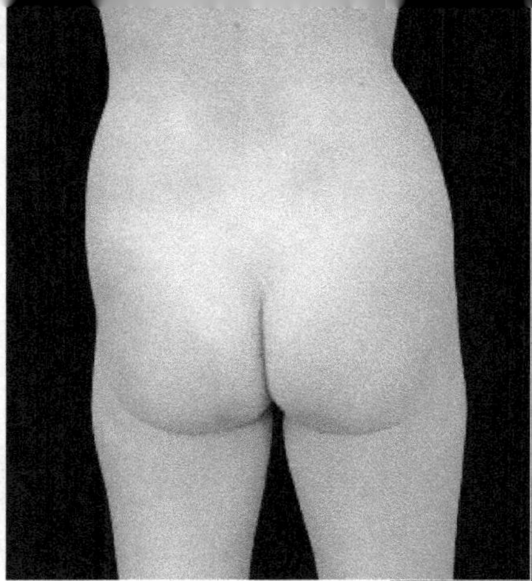

Antes

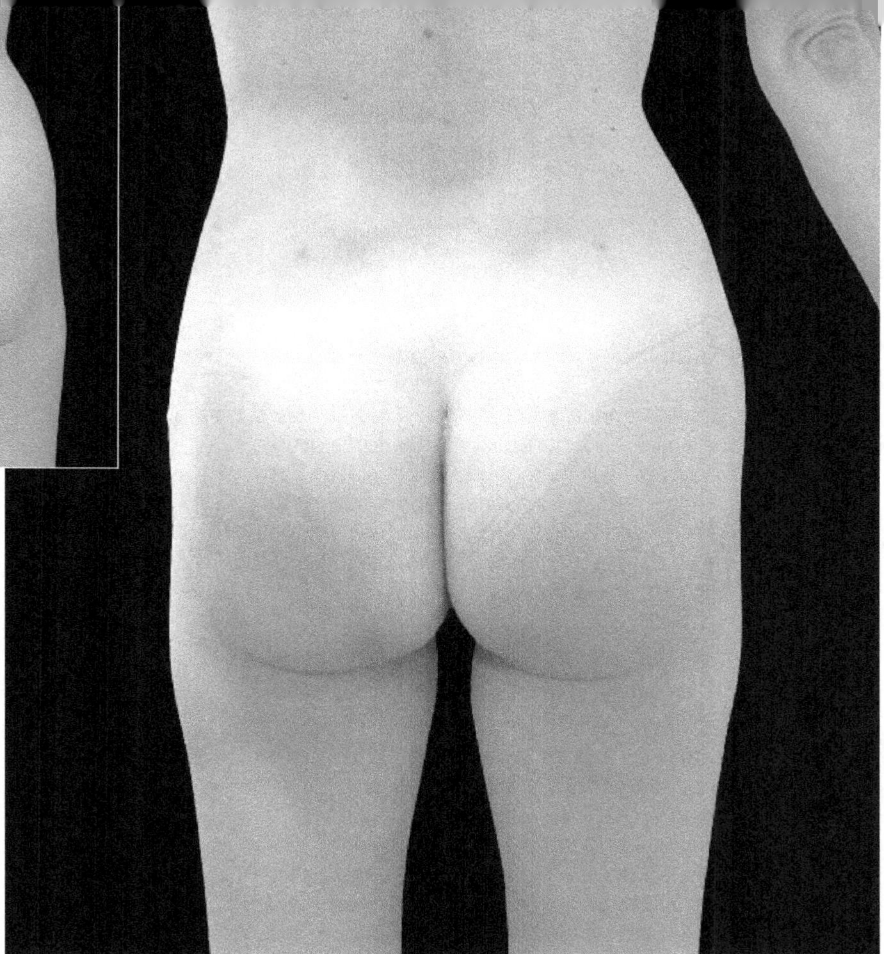

Resultado

En la mayoría de las pacientes se asocia el aumento de glúteos con prótesis a una pequeña lipoescultura de la zona. La asimetría de caderas no se logró corregir por completo en esta paciente. La cicatriz vertical mide 4 cms. y se oculta en la linea media.

AUMENTO DE GLÚTEOS

PROCEDIMIENTO QUIRÚRGICO

Para aumentar los glúteos pequeños la Intervención quirúrgica consiste en poner un implante de silicona o inyectar grasa de la misma paciente como autotrasplante.

PRÓTESIS GLÚTEAS:

El objetivo de esta operación es obtener una curvatura y volumen adecuados de los glúteos, a través de implantes de silicona diseñados especialmente para ello. Estos implantes pueden ser sometidos a los esfuerzos normales de la vida diaria, tales como sostener el peso de nuestro cuerpo al sentarnos, caminar o correr. Las prótesis utilizadas hace algunos años eran las mismas que se usaban para implantes mamarios, pero actualmente han sido diseñados ergonométricamente, con mayor resistencia, tanto de su cobertura como de su contenido. La cirugía se realiza bajo anestesia general, y es ideal acompañarla de un catéter epidural para el manejo de las molestias del postoperatorio. La operación dura dos horas y requiere de dos o tres noches de hospitalización.

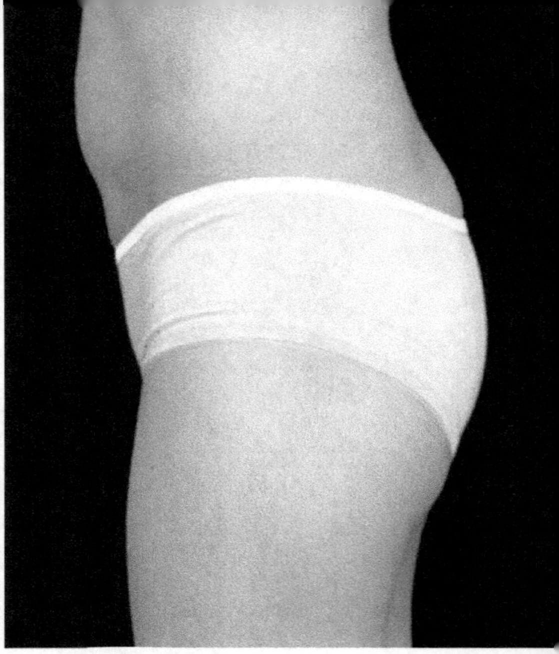

Esta paciente consideraba que el volumen y la curvatura de sus glúteos no eran atractivos, por lo que decidió mejorarlos con implantes de silicona. Estos implantes se introducen bajo los músculos dejando una pequeña cicatriz.

Hay múltiples variaciones de la técnica quirúrgica, pero en la mayoría de los casos el implante se pone entre las fibras musculares o bajo ellas, en la parte alta del glúteo. La cicatriz queda en la línea media y en general es poco visible. En la gran mayoría de los casos el resultado es excelente y frecuentemente se combina con lipoescultura de la zona, para dejar un contorno más armónico.

TAMAÑO DE LAS PRÓTESIS:

Un problema frecuente es que la paciente al probar y elegir las prótesis comete errores en la selección del tamaño, ya que generalmente no recibe una asesoría adecuada, con los conocimientos anatómicos requeridos para tales efectos. La mayoría de ellas cae inevitablemente en la tentación de elegir prótesis más grandes de lo médicamente aconsejable. Muy pocas veces la paciente escucha los consejos expertos del Cirujano Plástico, insistiendo en aumentar el volumen de sus glúteos con una prótesis incompatible con el espacio anatómico que ella misma tiene.

Es fundamental elegir un tamaño de implante correcto para obtener un resultado estético y armonioso.

Implantes grandes implican una cirugía más difícil, un espacio que las contiene forzadamente, molestias postoperatorias importantes, y más complicaciones.

Por último, los implantes grandes son poco finos y no se ven naturales.

Al igual que en cualquier intervención quirúrgica, la decisión de ponerse prótesis glúteas debe ser analizada seriamente. La paciente debe estudiar los riesgos asociados y discutirlos con su Cirujano Plástico, y entender que fuera de los posibles problemas inmediatos asociados con la cirugía, tienen implicancias para toda su vida.

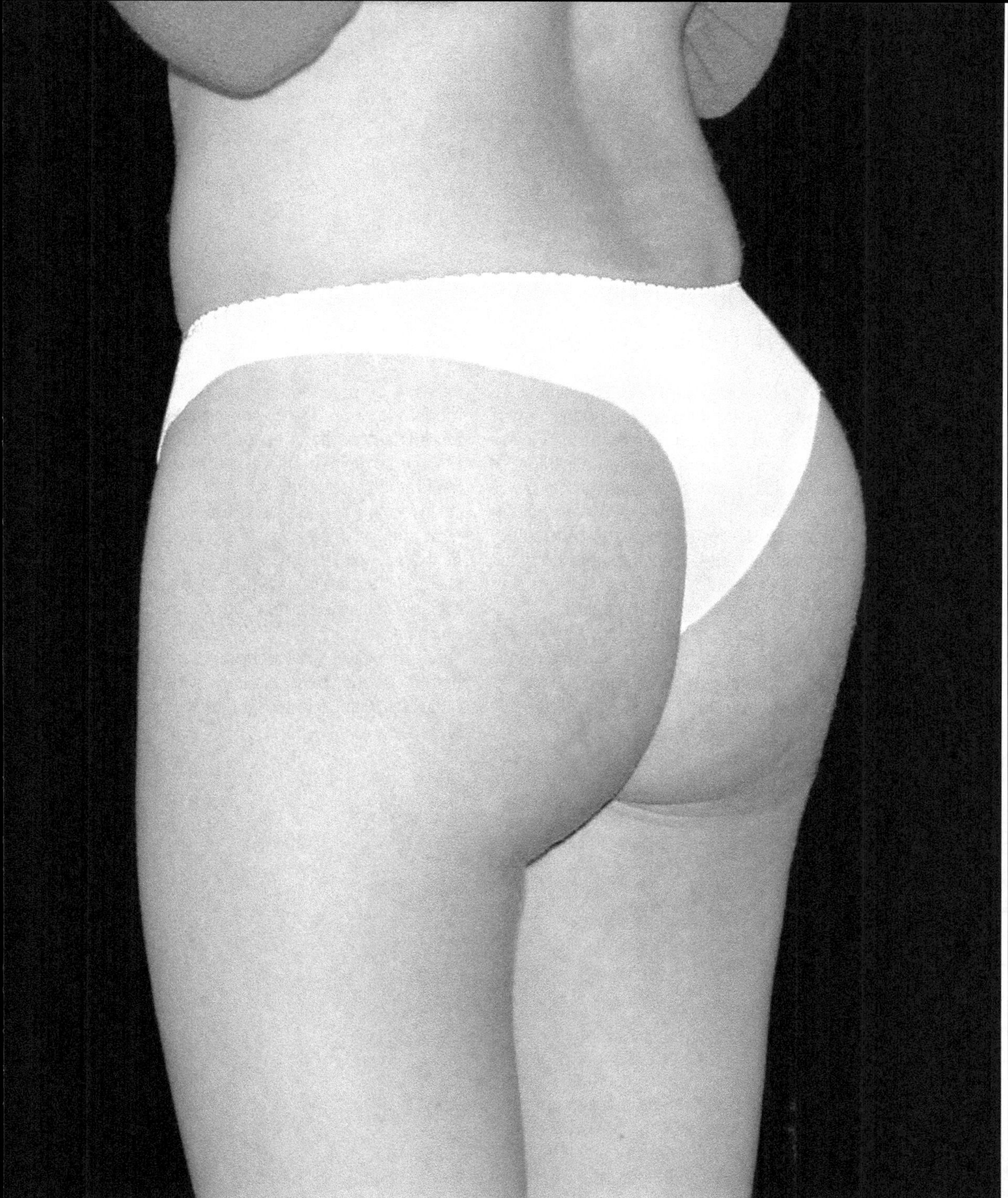

AUMENTO DE GLÚTEOS MEDIANTE LIPOINYECCIÓN:

La inyección de grasa propia puede ayudar directamente a mejorar el aspecto de los glúteos al aumentar su volumen. El efecto de la inyección de grasa en la parte superior de los glúteos puede ser una gran ayuda estética. Se asocia con frecuencia a lipoescultura de la zona inferior del glúteo, muslo posterior y de las caderas.
La lipoescultura glútea generalmente no es un procedimiento aislado, sino más bien un complemento en liposucciones corporales.
La grasa extraída es purificada y parte de ella reinyectada en las partes de los glúteos donde es necesario aumentar el volumen, dando así más tonicidad, turgencia, altura y firmeza.

La grasa inyectada SE REABSORBE EN LOS PACIENTES FUMADORES, así, no vale la pena inyectar grasa en fumadores (o quienes sean fumadores pasivos).

En pacientes no fumadores con autotrasplante de grasa, se obtiene buenos resultados y duraderos en el tiempo. Hay una pequeña proporción de la grasa inyectada que se absorbe, pero la mayoría de ésta permanece en el tiempo.
Esta técnica es muy útil para corregir deformidades e irregularidades bajo la piel y mejora moderadamente la celulitis o piel de naranja. Se puede programar en operaciones seriadas, es decir se repite a los seis meses o al año para mejorar los resultados estéticos.
La inyección seriada de grasa es mejor tolerada que los implantes de silicona, ya que no produce molestias posteriores y es nuestra preferencia para la mayoría de las pacientes, aunque obviamente no produce un glúteo tan prominente.
Para mantener los buenos resultados en el tiempo, es indispensable la actividad física regular, reforzando la musculatura glútea, y una dieta sana.

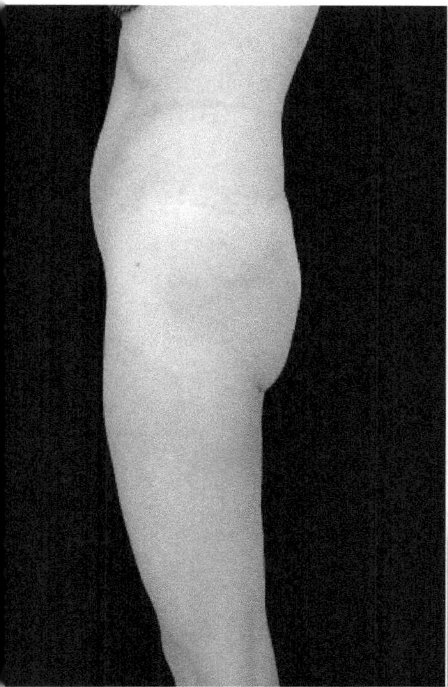

Antes

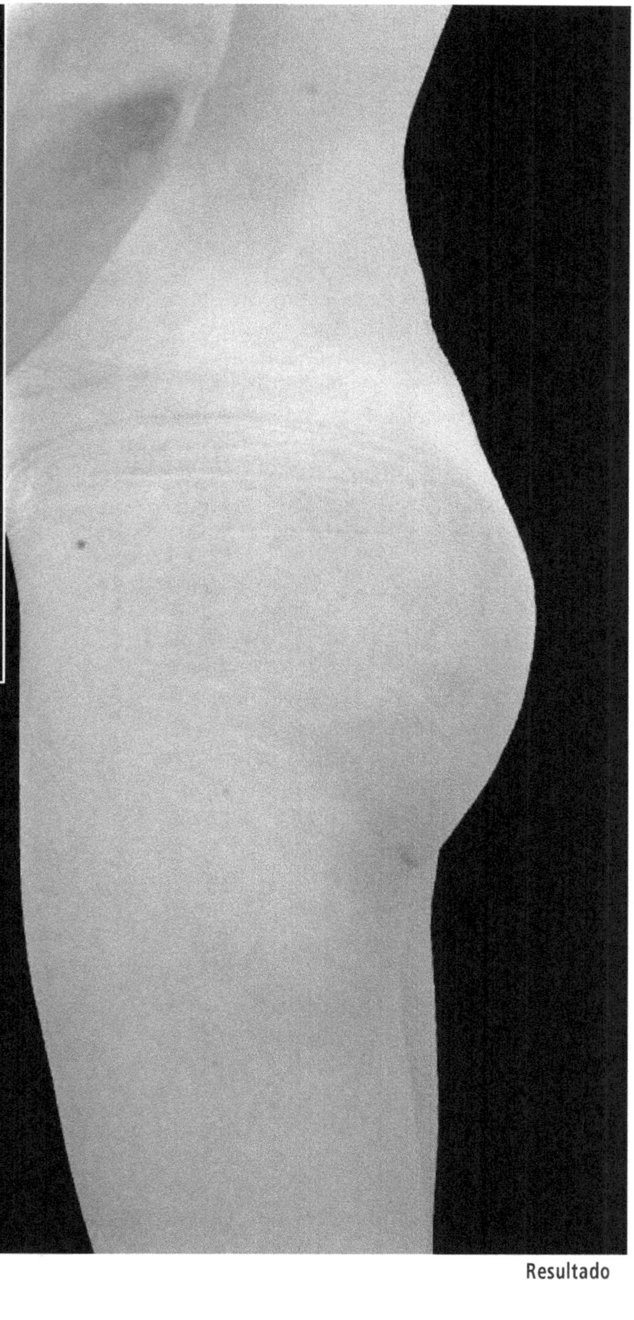

Resultado

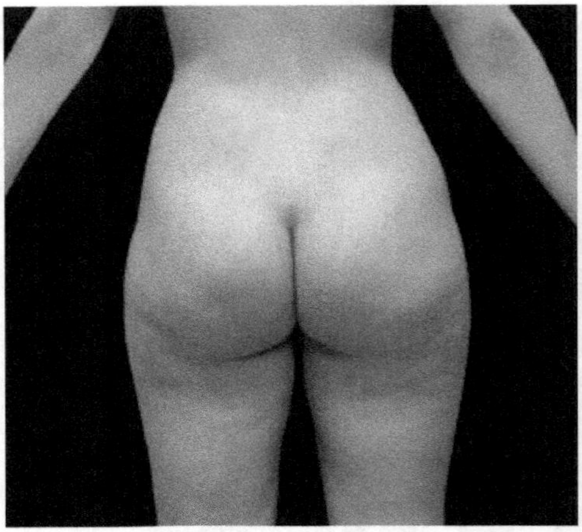

REDUCCIÓN DE GLÚTEOS

LIPOESCULTURA DE GLÚTEOS:

La lipoescultura glútea generalmente no es un procedimiento aislado, sino más bien un complemento en liposucciones corporales. Es una excelente técnica, mejora la armonía y el aspecto de los glúteos. Para obtener buenos resultados en pacientes con glúteos prominentes, esta técnica debe planearse en etapas, y una vez realizada, se recomienda actividad física constante y regular.

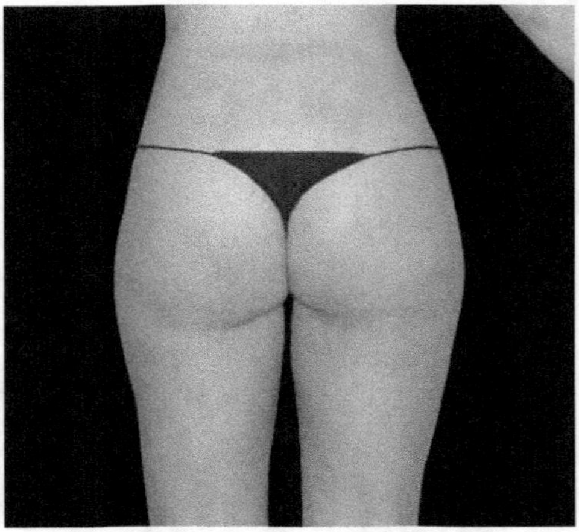

RESECCIÓN QUIRÚRGICA DE UN SEGMENTO DEL GLÚTEO:

Esta técnica consiste en sacar horizontalmente segmentos de piel y tejido graso subcutáneo, ubicados sobre el glúteo o en su parte inferior. Es una buena técnica para casos particulares, pero debe recordar que es un procedimiento quirúrgico que deja cicatrices largas, y pueden ser poco estéticas y a veces hipertróficas. No es una técnica que recomiendo con frecuencia, ya que en mi opinión sus resultados no son siempre satisfactorios.

HILOS TENSORES DE GLÚTEOS:

Los hilos tensores son trozos de hilo de diferentes materiales plásticos o derivados de la celulosa, que tienen pequeñas espículas diseñadas para sostener los tejidos mediante tracción.

Durante los últimos años hemos visto enorme despliegue publicitario de la efectividad de estos procedimientos, usados para realizar estiramiento facial, de los pechos y últimamente de los glúteos. En general son usados por médicos que no tienen la especialidad de Cirugía Plástica. Son una alternativa peligrosa, ya que su uso no requiere de mayor destreza, convirtiéndose en un producto estrella, de fácil y rápida aplicación. Lamentablemente los resultados a corto plazo han mostrado que son prácticamente inútiles por sí solos. La literatura especializada está inundada de compli-

caciones de este tipo de hilos, muchas veces irreversibles.
El concepto de los hilos tensores no sirve para los tejidos vivos, ya que es como colgar un pan de mantequilla con hilo de pescar. Al cabo de un rato, el hilo termina pasando entre los tejidos. Es importante recordar que la mayoría de los fabricantes de hilos tensores los han retirado del mercado. Personalmente no recomiendo su uso bajo ningún aspecto.

INYECCIONES EN LOS GLÚTEOS:

Estas inyecciones de materiales en gel, son altamente peligrosas. La más popular ha sido la silicona industrial, pero hay muchas otras, como metacrilatos, PMMA, (polimetilmetacrilato y dimetylpolisiloxano), muy publicitadas, particularmente por médicos no especialistas y esteticistas. Estas inyecciones no están autorizadas por el Instituto de Salud Pública, ni mucho menos por instituciones internacionales. En la gran mayoría de las pacientes se obtiene un resultado estético que dura un par de semanas, y luego el gel comienza a migrar, por simple gravedad, hacia la cara interna de los muslos y genitales, terminando en efectos catastróficos, que no tienen tratamiento.
Antes de considerar estas alternativas, es su deber informarse correctamente. No recomiendo su uso jamás.

Después de una Gluteoplastía

- Podrá volver a sus actividades normales a las pocas semanas de realizado el procedimiento.
- Debe evitar el ejercicio físico por las 4 semanas siguientes.
- En caso de haberse puesto implantes para aumentar el volumen de los glúteos, no debe ponerse inyecciones en ellos porque se romperá el implante.
- Debe evitar las caídas, esquiando o en deportes similares.

RIESGOS

Si la intervención es realizada por un Cirujano Plástico bien calificado, lo más probable es que su operación y recuperación postoperatoria no tengan inconvenientes. A pesar de esto, aun en circunstancias ideales, pueden desarrollarse complicaciones. Aparte de las complicaciones específicas relacionadas con esta operación, usted debe conocer los riesgos asociados a cualquier intervención quirúrgica (Ver Capítulo "Riesgos"). Las complicaciones más frecuentes y específicas de esta cirugía son solucionables. Además de los riesgos generales de cualquier operación, hay algunos relacionados específicamente con el Aumento Glúteo con prótesis. Una paciente que se somete a una operación de este tipo debe comprender que podría requerir procedimientos adicionales para mejorar los resultados y/o la cicatrización producida por ella.

INFECCIÓN:

La complicación más frecuente es la infección de las prótesis debido a la cercanía de la incisión con la zona anal. Todos los pacientes reciben tratamiento con antibióticos y enemas preoperatorios, pero a pesar de esto algunos sufren una infección. La cercanía del esfínter anal y la incisión aumentan las posibilidades de infección por gérmenes fecales, y tiene una frecuencia de aproximadamente 10%. Si la infección no responde al tratamiento con antibióticos, la paciente debe ser llevada a pabellón, los implantes serán retirados, y su médico realizará una limpieza quirúrgica de la zona. Es una complicación poco frecuente pero dramática.

DESPLAZAMIENTO DE LAS PRÓTESIS:

Los implantes pueden desplazarse hacia la parte lateral del glúteo. Puede corregirse con otras cirugías.

ASIMETRÍAS:

Todas las personas tienen cierto grado de asimetría de caderas y glúteos, y no lo saben. Dichas asimetrías se intentan corregir, pero ocasionalmente no es posible. Puede ocurrir que después de una Gluteoplastía persista o empeore la asimetría inicial.

SEROMAS:

Son acumulaciones abundantes de líquido semitrasparente en el espacio creado para la prótesis. Se presenta como una película o colección de fluido. Puede requerir drenarlo quirúrgicamente, si se reproduce en forma crónica.

DOLOR CRÓNICO:

La cercanía de las prótesis glúteas puede "irritar" algunos de los nervios de la zona, y provocar "punzadas" o dolores frecuentes, especialmente en relación con el movimiento y el ejercicio.

HEMATOMAS:
Un hematoma es una colección de sangre dentro del cuerpo, que se presenta alrededor del implante o en la proximidad de la incisión. Los hematomas grandes pueden necesitar ser evacuados por su médico. Pueden dar síntomas como aumento de volumen y dolor. El consumo de medicamentos anticoagulantes (como la Aspirina) aumenta este riesgo.

CICATRICES HIPERTRÓFICAS Y QUELOIDES:
A pesar de los cuidados del cirujano y del paciente algunas personas desarrollan cicatrices notorias y poco estéticas, que ocasionalmente se pueden mejorar con una cirugía.

EMBOLIAS Y COÁGULOS:
Trombosis en las piernas, una complicación muy infrecuente. Se toman todas las precauciones posibles.

EXTRUSIÓN DE SUTURAS Y DEHISCENCIA:
La eliminación de un punto puede provocar pequeños abscesos, como una espinilla grande. No son en realidad una complicación. Dehiscencia es la apertura de la herida, típicamente por no respetar el reposo indicado, o incluso infección de la zona. Puede requerir ser suturada nuevamente en pabellón.

ENDURECIMIENTO:
Este fenómeno es muy raro, y corresponde a una reacción del cuerpo de la paciente que produce una cubierta de colágeno cicatricial, que puede contraerse, deformando el glúteo. Al tocar el glúteo se siente una protuberancia fibrosa, ocasionalmente produce dolor. Las características genéticas de cada persona, influyen directamente en la incidencia a producir endurecimiento de las prótesis glúteas.
El único tratamiento efectivo es retirar la cápsula fibrosa en una cirugía que es compleja. Lamentablemente puede volver a ocurrir, ya que se trata de una reacción del organismo frente a cuerpos extraños, representado por la prótesis.

FIBROSIS Y RETRACCIÓN POR INYECCIÓN DE GRASA:
Esta es una complicación infrecuente, pero ocasionalmente sucede que el organismo "ataca" su propia grasa, y se producen áreas de fibrosis, retracciones e irregularidades.
Lo mismo ocurre en personas que tienen estas depresiones glúteas, por las inyecciones de Penicilina que les pusieron en la niñez.
El tratamiento consiste en aplicar ultrasonido local, y eventualmente inyectar grasa propia, en las zonas deprimidas, pero puede llevar varias sesiones quirúrgicas para emparejar las depresiones.

Capítulo 7

BRAZOS.

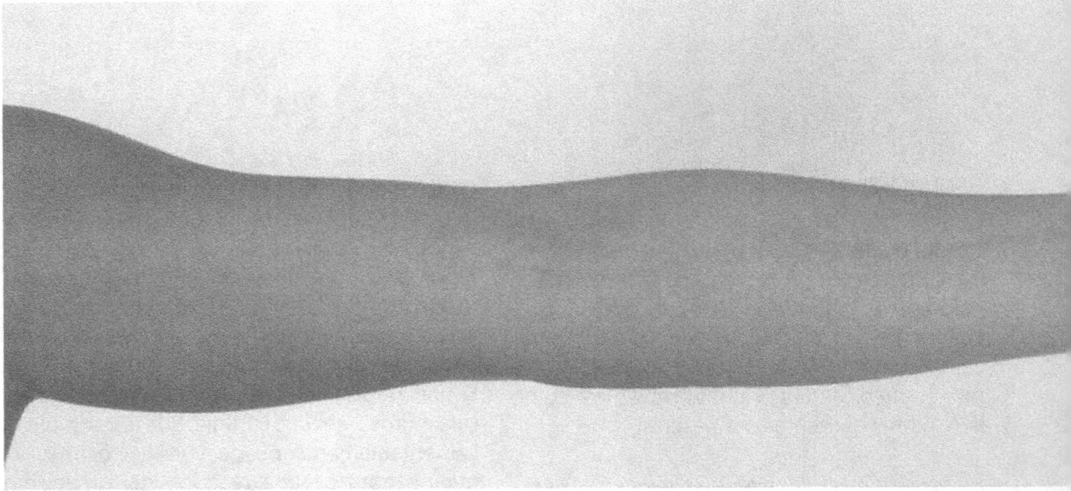

Con el pasar de los años, la piel de los brazos pierde turgencia, sufre daño solar y el panículo adiposo aumenta considerablemente. Por razones genéticas las mujeres son más propensas a la acumulación grasa en los brazos. Las pacientes que no realizan ejercicio en forma regular y no cuidan su alimentación, son propensas a tener brazos gruesos con exceso de grasa, piel laxa y colgante. Además Biceps y Triceps son músculos poco usados, y el ejercicio constante ayuda a activarlos, cambiando grasa por músculo, logrando un aspecto más definido y elegante.

Existe una diversidad de criterios de tratamiento quirúrgico y técnicas que deberán ser discutidas con su Cirujano Plástico. Las alternativas quirúrgicas para mejorar el aspecto de los brazos más frecuentes son la Liposucción, Cirugías reductivas o combinaciones de ambas.

Cuando la acumulación de grasa y la flaccidez en los brazos nos hace sentir incómodos, es el momento de consultar un Cirujano Plástico. Es importante evaluar las expectativas de cada paciente. Hay pacientes que prefieren grandes cicatrices con tal de eliminar áreas de piel colgante y fláccida. Otras personas, después de un adecuado análisis, prefieren sólo una liposucción, y esconder la piel colgante bajo la ropa, ya que no están dispuestas a tener cicatrices.

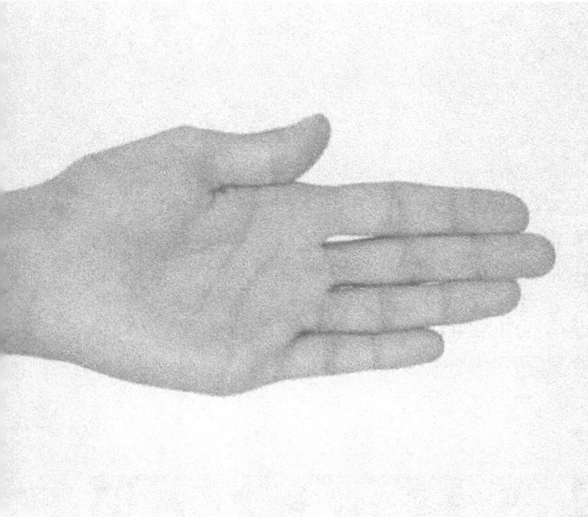

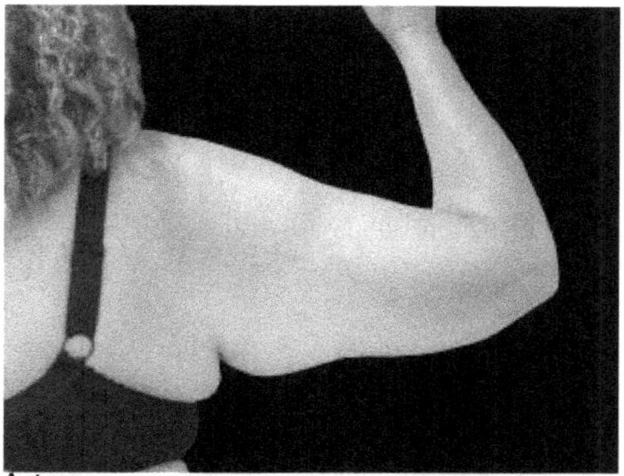

Antes

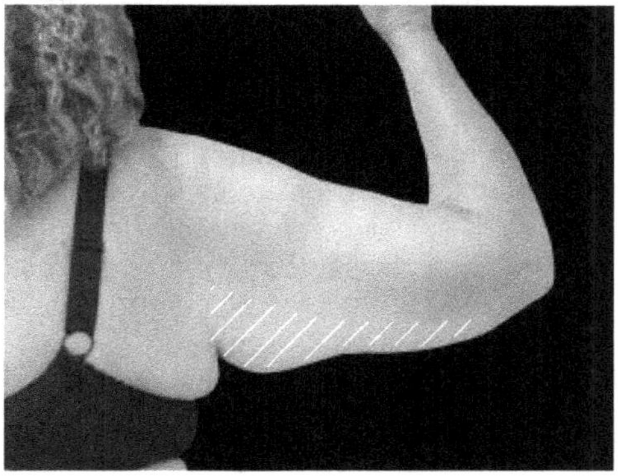

Procedimiento

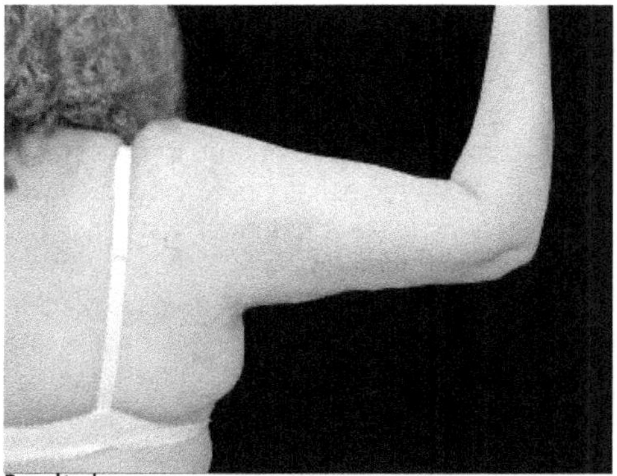

Resultado

Esta paciente se realizó liposucción y un lifting de brazos en la misma operación.

Aspectos importantes

- Podrá volver a la mayoría de sus actividades normales a las 3 semanas de realizado el procedimiento.
- Debe evitar el ejercicio físico por las 4 semanas siguientes.
- Debe cuidar las cicatrices acudiendo a sus controles habituales de enfermería.

PROCEDIMIENTOS QUIRÚRGICOS PARA REDUCIR LOS BRAZOS:

El primer paso es realizar una liposucción de la parte inferior y posterior del brazo. Si hay exceso de piel, y la paciente así lo prefiere, se realiza al mismo tiempo la resección quirúrgica de un segmento cutáneo en la zona posterior del brazo.

En el caso de personas que tienen sólo un pequeño exceso de piel bajo la axila, la solución quirúrgica consiste en eliminar, haciendo un corte transversal, los centímetros de piel y grasa colgante. Por el contrario, si la piel sobra a lo largo de todo el brazo, se requiere de una incisión larga, lo que producirá una gran cicatriz, que puede llegar hasta el codo.

La cicatrización en la parte posterior del brazo es generalmente de mala calidad, puede tornarse dura, solevantada y tirante, pero todo depende de las características genéticas de cicatrización de cada persona.

La gran mayoría de las pacientes demora meses en familiarizarse con los resultados del procedimiento. Las primeras semanas son bastante incómodas, por lo que un conocimiento acabado de las molestias y evolución postoperatoria, las ayudará a entender y a tener paciencia en este período.

Las zonas de piel extraídas son amplias, y están a merced de los efectos de la gravedad, lo que produce una larga recuperación. Muchas pacientes tienen hematomas, extruyen suturas y pequeñas áreas de la herida inicialmente pueden formar costras antes de cerrar bien, por lo que es esencial el reposo y cuidados que su Cirujano Plástico le indicará.

El problema más frecuente de esta cirugía es la cicatriz anómala. El cuidado de estas cicatrices requiere de compresión con silicona, masajes y cuidados por bastante tiempo.

Recuerde que la cicatrización depende de las características propias de su genética y no de la técnica quirúrgica.

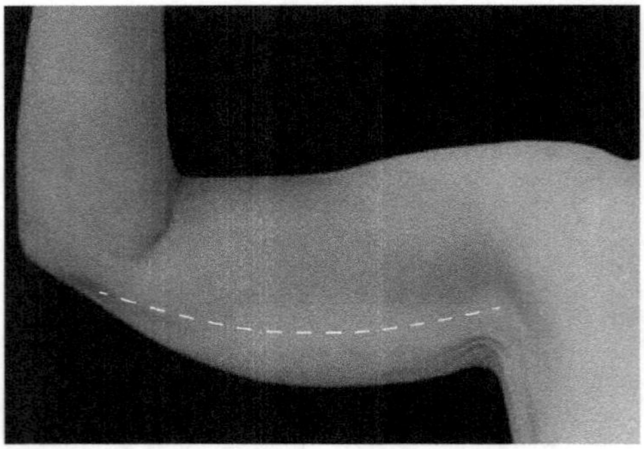

Antes

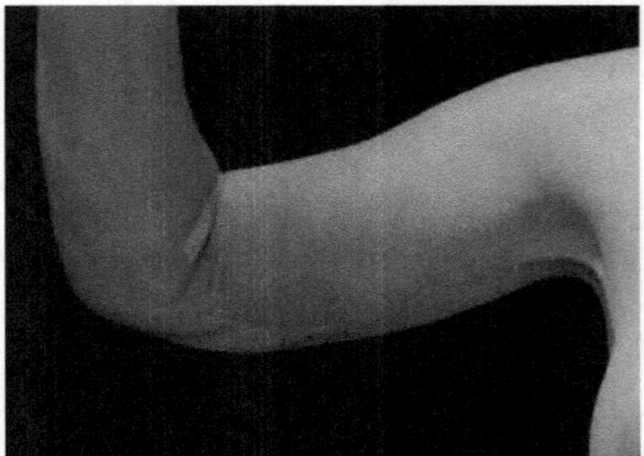

Resultado

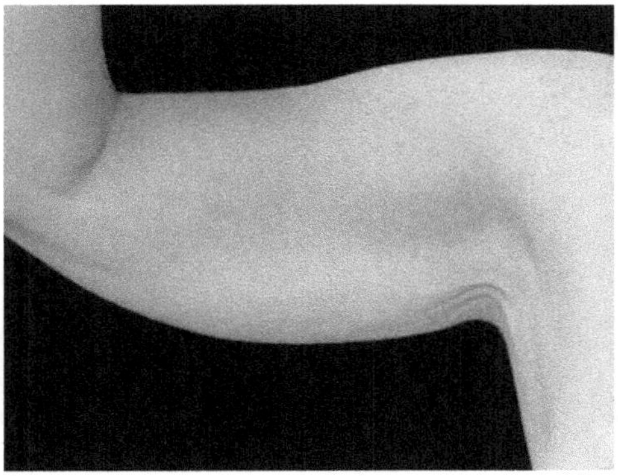
Antes

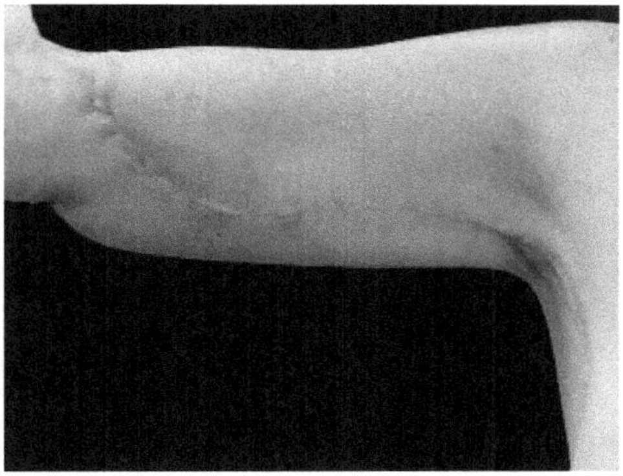
Resultado

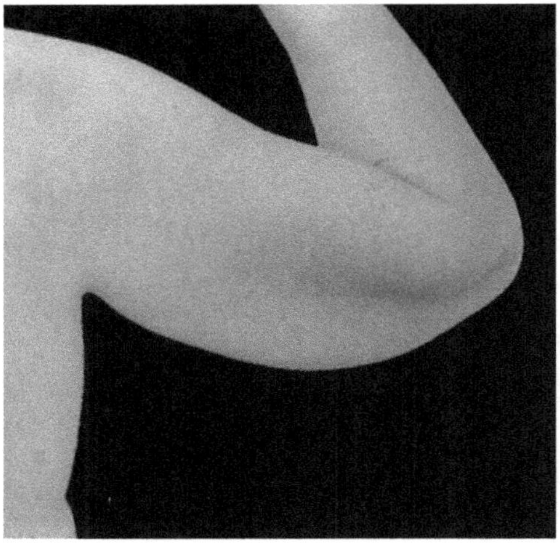
Antes

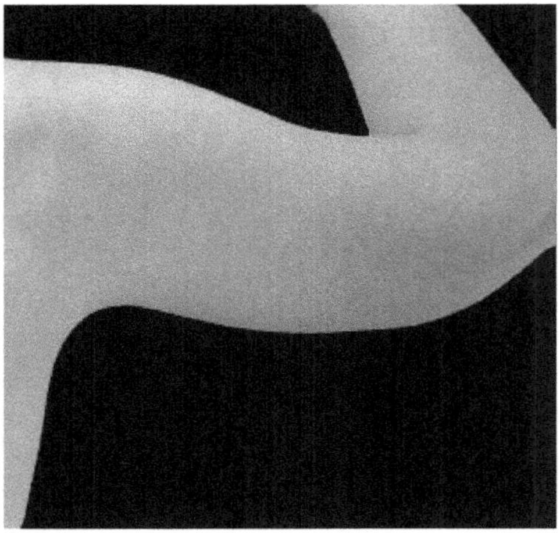
Resultado

La cicatrización del lifting de brazos toma meses y depende específicamente de las características genéticas de cada paciente. Las 4 fotos superiores fueron tomadas 2 meses después y las 2 fotos inferiores muestran un post-operatorio de 4 meses.

Capítulo 8

PANTORRILLAS.

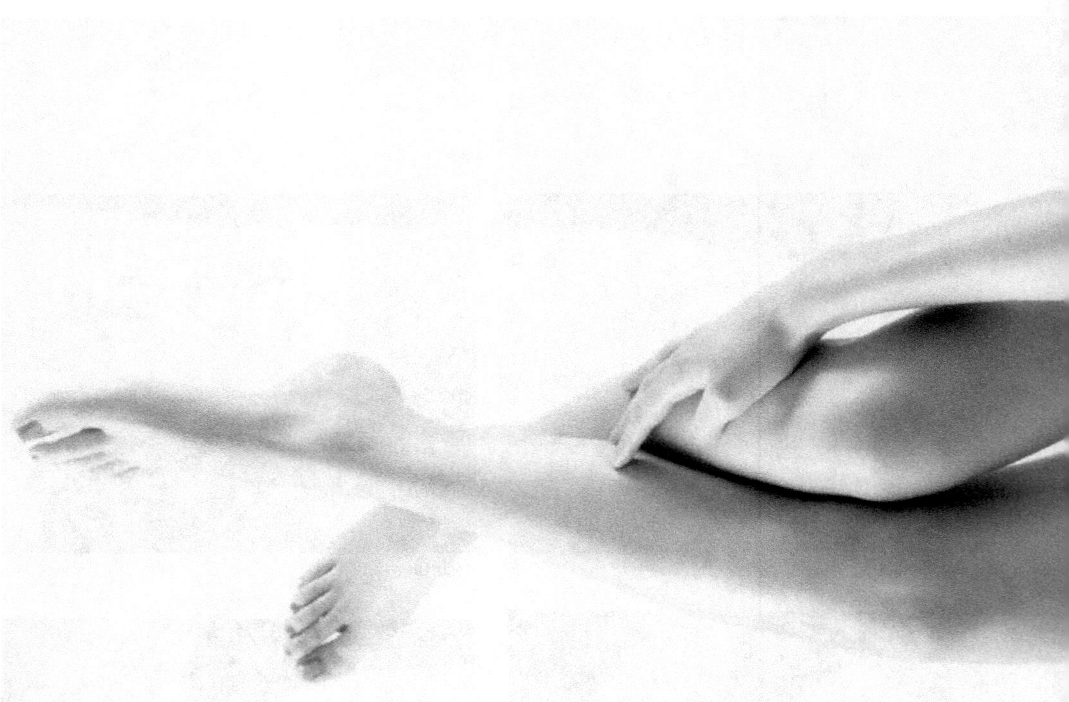

A pesar de que las pantorrillas no son un elemento muy notorio en la anatomía, cuando son muy delgadas, pueden producir complejos e inseguridad.

El grosor de las pantorrillas está dado por la presencia de los gemelos, músculos pares en la parte posterior de la pierna. El entrenamiento y ejercicio físico regular pueden engrosarlos moderadamente.
Las pantorrillas delgadas son características de algunas personas, y en la mayoría no hay causa conocida. En ocasiones se debe a secuelas de pie Bot o Poliomielitis durante la infancia, y con frecuencia sucede en una sola pierna.
La mayoría de las personas tiene una asimetría bastante importante en las pantorrillas, y esto es más acentuado en las personas de pantorrillas delgadas.
Esto no se corrige completamente con la cirugía.
El objetivo de esta cirugía es obtener pantorrillas de aspecto normal. Algunos pacientes quisieran obtener la apariencia hipertrofiada de físicoculturistas, lo que resulta imposible con esta operación.

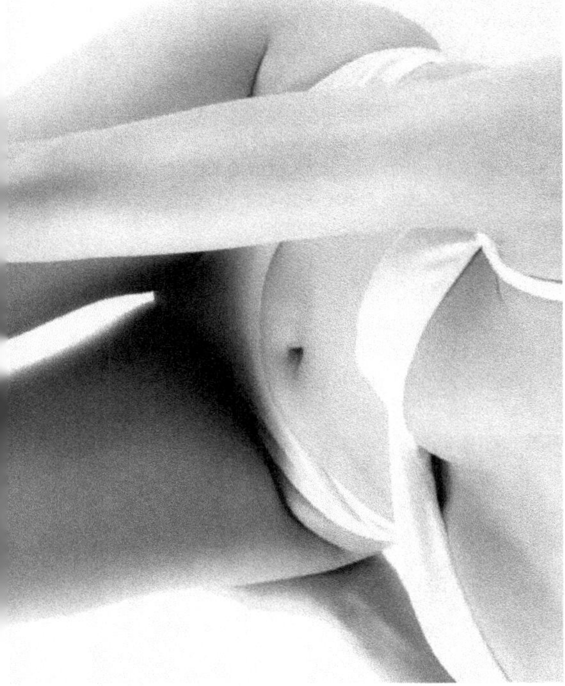

PROCEDIMIENTO QUIRÚRGICO

AUMENTO DE VOLUMEN CON PRÓTESIS:

Consiste en poner una prótesis de silicona, de forma parecida a la del músculo gemelo, y dependiendo de cada caso se elegirá el diseño y el volumen adecuados.

El procedimiento es corto, se realiza con anestesia general o epidural y se introduce la prótesis por el pliegue que se encuentra detrás de la rodilla. Requiere algunos días de reposo con las piernas en alto, además de medias compresivas. El resultado es excelente en la mayoría de los casos y la cicatriz se va borrando por encontrarse en las líneas del pliegue detrás de la rodilla. En las personas que tienen secuelas de pie Bot, Poliomielitis o varias cirugías en el tobillo y pantorrilla, sólo se puede poner una prótesis pequeña, ya que no existe espacio para poner una de tamaño mediano ni grande y los

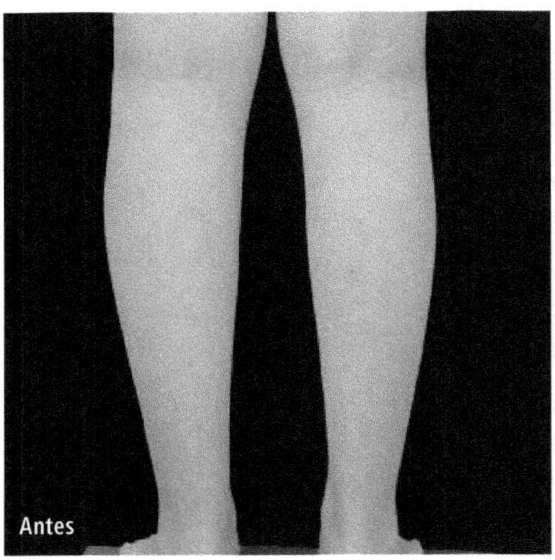

Antes

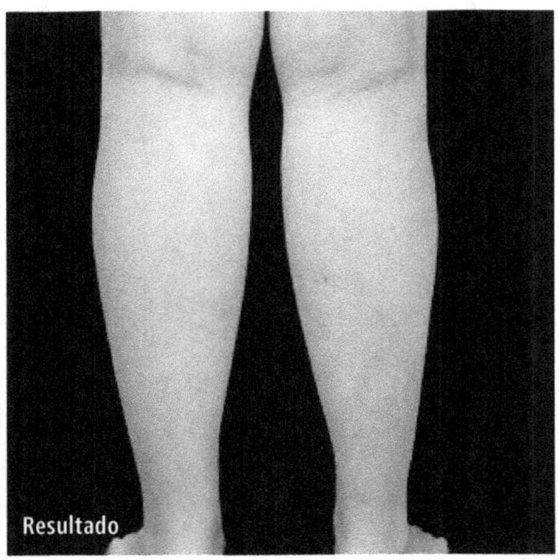

Resultado

tejidos están endurecidos. Para estos casos se recomienda poner la prótesis pequeña, y luego de un par de años, en que los tejidos han cedido, cambiarla por una de mayor tamaño.

Es importante entender que las prótesis de pantorrillas aumentan la zona que corresponde a los músculos gemelos, pero no el tobillo.

Cuando consulte al Cirujano Plástico por este procedimiento, analice sus expectativas detalladamente.

TAMAÑO DE LAS PRÓTESIS:
La tentación de elegir prótesis más grandes de lo médicamente aconsejable es frecuente. Si la paciente no recibe una asesoría adecuada con los conocimientos anatómicos requeridos para tales efectos elegirá la prótesis equivocada. Una prótesis debe ser compatible con el espacio anatómico disponible.

GRASA AUTÓLOGA:
Generalmente no recomiendo este procedimiento ya que en mi experiencia clínica produce resultados discretos e insatisfactorios.

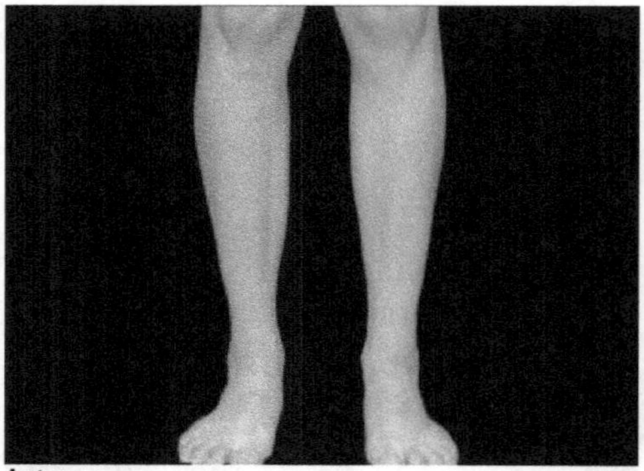
Antes

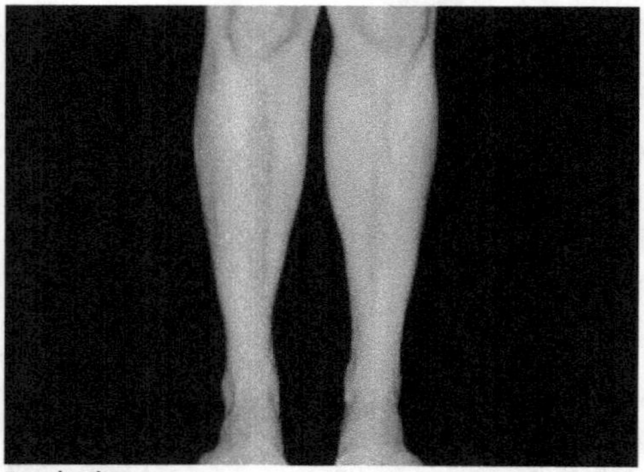
Resultado

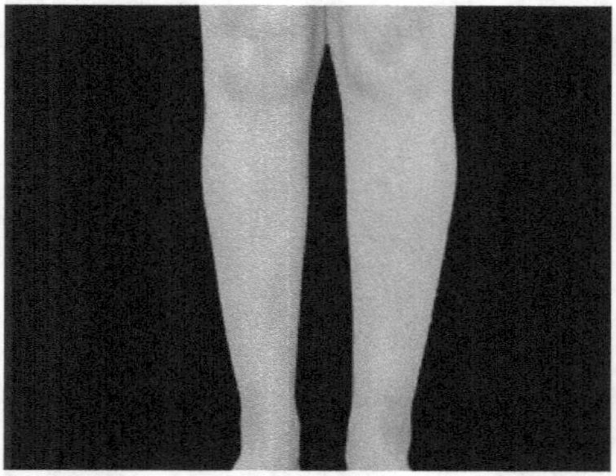
Antes

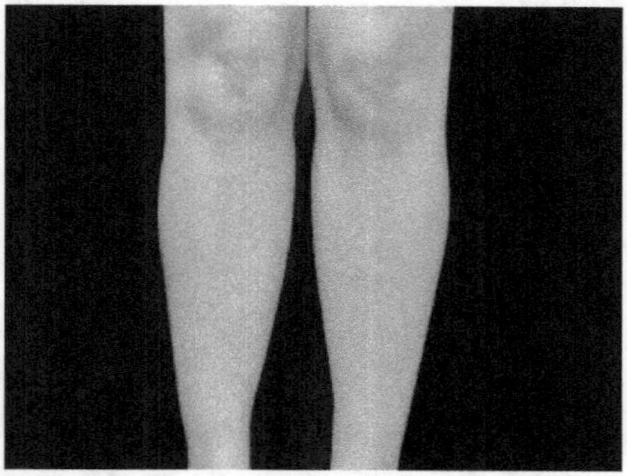
Resultado

RIESGOS

Si la intervención es realizada por un Cirujano Plástico bien calificado, lo más probable es que su operación y recuperación postoperatoria no tengan inconvenientes. A pesar de esto, aun en circunstancias ideales, pueden desarrollarse complicaciones. Aparte de las complicaciones específicas relacionadas con esta operación, usted debe conocer los riesgos asociados a cualquier intervención quirúrgica (Ver Capítulo "Riesgos").

Las complicaciones más frecuentes y específicas de esta cirugía son solucionables.

Una paciente que se somete a una operación debe comprender que podría requerir procedimientos adicionales para mejorar los resultados y la cicatrización producida por ella.

RECHAZO DE LAS PRÓTESIS:

Cualquier elemento extraño al cuerpo puede ser rechazado, pero es muy poco probable. Esto corresponde a la contractura capsular de los implantes, y se manifiesta como endurecimiento y molestias en la pantorrilla.

DOLOR POR IRRITACIÓN DE ALGÚN NERVIO:

Es posible aunque muy inusual. Por ejemplo, puede producirse la sensación de adormecimiento. Es causado por irritación de los nervios de alguna parte del talón. Cuando sucede, dura algunas semanas. A veces las pacientes sienten "puntadas" por meses.

HEMATOMAS Y HEMORRAGIA:

Al igual que en cualquier otro procedimiento, pero es poco frecuente.

MIGRACIÓN DE LA PRÓTESIS:

Es muy raro. En estos casos la prótesis se desplaza hacia un costado o hacia arriba, lo que hace perder la forma natural de la pantorrilla y produce un aspecto poco estético. Se soluciona con cirugías secundarias.

RUPTURA:

La ruptura espontánea sólo ocurre por un traumatismo severo o una herida muy profunda producida con un cuchillo.

SEROMAS:

Son acumulaciones abundantes de líquido semitrasparente en el espacio creado para la prótesis. Se presenta como aumento de volumen. Puede requerir drenarlo quirúrgicamente si se reproduce en forma crónica.

CICATRIZ PIGMENTADA Y QUELOIDES:

Hay personas cuya cicatrización hace que la linea de incisión sea más oscura y se pigmente. Esto se debe a las características genéticas de cada paciente, y no a la técnica quirúrgica. Exponer una cicatriz a la luz solar hace que se pigmente oscura.

INFECCIÓN:

Si ocurre se trata con antibióticos. Es muy poco frecuente. En un caso severo de infección puede ser necesario retirar la prótesis y reponerla algunos meses después.

HINCHAZÓN DE LOS PIES:

Puede durar algunas semanas.

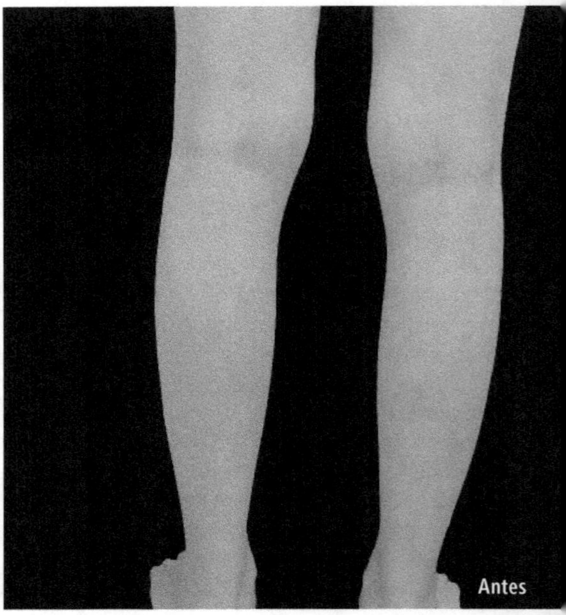

TELANGECTASIAS Y DECOLORACIÓN DE LA PIEL:

Cualquier intervención quirúrgica puede "acelerar" la aparición de pequeñas venitas color violáceo. Su médico le recomendará tratarlas con láser y depigmentante en ungüento, además de protección solar.

TROMBOSIS DE VENAS EN LAS PIERNAS Y MUSLOS:

Es muy poco frecuente y en la cirugía se toman todas las medidas posibles para disminuir este riesgo.

Después de un Aumento de Pantorrillas

- La mayor parte de los pacientes regresa a sus actividades habituales 2 semanas después del procedimiento.
- Debe evitar el ejercicio físico por las 4 semanas siguientes.
- Debe cuidar las cicatrices acudiendo a sus controles habituales de enfermería y usando bloqueador solar.
- Debe usar medias compresivas durante las semanas posteriores a la operación.
- En el caso de las mujeres, se debe evitar el uso de taco alto por lo menos durante 2 meses.
- El ejercicio físico puede inducir hinchazón de los pies.

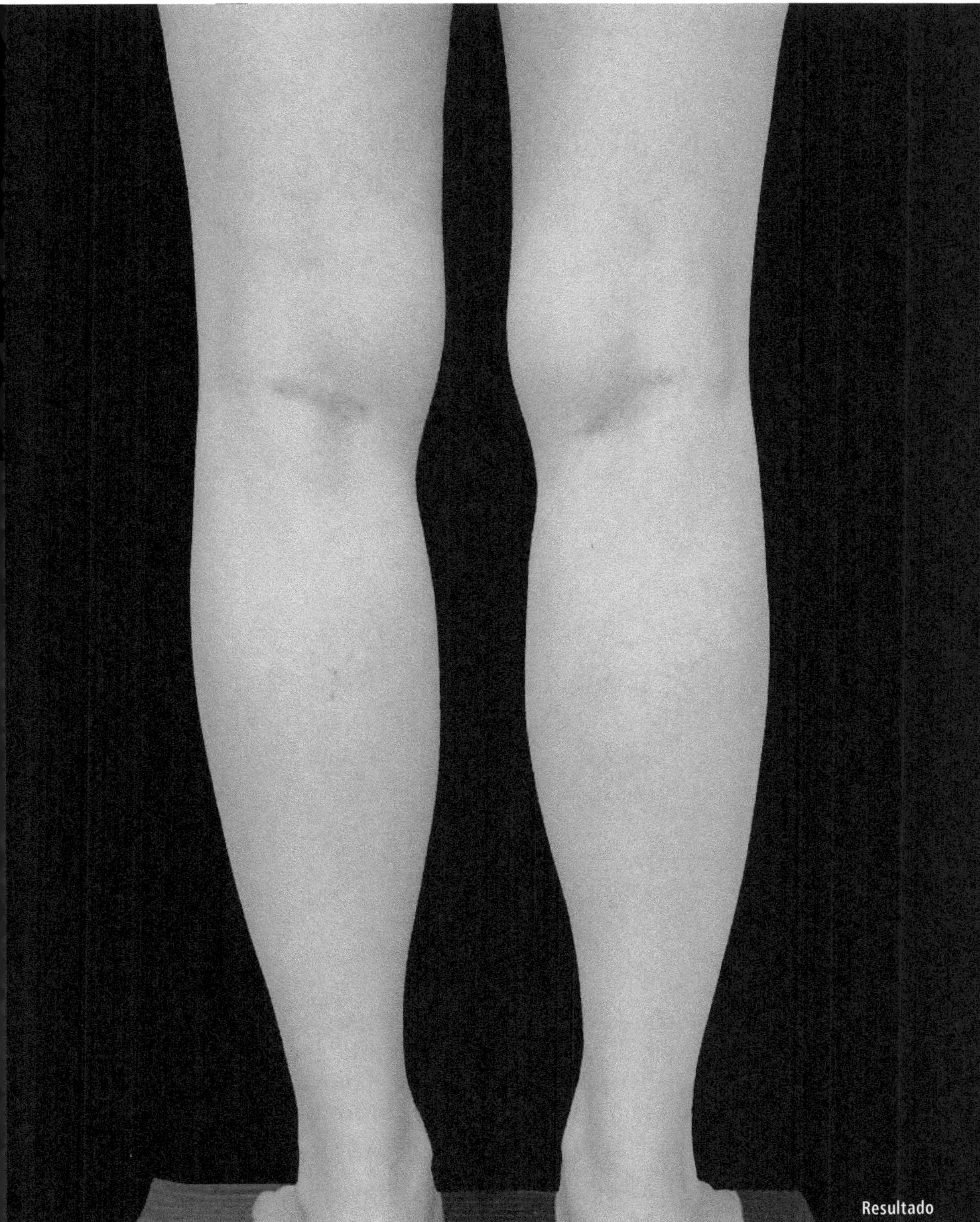
Resultado

Capítulo 9

LIPOSUCCIÓN, LIPOESCULTURA O LIPOASPIRACIÓN Y MODELACIÓN DEL CUERPO.

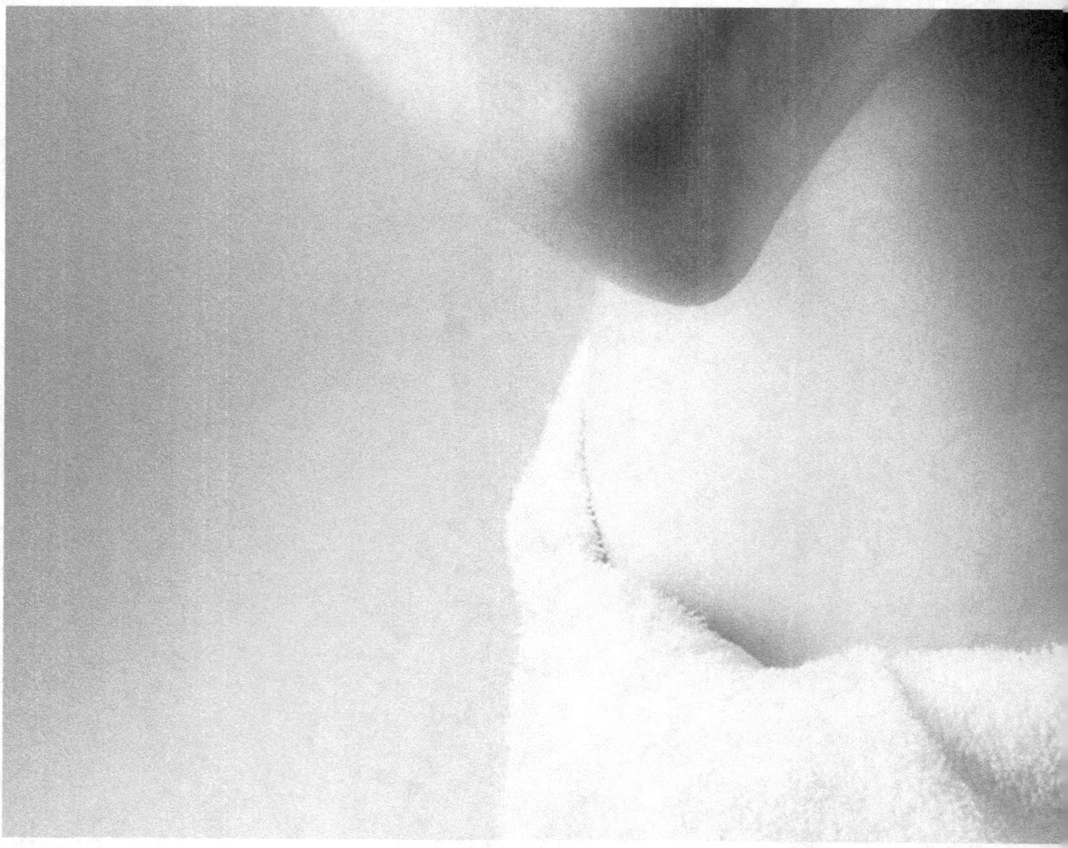

"Liposucción", "Lipoaspiración" o "Lipoescultura" son sinónimos para el mismo procedimiento quirúrgico. El marketing y la publicidad tienden a veces a caracterizar estos nombres como operaciones diferentes, adjudicando a unos más eficacia, protagonismo y seguridad que a los otros, pero médicamente son distintos nombres para un mismo acto quirúrgico y no hay fundamento alguno para diferenciarlos entre sí.

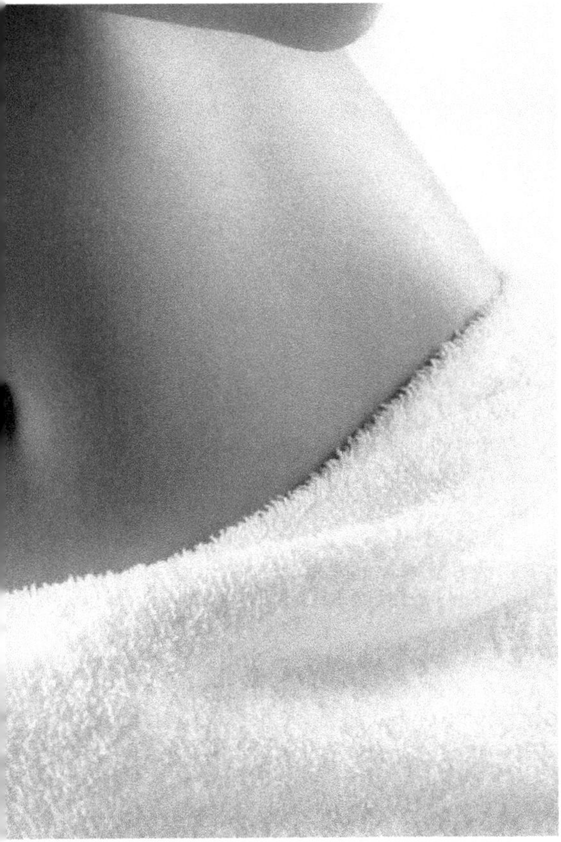

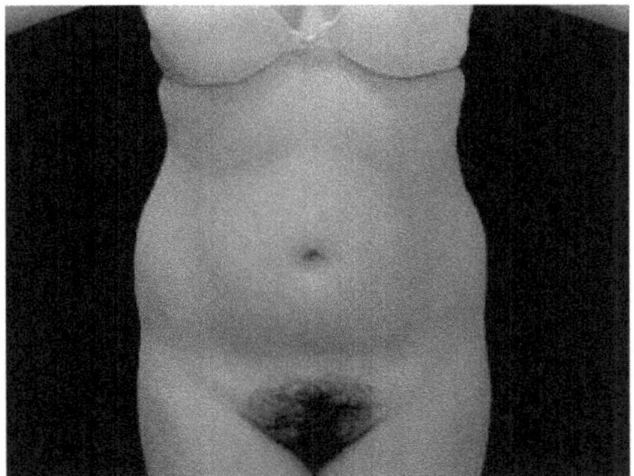

Antes

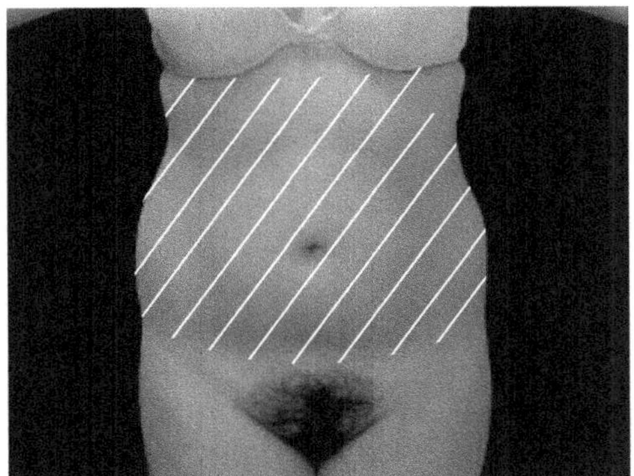

Procedimiento

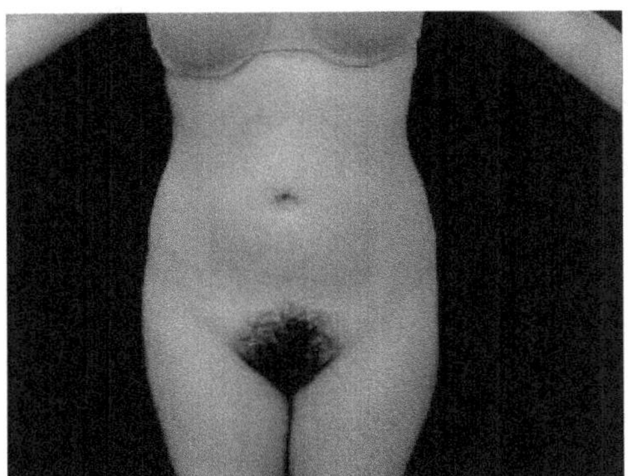

Resultado

La Liposucción ayudó a esta paciente a obtener una mejor silueta. El sobrepeso que tenía es moderado y también se logró una mejoría.

La Liposucción o Lipoescultura es el mecanismo más eficaz para remodelar el cuerpo. Corresponde al procedimiento quirúrgico que se realiza con más frecuencia en Estados Unidos y representa el principal avance de la Cirugía Plástica Estética en los últimos 50 años.

Su objetivo es extraer grasa depositada en acúmulos subcutáneos, logrando una reducción volumétrica y nuevo perfil corporal.

LIPOSUCCIÓN

La Liposucción se emplea para la reducción de glúteos, para muslos con poca definición de contorno, para eliminar el exceso de grasa en las caderas, abdomen, brazos y papada.

Este procedimiento está recomendado para personas de cualquier edad, pero los mejores resultados se obtienen en personas relativamente jóvenes, con piel tensa, que cuidan su alimentación y realizan ejercicio frecuente, y a pesar de ello, no consiguen eliminar depósitos grasos de su cuerpo. En cuanto a las personas mayores, no obstante que sean buenas candidatas para la operación, inevitablemente el resultado es menos bueno, ya que su piel está más dañada por el paso de los años y el sol, tiene menos tonicidad, turgencia y elasticidad.

Un concepto importante que usted debe conocer es que la Liposucción no es un procedimiento para bajar de peso, sino para remodelar el cuerpo. De hecho, muchas personas después de la operación mantienen su peso e incluso pueden aumentarlo. La Liposucción no mejora la obesidad y es poco efectiva para personas con un Indice de Masa Corporal alto. Este procedimiento no sirve para el tratamiento de la Obesidad Mórbida.

Esta cirugía puede realizarse en cualquier época del año, pero debe evitarse el sol por algunas semanas del postoperatorio.

Es una operación estadísticamente muy segura si se realiza con un equipo médico entrenado, con un Cirujano Plástico calificado y en un lugar adecuado.

La Liposucción no es un procedimiento para bajar de peso, sino para remodelar el cuerpo.

Durante la primera consulta con su Cirujano Plástico, se evaluará su estado general, la tonicidad y firmeza de su piel, las irregularidades cutáneas, las asimetrías y los depósitos de grasa. Se le explicará las opciones o combinación de procedimientos que sean mejor para usted.

Es importante que discuta con su Cirujano Plástico todas las dudas que pueda tener, así como también las expectativas y los resultados esperados.

Hay pacientes que piensan que la Cirugía Plástica es mágica. Algunas de ellas sufren grandes decepciones cuando se dan cuenta que luego de una Lipoescultura, su cuerpo sigue siendo el mismo aunque con menos depósitos adiposos. Esta operación no puede cambiar la estructura ósea, ni la genética de la paciente. Es una ayuda para remodelar el cuerpo.

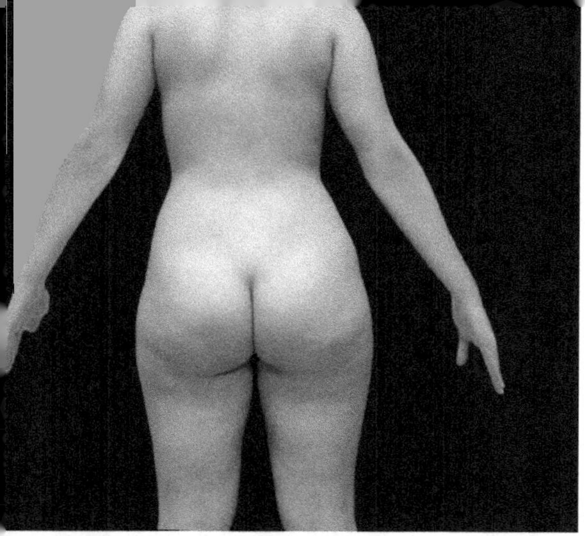

- El ideal antes de una Liposucción es hacer ejercicio regular durante un período y normalizar el peso.

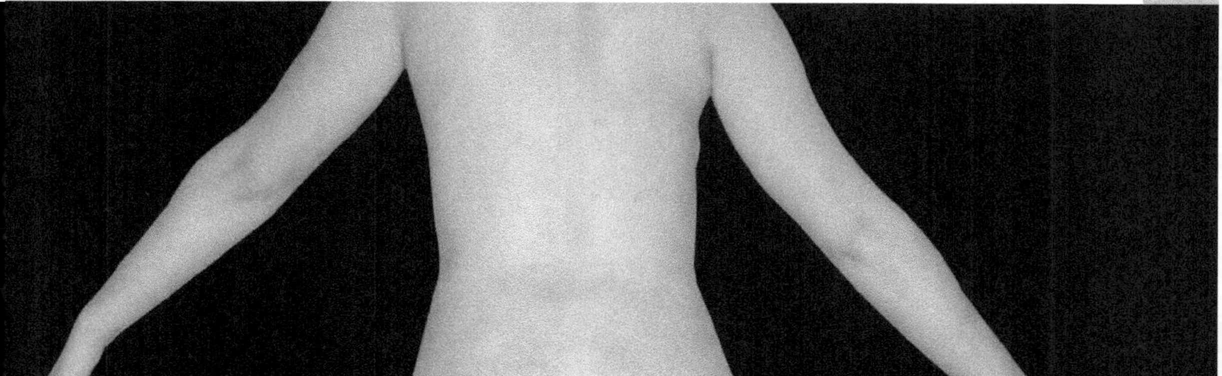

El sobrepeso moderado y laxitud de la piel de esta paciente logran desaparecer casi por completo con Liposucción en 2 etapas y ejercicio regular ayudado por una dieta sana.

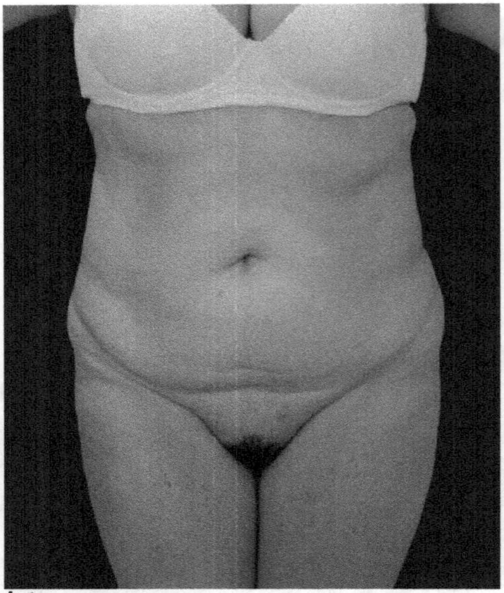

Antes

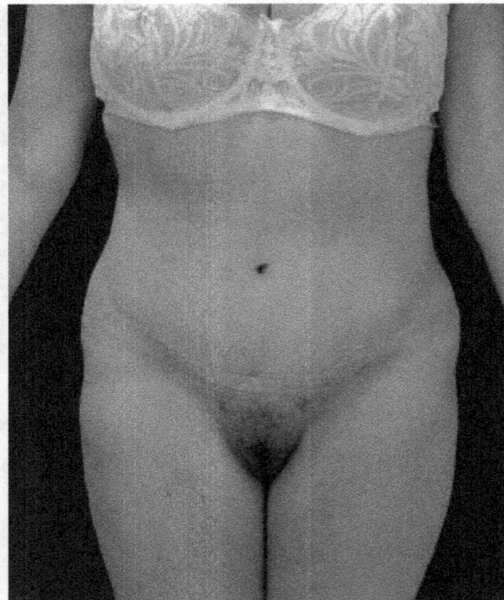

Resultado

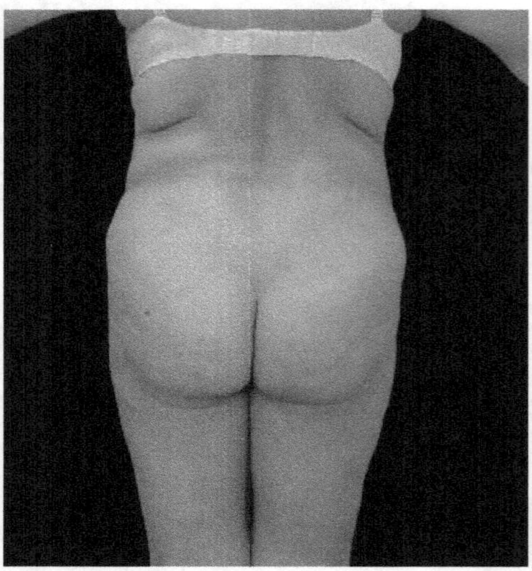

Antes

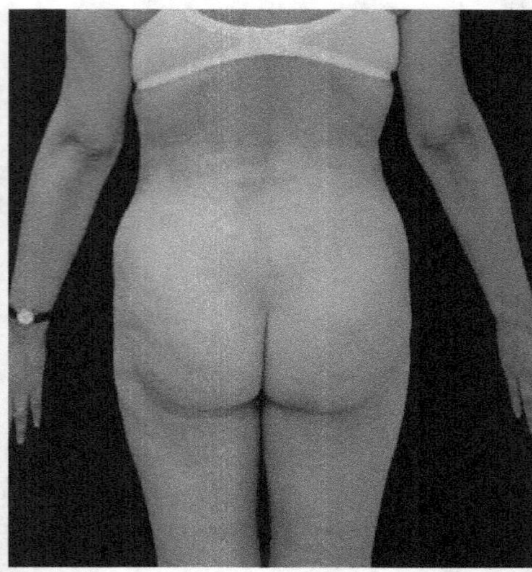

Resultado

Es muy frecuente que las pacientes que buscan mejorar estéticamente el abdomen, se realicen una Liposucción y Abdominoplastía en la misma operación. Esta paciente se muestra antes y a los 2 meses después de ambos procedimientos.

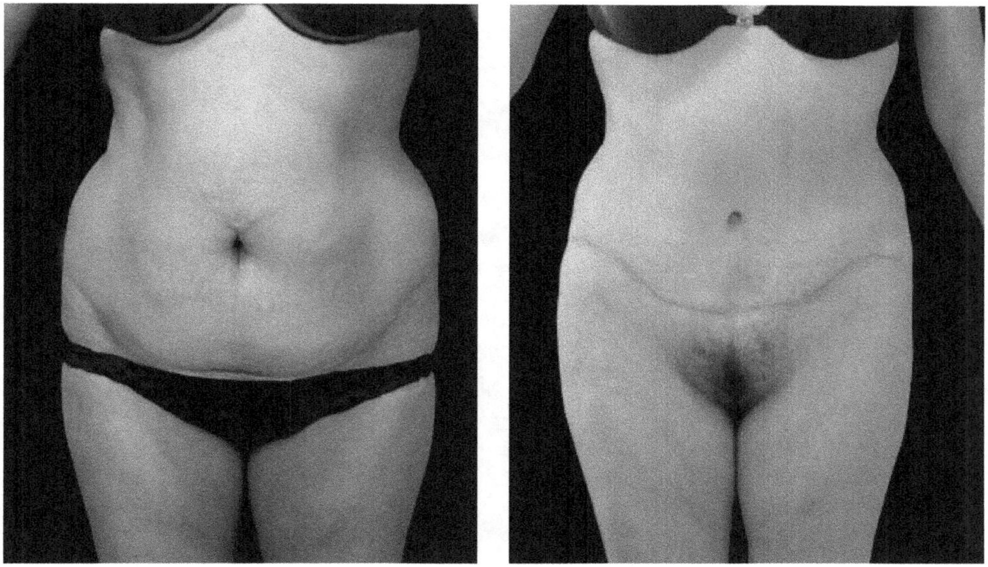

Antes **Resultado**

La cicatriz de Abdominoplastía es grande pero puede esconderse dentro del bikini o calzón.

¿QUÉ ES UNA LIPOESCULTURA O LIPOSUCCIÓN?

Liposucción es simplemente la extracción de grasa bajo la piel mediante aspiración con cánulas o tubos metálicos. Existen diversas formas de realizarla, pero el fundamento final es el mismo: aspirar grasa. Como la grasa bajo la piel está contenida dentro de células adiposas, lo que busca el procedimiento es, justamente, extraer un gran número de dichas células.
De este concepto de "eliminar las células adiposas", nace la idea de que al subir nuevamente de peso, la grasa tiende a acumularse en otros lugares del cuerpo. Esta idea es parcialmente cierta, ya que las primeras células en "engordar" serán las que no han sufrido cirugía (cara, cuello, hombros, etc), pero si el aumento de peso es importante, los adipocitos remanentes en las zonas operadas volverán a aumentar su contenido graso.
Cada tanto tiempo las empresas comerciales hacen pequeñas modificaciones a la maquinaria usada para realizar la operación, pero en realidad hay muy pocos cambios en los últimos 10 años. También algunas clínicas y médicos usan marketing y los medios para demostrar alguna novedad, pero son más bien maniobras publicitarias que avances científicos reales.

¿PARA QUIÉN ES LA LIPOSUCCIÓN?

Para someterse a una Liposucción es requisito ideal tener un peso cercano al normal y algunos

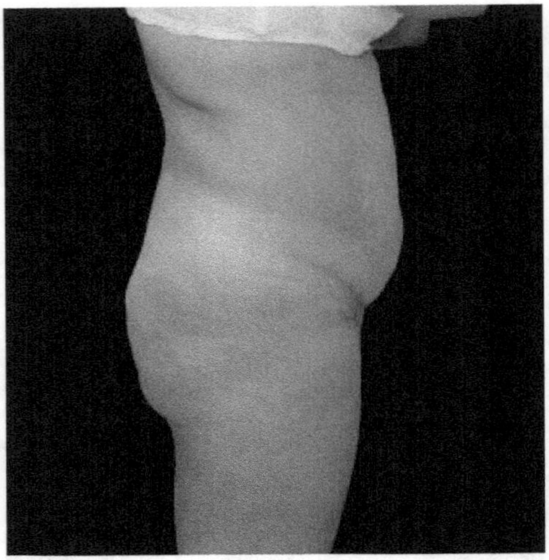

Antes

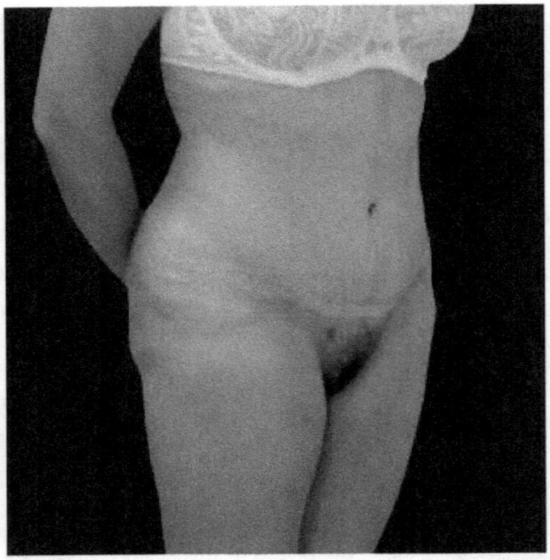

Resultado

depósitos de grasa, (llamados también "grasa constitucional"), difíciles de remover, aun con dietas y ejercicio regular. Estos depósitos están determinados genéticamente y se ubican en el bajo vientre, caderas y entrepiernas en las mujeres. En los hombres se concentran en el abdomen y ocasionalmente en el tórax y pechos. En algunas pacientes se presentan en concentraciones anómalas, fenómeno que es llamado "Lipodistrofia", típicamente en los muslos.

El resultado de una Liposucción en una persona obesa será moderado y la paciente debe saber esto de antemano, de lo contrario se sentirá defraudada. El ideal es que primero se integre a un plan de ejercicio regular con dieta baja en calorías, y mantenerse así por un período de tiempo.

Para las personas que sufren de obesidad mórbida, existe la cirugía bariátrica, o de reducción gástrica. La Liposucción no es una alternativa viable para pacientes que sufren de obesidad mórbida.

LIPOSUCCIÓN: ¿UNA SOLUCIÓN FÁCIL?

Existe un concepto erróneo, relacionado con este procedimiento quirúrgico, se dice que la gente que busca someterse a una Liposucción está usando el "camino más fácil". Esta idea es falsa ya que los mejores candidatos para este tipo de cirugía son justamente las personas que están cerca de su peso ideal y que hacen deporte regularmente, pero aun así poseen depósitos de grasa en algunas áreas de su cuerpo.

En estos casos de obesidad leve la Liposucción es muy efectiva, pues es la única forma concreta de modelar el contorno corporal y remover la grasa que estrictas dietas y tratamientos no pueden eliminar.

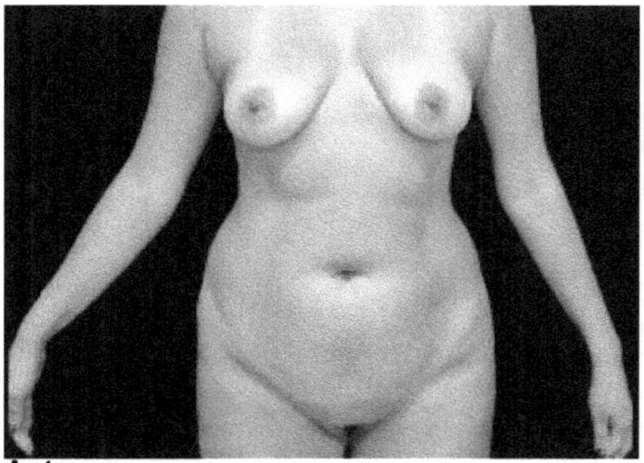

Antes

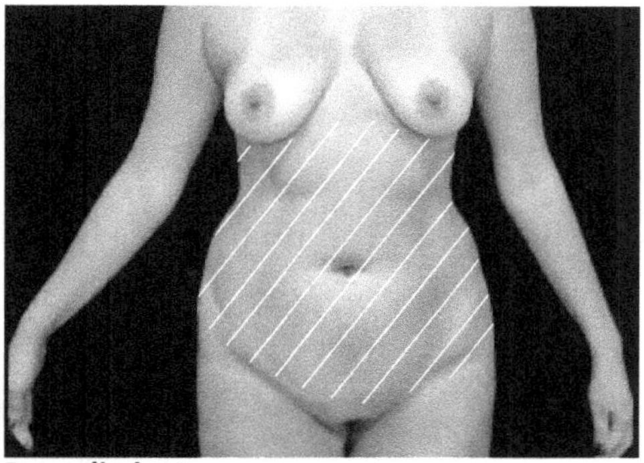

Procedimiento

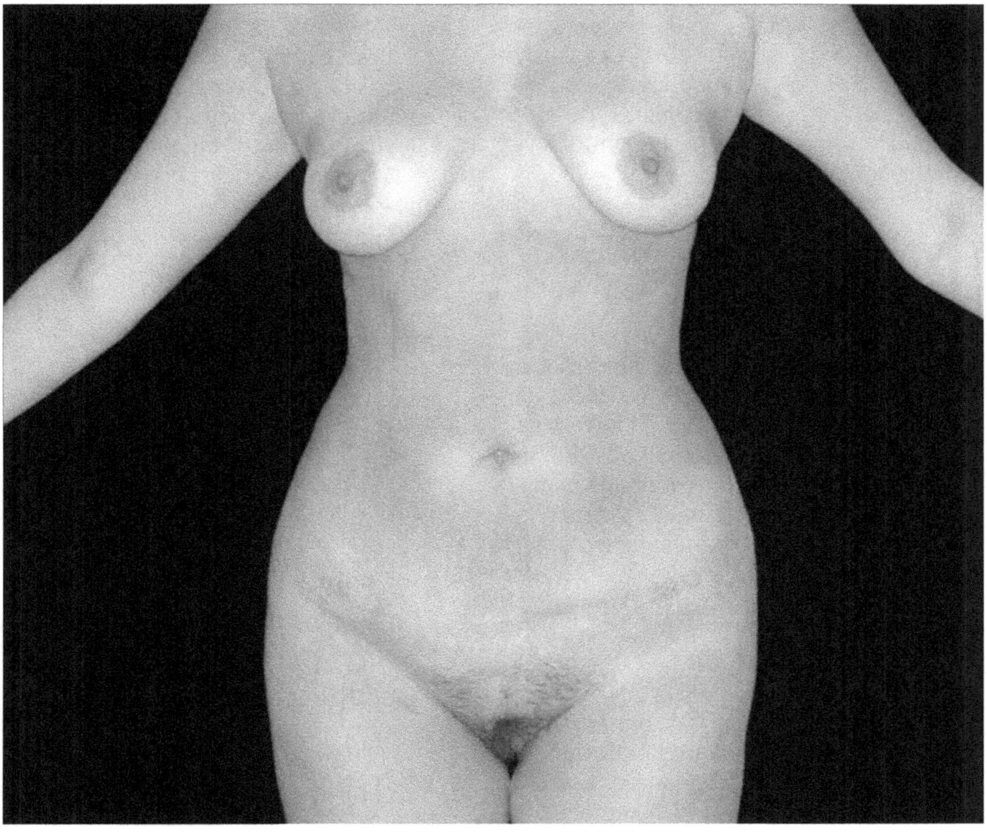

Resultado después de 4 meses.

¿QUÉ PASA SI VUELVO A SUBIR DE PESO DESPUÉS DE UNA LIPOSUCCIÓN?

Esta pregunta está mal hecha, ya que por definición la Liposucción no es para bajar de peso. Sin embargo, si después de un tiempo usted aumenta la masa grasa de su cuerpo, nadie puede predecir dónde se localizarán los nuevos depósitos de grasa. Las primeras células en "engordar" serán las que no fueron tratadas con la cirugía previa.

¿CUÁNTAS LIPOSUCCIONES PUEDO HACERME?

En una Liposucción las cánulas finas aspiran grasa, pero al mismo tiempo producen un grado importante de fibrosis y endurecimiento de los tejidos subcutáneos. Liposucciones sucesivas son más complejas y difíciles para el médico, y sus resultados cada vez menos buenos. No es recomendable hacer este procedimiento en forma repetida y no es una forma de hacer dieta.

ALGUNOS CONCEPTOS IMPORTANTES:

Bajo la piel existen dos capas de grasa, una superior muy delgada y otra más profunda que es más densa. La Liposucción ataca principalmente la capa profunda y levemente la superficial.

Las zonas más fláccidas de la piel llevan a resultados poco satisfactorios. Áreas típicas son la parte inferior de los brazos, cuello y entrepiernas después de los 50 años de edad. En estos casos hay que considerar la posibilidad de remover el exceso de piel además de realizar una Liposucción. Otra zona típicamente laxa es la parte inferior del abdomen luego de los embarazos.

Antes de una Liposucción

- Aliméntese con suficientes proteínas para que la cicatrización interna sea satisfactoria.
- Evite medicamentos con efecto anticoagulante, como Aspirina, Vitamina E y antinflamatorios.
- Organice su agenda para contar con unos días de reposo.

¿La Liposucción me hará bajar de peso?

- No, sin embargo, esta cirugía podría convertirse en un estímulo positivo para que usted baje de peso mediante un régimen nutricional balanceado, ejercicio regular y cambie su estilo de vida.

Candidatos para Liposucción

- Ser relativamente sano.
- No fumar.
- Tener expectativas reales.
- Tener focos de grasa localizados en un lugar específico del cuerpo.
- Aceptar cicatrices pequeñas.
- Elasticidad de la piel adecuada.

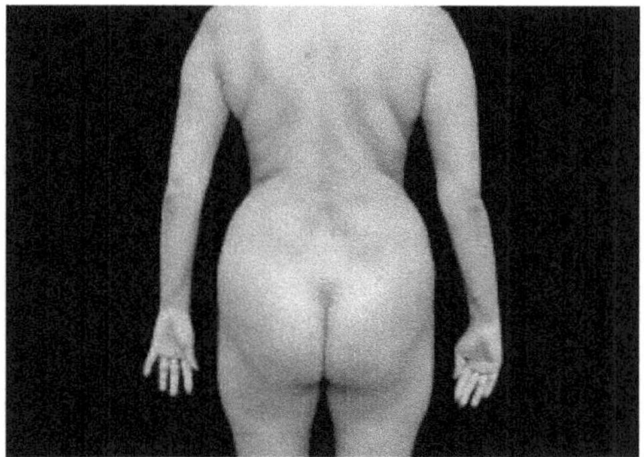

Antes

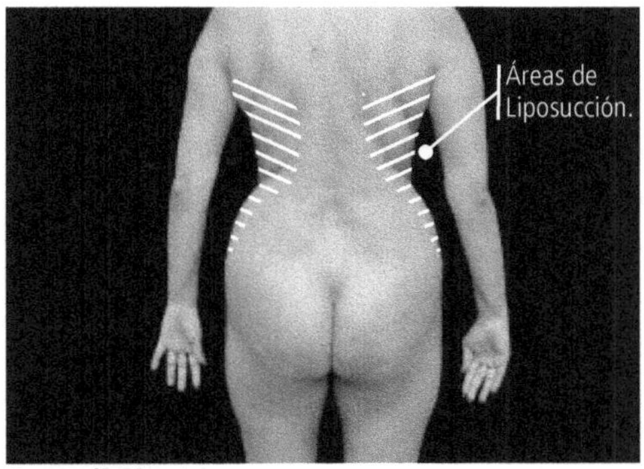

Procedimiento

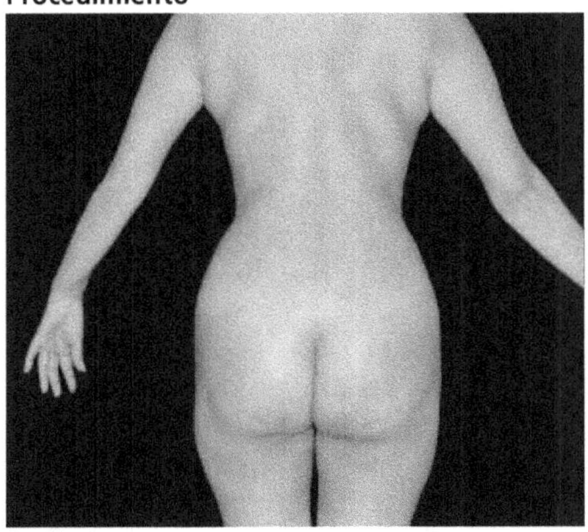

Resultado

La Liposucción logró reducir los pliegues que se forman bajo el sostén y la cintura.

Hay técnicas que complementan en parte el procedimiento, y se basan en la destrucción de algunos de los adipocitos, dejando parte de la grasa libre entre los tejidos. Algunas de ellas usan ultrasonido o láser Neodimio. Finalmente el procedimiento es el mismo, es decir, se retira la grasa y el aceite mediante cánulas, una bomba de vacío, y aspiradores de jeringa.
Así la " laser lipólisis" no tiene beneficios respecto de la Liposucción tradicional, a pesar del intenso marketing que recibe.

PROCEDIMIENTO QUIRÚRGICO

Antes de la operación, y para guiarse durante el procedimiento su cirujano marcará con un lápiz las áreas a succionar. Cuando usted se encuentre anestesiada, la cirugía se inicia con la infiltración, mediante cánulas metálicas finas, de una solución vasoconstrictora (de suero y líquido vasoconstrictor), que se introduce a través de incisiones muy pequeñas en distintas zonas del cuerpo. De esta manera se "suelta" el tejido adiposo, se controla el sangrado y el dolor postoperatorio.
Luego se aspira la grasa tratada a través de otro tipo de cánulas, que se mueven por las distintas capas de tejido adiposo. Éstas retiran la grasa y el aceite contenidos en los tejidos.
Durante el procedimiento se puede reciclar y limpiar una parte de la grasa extraída para reutilizarla en las nalgas, labios o en depresiones cutáneas. No se puede inyectar grasa de otra persona, ya que podría producir reacciones alérgicas severas.

CÁNULAS ULTRASÓNICAS:
En algunos casos conviene usar una cánula de ultrasonido antes de realizar la aspiración de la grasa propiamente tal. Se recomienda para áreas como entrepiernas y brazos, probablemente debido a que disminuye el espacio entre la piel y musculatura subyacente, acortando pequeños filamentos fibrosos y trabéculas. Es un complemento a la Lipoescultura clásica y no puede ser usado por sí solo. La más conocida hoy es VASER, pero existen varias marcas comerciales.

- Asuma siempre que procedimientos "express" implican también resultados mínimos.

- Su Cirujano Plástico tomará todas las medidas de seguridad durante el procedimiento. Si la Liposucción a realizar es extensa contará con la asistencia permanente de un Anestesiólogo y será monitoreada por el equipo médico, hasta ser dada de alta.

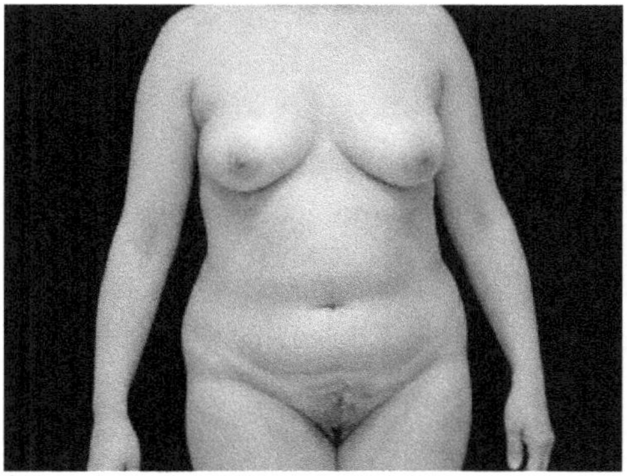

Antes

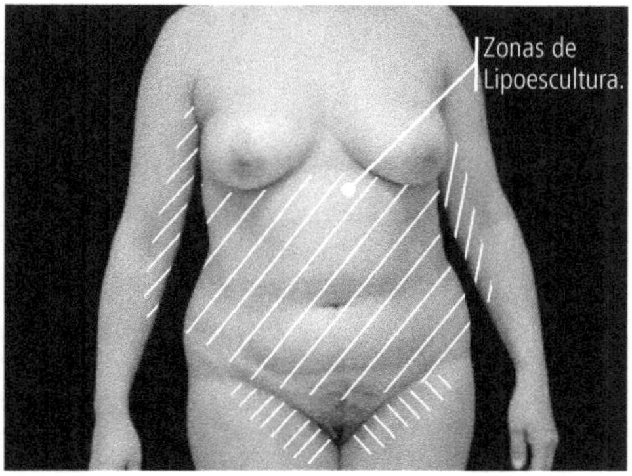

Procedimiento

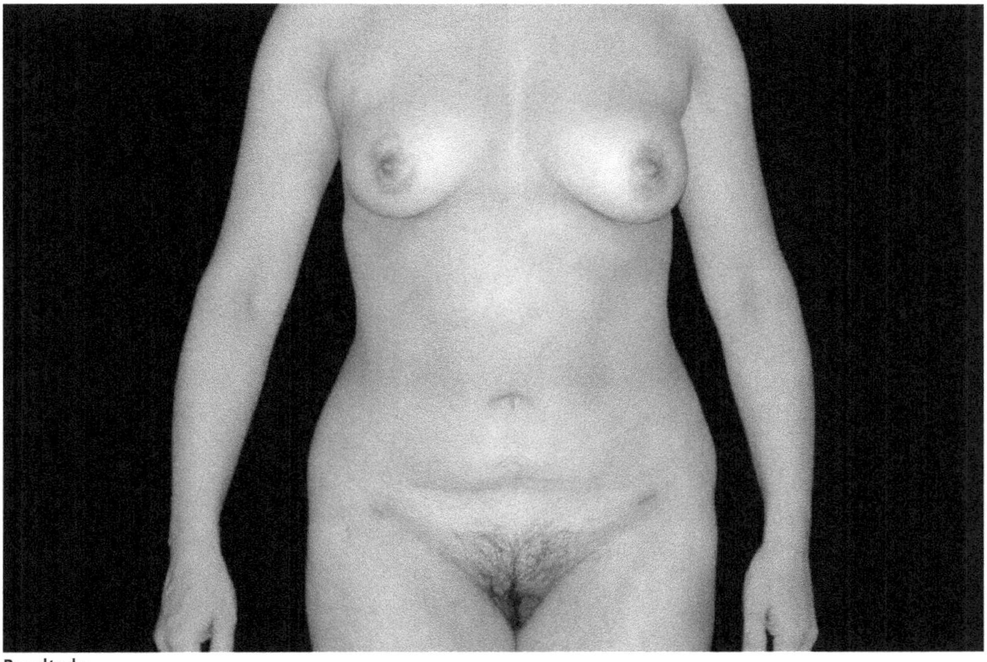

Resultado

La Liposucción se realiza con una hospitalización transitoria, dependiendo de la extensión del cuerpo a tratar y del tipo de anestesia. En algunos casos puede hacerse en forma ambulatoria, con anestesia local y sedantes para áreas muy pequeñas. La cirugía demora un par de horas y varía dependiendo de las áreas del cuerpo a operar.

En las Liposucciones más extensas puede ser necesario anestesia general o espinal. Si se utiliza anestesia general el paciente permanecerá dormido completamente, en cambio en la anestesia espinal, usada para Liposucción de la mitad inferior del cuerpo, el paciente no tendrá sensibilidad al dolor en esa área a pesar de estar despierto. Esta anestesia es similar a la utilizada en el parto.

Luego de una Liposucción, se recomienda seguir una alimentación balanceada para no formar nuevos depósitos de grasa constitucional en partes del cuerpo que no fueron tratadas con este procedimiento, y principalmente proponerse un cambio de hábitos dirigido a una vida más sana, combinando ejercicio regular y alimentación adecuada.

Comentarios con respecto a Liposucción

- No todas las áreas del cuerpo responden igual a una Liposucción.
- La Liposucción mejora la piel de naranja o celulitis, pero no la hace desaparecer por completo.
- La mayoría de los pacientes retorna a su vida normal a la semana, pero algunas personas necesitan más tiempo.
- Evite la exposición solar por algunas semanas. Además use siempre protectores solares de buena calidad.
- Se recomienda drenajes linfáticos que reducen la hinchazón, que aceleran el proceso de recuperación, disminuyendo la fibrosis (endurecimiento de las áreas tratadas).
- Es esencial que los masajes sean realizados por una especialista en un lugar limpio, recomendado por su equipo médico, cuidando especialmente la higiene, ya que se han registrado casos de infección por falta de ella.
- La Liposucción no elimina las estrías de la piel.
- A las 6 semanas ya se puede apreciar un cambio significativo en el contorno y forma del cuerpo.
- Después de la cirugía realice ejercicio regularmente, modifique sus hábitos alimenticios y dé un vuelco a su vida para mantener el resultado en el tiempo.
- Desde cualquier punto de vista, la Liposucción es más exitosa que cualquier dieta para remover los depósitos de grasa constitucional.

POSTOPERATORIO Y RECUPERACIÓN

La Liposucción es un procedimiento bien tolerado y sentirá las principales molestias en las primeras 48 horas después de la cirugía. Es aconsejable estar siempre acompañada la primera noche en que la paciente regresa a su casa y durante los primeros días, ya que es frecuente que se sientan débiles e incluso pueden presentar un desvanecimiento al levantarse solas al baño. Las primeras duchas son particularmente riesgosas ya que una caída puede producir un golpe fuerte en la cabeza.

Los primeros efectos de la operación son la aparición de edema o hinchazón y un ligero aumento de peso que desaparece algunas semanas después. La gran mayoría de los pacientes que se someten a esta cirugía sufre moretones, los que se intenta disminuir por medio de la utilización de fajas durante las 3 a 5 semanas posteriores a la intervención. Esta faja además ayuda a comprimir y evita la hinchazón excesiva.

El dolor que los pacientes describen luego de esta cirugía, es similar al que se siente al día siguiente de una jornada de ejercicio muy intensa. Durante su hospitalización se utilizarán antibióticos, analgésicos y antinflamatorios, los que deben ser indicados en el momento en que su médico le dé el alta.

Las suturas utilizadas para cerrar las pequeñas incisiones por donde se introdujeron las cánulas son retiradas por la enfermera del equipo, entre 7 a 10 días después de la cirugía.

Las incisiones usadas para el procedimiento dan lugar a pequeñas cicatrices que se van borrando con el tiempo.

Luego de algunas semanas, cuando la hinchazón comienza a desaparecer, pueden verse algunas irregularidades cutáneas y nódulos duros, que con el tiempo irán mejorando. Esto es normal y se presenta en todas las pacientes.

Se sugiere a la mayoría de las pacientes, someterse a masajes de drenaje linfático, y ultrasonido. Éstos son realizados por una kinesióloga o enfermera especializada. Estos drenajes tienden a acelerar el proceso de recuperación.

¿CÓMO ESCOGER UN LUGAR SEGURO PARA REALIZAR UNA LIPOSUCCIÓN?

Escoja una Clínica u Hospital, con todos los elementos necesarios para resolver una emergencia. Esto implica necesariamente la existencia de un sistema de reanimación, con anestesiólogo calificado, y el posterior cuidado de un paciente que ha sufrido una situación inesperada o emergencia. Escoja un Cirujano Plástico Calificado que le dé confianza. Sea responsable con usted misma y sus familiares.

ALGUNOS MITOS

1. LA LÁSER-LIPÓLISIS ES MÁS EFECTIVA Y MENOS INVASIVA:

Falso. Esta técnica se describe como menos invasiva y más efectiva que la Liposucción tradicional.

Estudios serios y la práctica quirúrgica han demostrado que no existe diferencia alguna con la Liposucción tradicional.

De hecho, luego de usar el láser, cuyo efecto es mínimo, se debe hacer el mismo procedimiento tradicional, es decir, retirar la grasa.

También se publicita que habrá menos dolor y moretones, y que se puede realizar como un

procedimiento "a la hora de almuerzo, antes de volver a la oficina", o en una "cirugía express", lo que en realidad es publicidad engañosa.
Lo que sucede en la práctica es que en estos procedimientos se hace una aspiración mínima, sin extraer cantidades relevantes de grasa y esto explica la rapidez de la intervención y su recuperación.
En conclusión, si le ofrecen láser-lipólisis, sepa que es una técnica para hacer pequeñas succiones principalmente avalada por el marketing y la publicidad, no por bases científicas.

2. LA ANESTESIA LOCAL ES MÁS SEGURA QUE LA ANESTESIA GENERAL:

Falso. A pesar de que la Lidocaína es la forma más segura y más usada de anestesia local, un exceso de ésta representa un riesgo enorme.
La anestesia local sólo debe usarse para lo que está diseñada, es decir, para pequeños procedimientos. Al realizarse cualquier cirugía relativamente mayor con anestesia local usted se está arriesgando. La anestesia local es ciertamente menos segura que la anestesia general en esas condiciones. Se recomienda que procedimientos extensos sólo deben ser hechos en una clínica con los medios de seguridad y en presencia de un Anestesiólogo entrenado.

3. EL RESULTADO SE VERÁ EN UN MES:

Falso. la mayoría de los pacientes evoluciona en períodos largos, que pueden durar muchos meses. La mayor parte del cambio se ha producido al tercer mes, pero seguirá variando y mejorando con el pasar del tiempo.

4. LA LIPOSUCCIÓN ES PARA BAJAR DE PESO:

Falso. Sin embargo, esta cirugía podría convertirse en un estímulo positivo para que la paciente baje de peso mediante un régimen nutricional balanceado, ejercicio regular y cambie su estilo de vida.

5. LAS IRREGULARIDADES Y LA CELULITIS DESAPARECEN:

Falso. Es importante saber que la Liposucción no es capaz de hacer desaparecer todas las irregularidades de la piel y tejidos subcutáneos, sino que las mejora. Muchas veces hay que repetir los procedimientos para mejorar la lipodistrofia e irregularidades.

RIESGOS

Si la intervención es realizada por un Cirujano Plástico bien calificado, lo más probable es que su operación y recuperación postoperatoria no tengan inconvenientes. A pesar de esto, aun en circunstancias ideales, pueden desarrollarse complicaciones (Ver Capítulo "Riesgos").
Como en cualquier procedimiento quirúrgico usted debe estar consciente de los riesgos potenciales y discutir sus preocupaciones con su cirujano, previo a la intervención. Además de los riesgos generales de cualquier operación, hay algunos relacionados específicamente con una Lipoescultura, especialmente al extraer

grandes cantidades de grasa en una sola vez. Una paciente que se somete a una operación de este tipo debe comprender que podría requerir procedimientos adicionales para mejorar los resultados. Las complicaciones más frecuentes y específicas de esta cirugía son solucionables.

IRREGULARIDADES:

Diferencias en la cantidad de la grasa del panículo subcutáneo hacen que la mayoría de las personas tengan áreas más prominentes que otras. Estas irregularidades pueden permanecer en el cuerpo después de la operación. Luego de la succión pueden quedar pequeñas áreas con fibrosis bajo la piel, que demorarán meses en desaparecer. Son la complicación más frecuente y pueden requerir revisiones quirúrgicas.

ANEMIA:

Una Liposucción grande puede producir anemia. Rara vez los pacientes presentan anemia severa. En estos casos se indica una transfusión de sangre, Es recomendable tomar tabletas de fierro unas semanas antes de la cirugía.

INFECCIÓN:

Es un riesgo como en cualquier cirugía. La gran mayoría genera síntomas en los primeros días de realizada la operación. Las infecciones asociadas a problemas médicos como la Diabetes o el tabaquismo, son más difíciles de tratar.

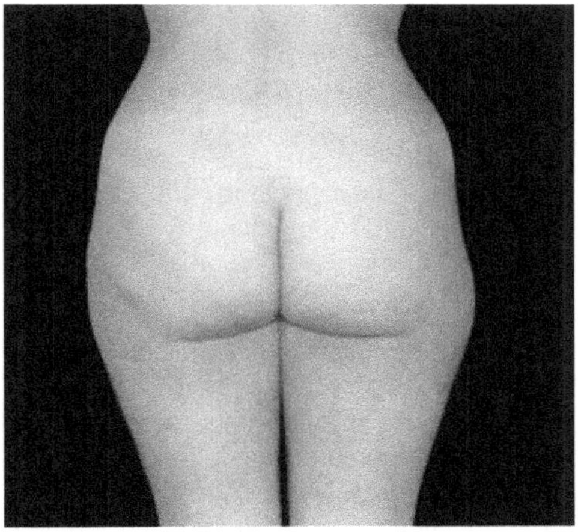

Antes

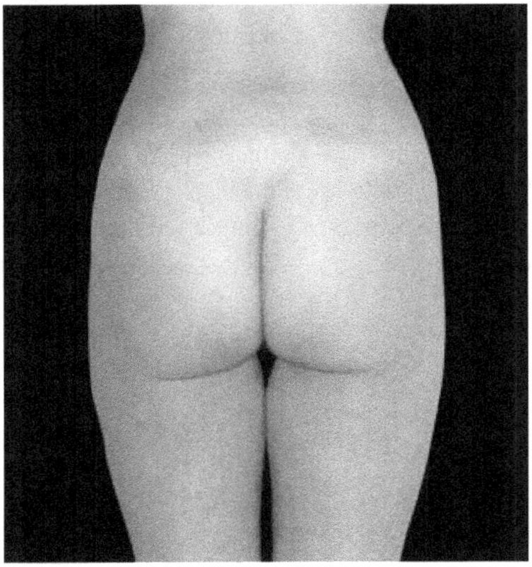

Resultado

La Liposucción puede mejorar el contorno a pequeñas áreas en pacientes sin sobrepeso.

HEMATOMAS:

Un hematoma es una colección de sangre dentro del cuerpo. Puede dar síntomas como aumento de volumen o dolor. Las enfermedades relacionadas con el sistema de la coagulación y el consumo de medicamentos anticoagulantes (como la Aspirina) aumentan este riesgo.

CICATRICES HIPERTRÓFICAS Y QUELOIDES:

A pesar de los cuidados del cirujano y del paciente algunas personas desarrollan cicatrices notorias y poco estéticas, que ocasionalmente se pueden mejorar con otra cirugía. Esto se debe a características genéticas de cada paciente. Algunas personas pueden pigmentar de color oscuro las cicatrices pequeñas por donde se realizó la aspiración.

ASIMETRÍA DE FORMA Y POSICIÓN:

Recordar que no siempre se logra corregir completamente las diferencias existentes en la forma y volumen de la pared abdominal, muslos y caderas.

EXTRUSIÓN DE SUTURAS:

La expulsión de un punto de sutura puede provocar pequeños abscesos, como una espinilla grande. No son en realidad una complicación, sino más bien una molestia.

SEROMAS:

Acumulaciones de líquido en el tejido subcutáneo. Son relativamente frecuentes, y no revisten mayor problema.

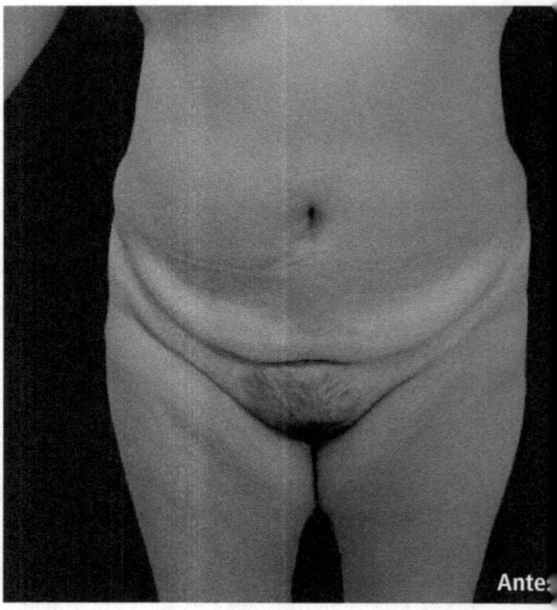

El daño de la pared abdominal producido por los embarazos es parcialmente revertido por una Abdominoplastía combinada con Liposucción. La cicatriz inferior se esconde dentro de la ropa interior.

EMBOLIAS Y COÁGULOS:

Es la aparición de coágulos en las piernas, los que pueden migrar. Esta es una complicación rara y se toman medidas preventivas por un tiempo luego de la operación para minimizar este riesgo.

PERFORACIÓN INTESTINAL:

Existen algunos casos reportados en los que una cánula de Liposucción ha traspasado la pared abdominal produciendo una pequeña incisión en el intestino.

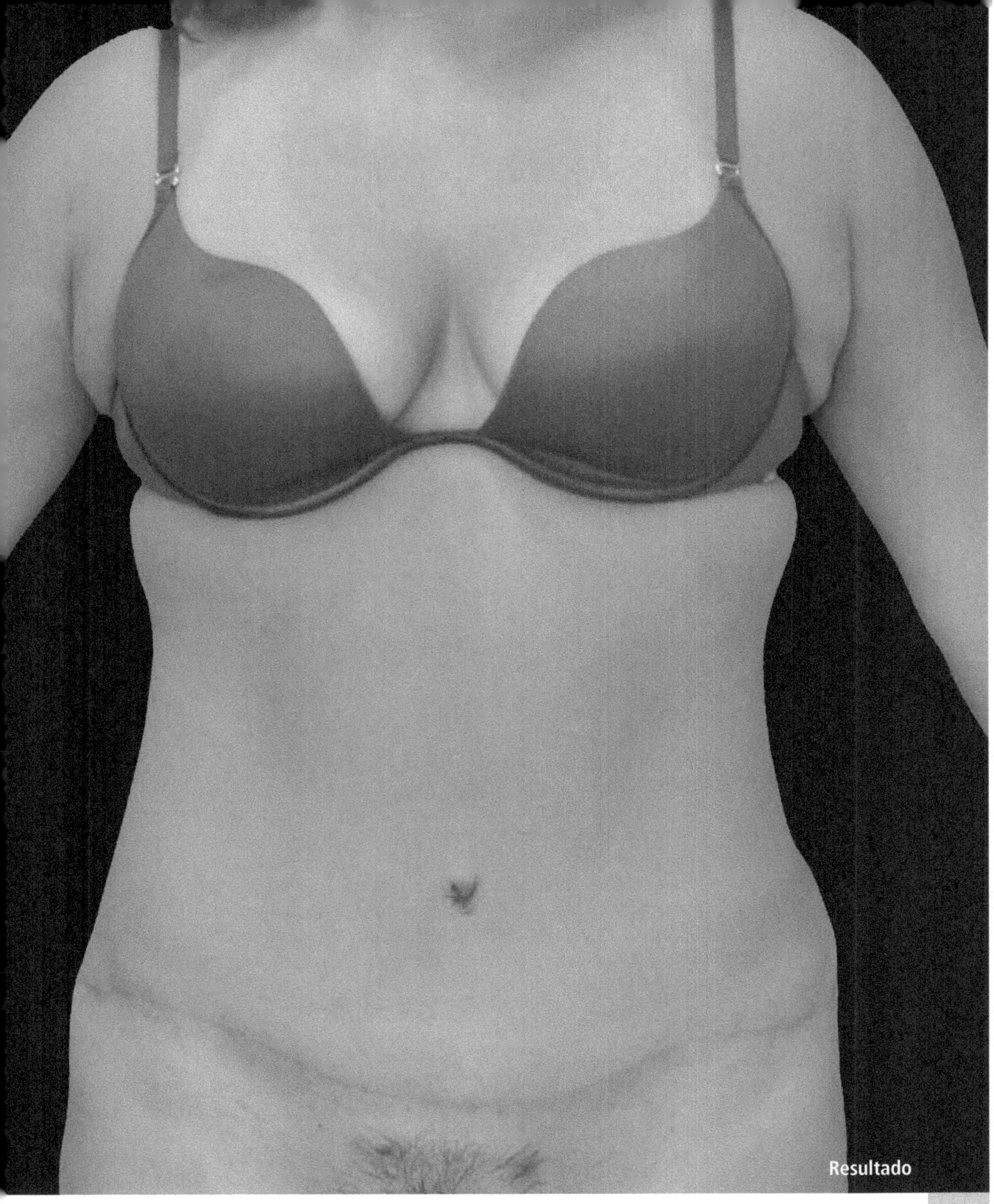
Resultado

ALTERNATIVAS PARA MODELAR SIN CIRUGÍA.

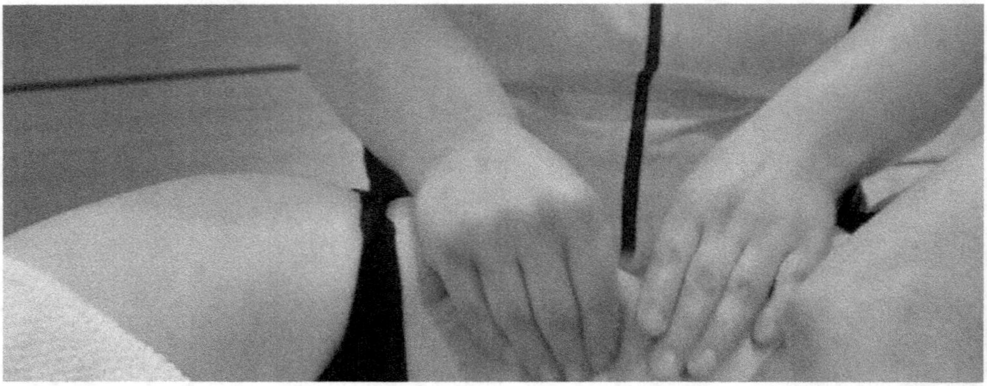

Se han desarrollado algunas prácticas no quirúrgicas que ayudan a modelar el contorno corporal. Es difícil estimar cuánto sirven y la duración de los resultados de estas prácticas, ni tampoco predecir cómo reaccionará el cuerpo una vez que se suspende su aplicación. *En el mediano y largo plazo los masajes y estiramiento de la piel van alargando las fibras subcutáneas que la sostienen a los tejidos profundos, y así dañan la elasticidad de la piel, provocando mayor laxitud y flaccidez en los tejidos.* **No son recomendables.** Si decide aplicar en su cuerpo alguna de estas prácticas debe asegurarse de hacerlo en un prestigioso centro de salud. En su defecto un spa o centro de estética de buena reputación, que cuente con personal capacitado, buen equipamiento y por un período muy corto.

DRENAJE LINFÁTICO:

La función de los vasos linfáticos es absorber una pequeña cantidad de líquido que no fue efectivamente recogido por las venas. Si éstos no funcionan adecuadamente, piernas y brazos se hincharán, fenómeno que recibe el nombre de "edema". El drenaje linfático es una práctica que se realiza después de una Liposucción y en personas con linfedema (edema linfático) de brazos después de una operación de cáncer mamario. Su beneficio es muy importante cuando es realizado por un especialista, generalmente enfermeras y kinesiólogas, pero por un período corto de tiempo.

MASAJES REDUCTIVOS:

El masaje corporal es agradable y relajante, con beneficios tanto psicológicos como físicos. Si usted desea hacerse masajes reductivos, asegúrese que la masajista cuente con una adecuada preparación y experiencia. **Si decide hacerlo, hágalo por un período corto de tiempo, de lo contrario aumentará la flaccidez.**

ENDERMOLOGÍA:

Esta técnica consiste en aplicar masaje con una máquina succionando los tejidos como ventosa. Remueve líquido acumulado en el tejido bajo la piel, que está compuesto principalmente por agua dentro de la grasa.
La propaganda comercial de la endermología es excelente y luego de la primera sesión se

confirma una discreta reducción en centímetros del área tratada. *Sin embargo esto ocurre simplemente por pérdida del agua contenida, no de la grasa.* Para mantener el beneficio logrado es necesario seguir una dieta adecuada y realizar ejercicio regularmente. No se recomienda la endermología por largos períodos, ya que su piel perderá elasticidad y la hará más fláccida.
Existe una fuerte sensación entre los especialistas de que el resultado de la endermología también puede conseguirse con ejercicio y alimentación sana. No hay ninguna prueba científica del beneficio de esta técnica a largo plazo.

MESOTERAPIA:

La mesoterapia es un tratamiento en que se inyectan fármacos, aminoácidos, minerales y drogas a los depósitos de grasa.
Existen muchas dudas sobre la eficacia y seguridad de estas prácticas, y la FDA Norteamericana no lo aprueba porque no se conoce los efectos tóxicos de las mezclas inyectadas.
Mucha gente busca soluciones rápidas para la celulitis, y esta técnica es ofrecida con promesas de resultados inmediatos. La ilusión de que las inyecciones produzcan una mejoría del aspecto corporal es sólo eso, una ilusión.
No existe ninguna prueba científica de los beneficios de estas prácticas, que se encuentran ampliamente difundidas en centros de estética, sin embargo hay muchas complicaciones reportadas. Una de las drogas más frecuentemente inyectadas es la fosfatidilcolina, que está prohibida en muchos países por su toxicidad, que causa una inflamación extrema en las áreas donde se inyecta.

Algunos años atrás se produjo una epidemia de complicaciones derivadas de la mesoterapia. Hubo muchos de estos tratamientos que fueron realizados en peluquerías, donde se les inyectaba a pacientes una mezcla de productos que estaba infectada con bacterias de Tuberculosis animal. Lamentablemente cientos de pacientes quedaron con cicatrices para siempre, por donde salían los abscesos.
Si usted decide someterse a alguna forma de inyección corporal o Mesoterapia, hágalo responsablemente, en un centro médico calificado y de prestigio. No se lo recomiendo.

- En la eventualidad de que usted se realice Mesoterapia, tenga la precaución de ver y guardar los envases de los fármacos que le inyectan.
- Fíjese en el vencimiento, contenidos y país de orígen.
- No confíe en recomendaciones del personal de Centros de Estética ni peluquerías respecto de Mesoterapia.
- Estos procedimientos no están avalados por Instituciones Científicas como la Sociedad Americana de Cirugía Plástica, la Sociedad Americana de Dermatología ni tampoco por la Sociedad Chilena de Cirugía Plástica.

Capítulo 10

MUSLOS.

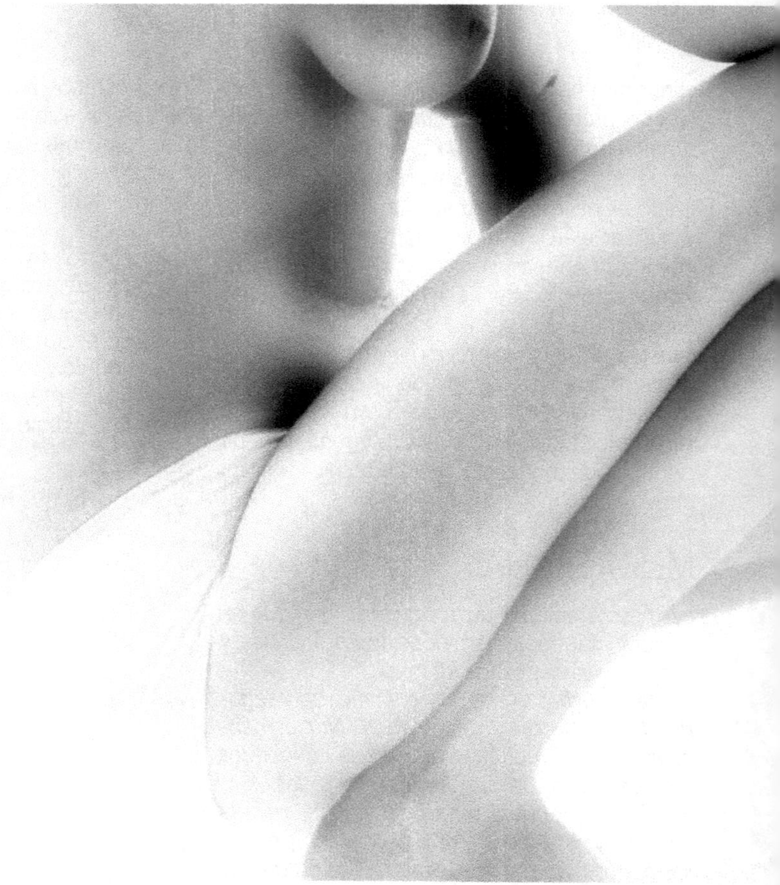

El tratamiento para adelgazar, remodelar los muslos y quitar en parte el aspecto de piel de naranja, llamado popularmente "celulitis" es una tarea titánica para el Cirujano Plástico. En muchos años de práctica clínica, nunca he visto una paciente conforme en un 100% con los resultados de estas intervenciones. La irregularidad de la piel, y grasa subcutánea acompañada por el sobrepeso producen alteraciones llamadas Lipodistrofia, que no tiene tratamiento fácil ni muy exitoso, por lo que se recurre a procedimientos seriados, acompañados por cambios de hábito, ejercicio regular, evitar el cigarrillo y por la normalización del peso.

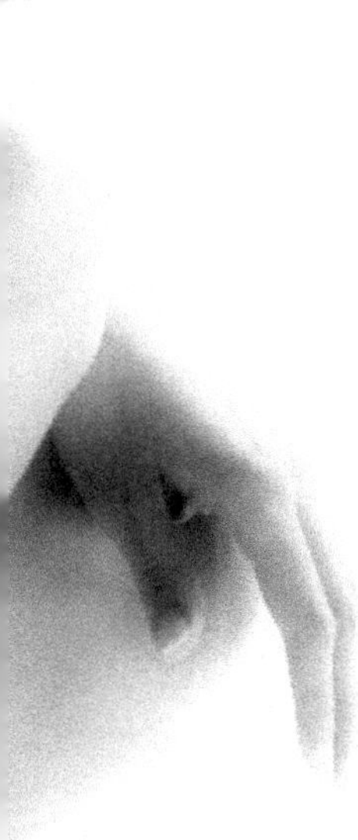

La presencia de algún grado de "celulitis" es característica de todas las mujeres, independiente de su contextura física, alimentación y el ejercicio que realice. Lamentablemente no hay cómo tratarla eficazmente. Por eso, no crea en publicidad engañosa.

Muchas mujeres que sufren de este problema lo justifican con la falta de tiempo para realizar ejercicio, pero éste no es el único factor que incide en la lipodistrofia, ya que no se sabe a ciencia cierta cuáles son las causas reales de este problema. Estas pacientes deben saber de antemano que una Liposucción para modelar muslos requiere un tratamiento integral, donde paciente y médico diseñan un plan a largo plazo para obtener un buen resultado.

Para mejorar el aspecto de sus muslos, es importante tener la musculatura firme obtenida a través de ejercicio regular, un peso de acuerdo a su altura y un índice de masa corporal normal. También es necesario una buena elasticidad, que está dada por sus antecedentes genéticos y familiares. Sólo al reunir estas características, una paciente que tenga muslos gruesos y lipodistrofia, será una buena candidata para la remodelación mediante Lipoescultura. Recuerde que el aspecto de piel de naranja no desaparecerá, aunque la forma de sus muslos puede mejorar drásticamente.

IMPORTANTE:

El primer paso es que la paciente tome conciencia de que no puede lograr resultados satisfactorios si tiene sobrepeso y no practica ejercicio regular. Pretender que una Liposucción producirá un gran cambio por sí sola, es sólo una ilusión.

La humectación de la piel es siempre buena, pero no existen cremas "reafirmantes", que mejoren la celulitis o que disminuyan las estrías, por lo que cualquier crema humectante de buena calidad cumple con la función necesaria de hidratación.

Muchas de las irregularidades que las mujeres tienen, están ubicadas en la cara interna o posterior de los muslos, por lo que frecuentemente las mismas pacientes no las ven y se sorprenden al mostrárselas.

LIFTING DE MUSLOS

Consiste en una incisión a nivel inguinal, donde se elimina tejidos sobrantes, para lograr una piel más estirada. Esto se obtiene suturando los tejidos profundos del muslo a la llamada fascia de la ingle.

Se hace bajo anestesia general, con una estadía hospitalaria de al menos dos noches. La operación dura dos a tres horas.

El postoperatorio es incómodo, ya que se presentan molestias en la zona operada por varias semanas, muchas de ellas debido a la humedad del área y a la expulsión de algunas suturas.

Es una cirugía relativamente frecuente en las pacientes con pérdida masiva de peso por un by-pass gástrico, pero inusual en el resto de las mujeres. A veces se realiza esta operación acompañada de una Abdominoplastía.

Una desventaja de esta operación es que, ocasionalmente, la cicatriz en la ingle puede ensancharse y descender con el pasar de los años, por la fuerza de la gravedad, la flaccidez y laxitud de la piel características de muchas de estas pacientes.

Este aspecto es limitante para la mujer, ya que con ropa interior o traje de baño, la cicatriz puede ser visible. Personalmente recomiendo a todos los pacientes que solicitan este procedimiento sopesar la posibilidad de tener este tipo de cicatrices.

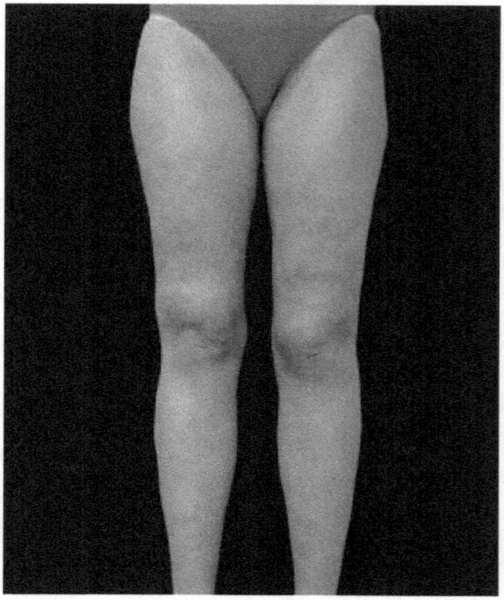

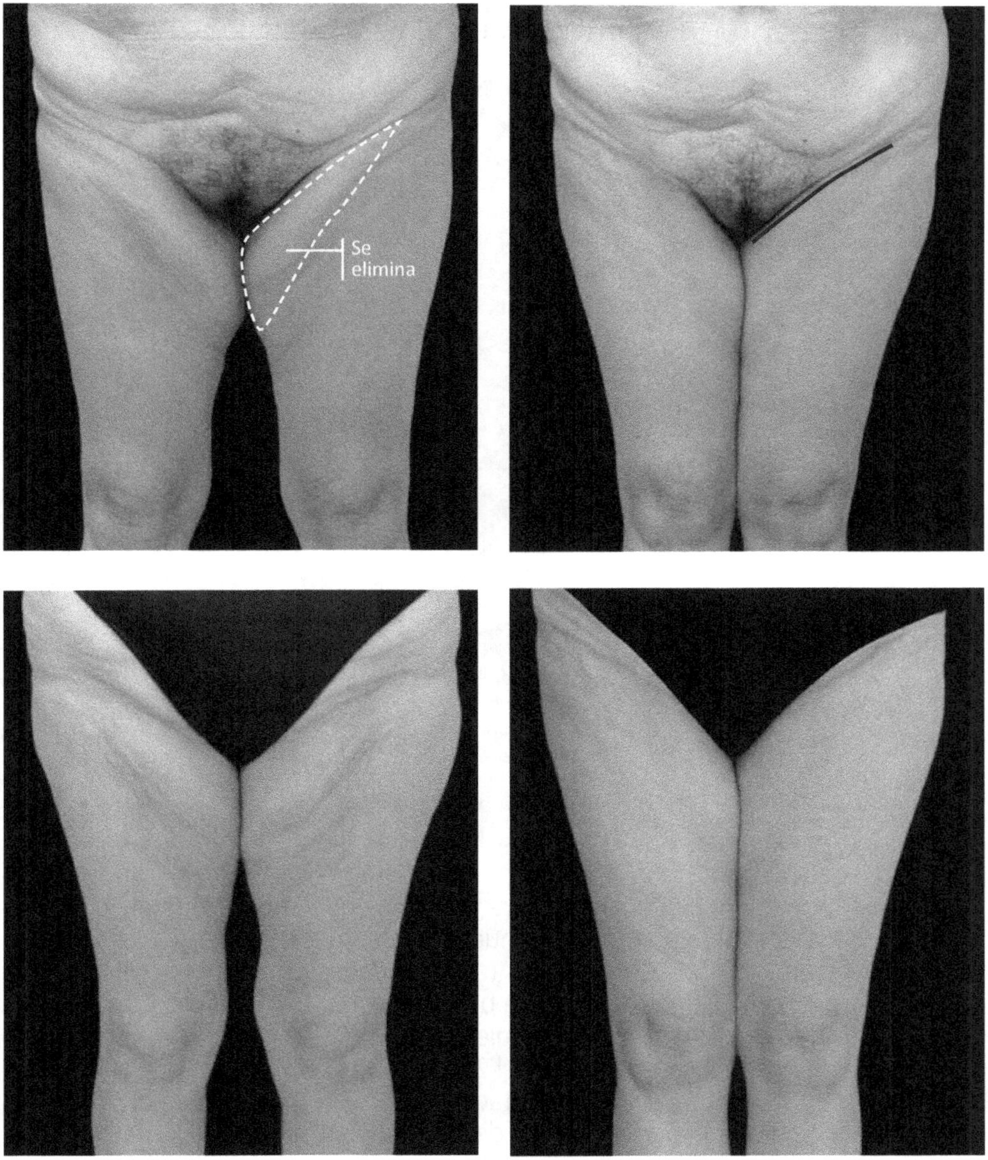

Antes Resultado

Las pacientes que se realizan Lifting de Muslos mejoran su aspecto, a cambio de cicatrices notorias.

Capítulo 11

PACIENTES CON BAJA MASIVA DE PESO.

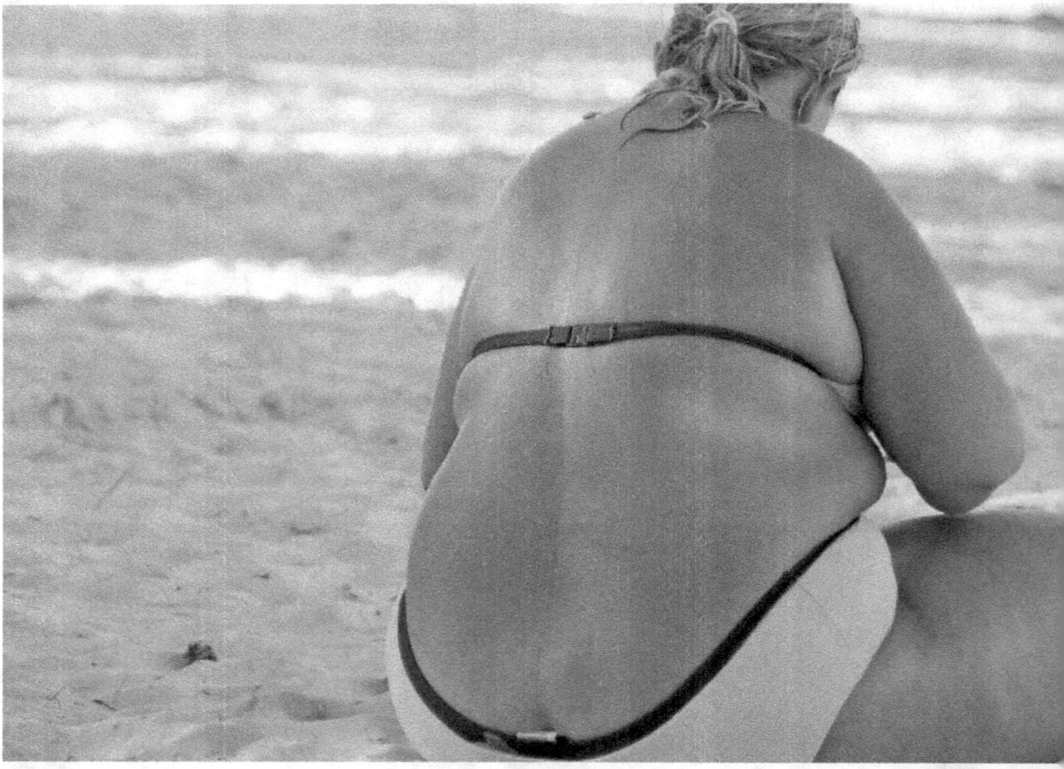

La obesidad es actualmente uno de los problemas de salud más serios a nivel mundial. Ha sido catalogada como la nueva "epidemia del siglo", pues afecta a hombres, mujeres y niños de todas las razas y edades. Superarla no siempre es algo que se pueda conseguir por cuenta propia. Existen distintos grados de sobrepeso y para cada uno de ellos un tratamiento.
Se considera "obesidad" cuando más del 25% del peso corporal es grasa. Un 40% de la población chilena es obesa, en Estados Unidos, la cifra alcanza el 54%.
Las implicancias desde el punto de vista de la salud y prevención de enfermedades son inmensas, principalmente porque deteriora enormemente la calidad de vida. Un porcentaje de quienes sufren obesidad leve y severa puede ser tratado con dieta, ejercicio regular y cambio de los hábitos alimenticios. Según el grado de obesidad y las características del paciente, se puede tratar quirúrgicamente este

problema. Algunos pacientes con obesidad severa y quienes sufran de obesidad mórbida son buenos candidatos para ser derivados al especialista en Cirugía Digestiva.

Finalmente la medicina encontró una buena solución para la epidemia mundial que significa la Obesidad Mórbida. Ésta es una enfermedad grave, con serias consecuencias para la salud, que tiene claras implicancias en la calidad de vida, y que inevitablemente acorta los años de vida de quienes la padecen. Por último también posee serias consecuencias económicas para pacientes, sus familias y el país entero. Esta solución es la Cirugía Bariátrica, que consiste en la reducción de la capacidad gástrica mediante diferentes alternativas quirúrgicas, acompañada de psicoterapia, ejercicio regular, dietas y por sobre todo un cambio en la mentalidad de la familia del paciente afectado por Obesidad Mórbida.

En el Centro Universitario de la Pontificia Universidad Católica de Chile, se han operado más de 4.000 pacientes de cirugía bariátrica, los que en los meses posteriores a su cirugía bajan unos 20 a 40 kilos de peso, pudiendo llegar a perder más de 100 kgs. Esto ha transferido a la Cirugía Plástica un enorme problema, ya que la mayoría de estos pacientes creen que esta especialidad les puede devolver el aspecto físico que tenían antes de desarrollar la obesidad. Nada puede estar más lejos de la realidad. La Cirugía Plástica puede ayudar discretamente a mejorar el aspecto global de estos pacientes, pero a un precio muy alto, que los mismos pacientes prefieren ignorar: las múltiples cirugías y grandes cicatrices que tendrán que aceptar a cambio de disminuir pliegues de piel, y voluminosos colgajos cutáneos, molestos y poco estéticos. El desafío para los Cirujanos Plásticos ha sido enorme y hay algunos especialistas que se han enfocado a tratar a estos pacientes. Es importante centralizarlos hacia aquellos médicos que realizan regularmente estas operaciones, para así obtener el mayor beneficio para los pacientes y disminuir los riesgos. La pérdida de peso de esas magnitudes también tiene implicancias psicológicas severas, y es frecuente que algunos de ellos tengan depresión y pérdida de la "alegría de vivir", por lo que el apoyo de los especialistas en salud mental, y de sus familias es esencial antes de embarcarse en múltiples cirugías. Es extremadamente importante conseguir que los pacientes entiendan y aterricen sus expectativas al campo de la realidad. Tienen, muchas veces, expectativas irreales. Es frecuente que tengan percepciones erradas de lo que pueden obtener mediante cirugías plásticas consecutivas, y además deben entender y asumir sus costos asociados, desde el punto de vista familiar, emocional, fisiológico y también financiero. Todos estos pacientes deben ser fuertemente apoyados por psicólogos y psiquiatras, además de requerir importante apoyo familiar. En mi experiencia clínica, he visto frustración y desencanto en estos pacientes, pues creen que la operación de Cirugía Bariátrica sumada a la ayuda que pudiera ofrecer la Cirugía Plástica, les devolverá la figura que tenían en su juventud, y eso no ocurre nunca.

PECHOS

Lo más característico de los pechos en las pacientes con baja masiva de peso, es que hay una atrofia casi completa de la glándula mamaria, con piel redundante y arrugada, y una caída o ptosis severa de los tejidos.
El desafío del Cirujano Plástico está en realizar procedimientos reconstructivos para llevar los remanentes de la glándula a una posición y forma razonablemente estéticas. Con el tiempo, y en cirugías posteriores, mejorar los resultados y eventualmente aumentar el tamaño del pecho (Ver Capítulo "Pechos Caídos").

CONTORNO CORPORAL, GLÚTEOS Y ABDOMEN

La pérdida masiva de peso se acompaña de una gran flaccidez de la musculatura y tejidos subyacentes. Las cirugías requieren generalmente reparación de la pared abdominal, ocasionalmente con mallas y grandes resecciones

Importante

La Cirugía Plástica puede ayudar discretamente a mejorar el aspecto global de estos pacientes, pero a un precio muy alto, que los mismos pacientes prefieren ignorar: las múltiples cirugías y grandes cicatrices que tendrán que aceptar a cambio de disminuir pliegues de piel, y voluminosos colgajos cutáneos, molestos y poco estéticos.

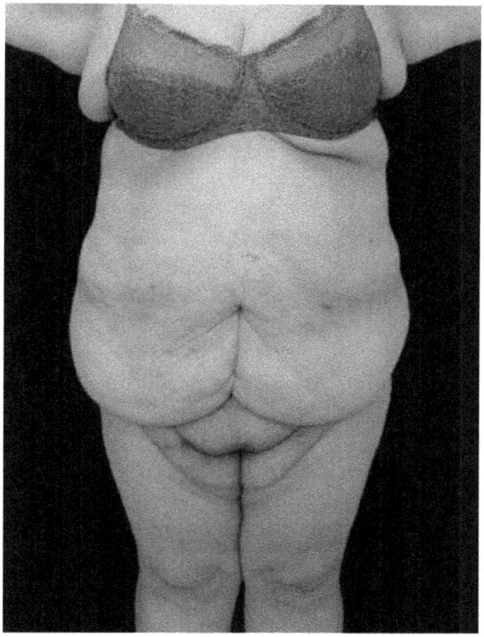

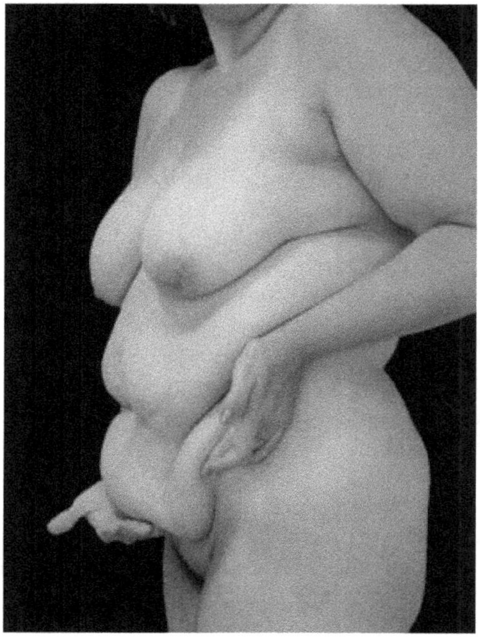

de tejido adiposo y piel colgante. La mayoría de estas cirugías son realizadas en etapas, ya que se produce sangrado abundante (Ver Capítulo "abdomen"). Los pacientes frecuentemente están con anemia, y un estado nutricional al límite de la desnutrición, causadas por la cirugía digestiva, por lo que la preparación con fierro y proteínas es esencial.

LOS BRAZOS

El procedimiento quirúrgico para reducir el grosor y la piel colgante de los brazos es realizar una Liposucción de la parte inferior y posterior del brazo. Si hay exceso de piel, y la paciente así lo prefiere, se realiza al mismo tiempo la resección quirúrgica de un segmento cutáneo en la zona posterior del brazo.

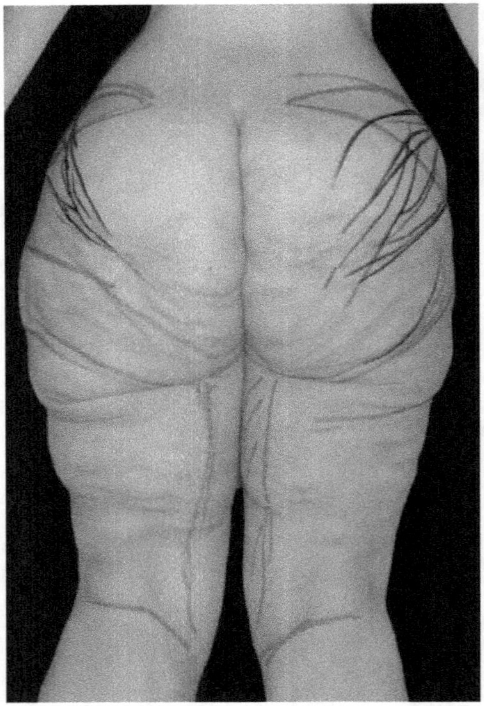

En el caso de personas que tienen sólo un pequeño exceso de piel bajo la axila, la solución quirúrgica consiste en eliminar, haciendo un corte transversal, los centímetros de piel y grasa colgante. Por el contrario, si la piel sobra a lo largo de todo el brazo, se requiere de una incisión larga, lo que producirá una gran cicatriz, que puede llegar hasta el codo.

La cicatrización en la parte posterior del brazo es generalmente de mala calidad, puede tornarse dura, solevantada y tirante, pero todo depende de las características genéticas de cicatrización de cada persona. Requiere de compresión con silicona, masajes y cuidados por bastante tiempo. La gran mayoría de las pacientes demoran meses en familiarizarse con los resultados del procedimiento. Las primeras semanas son bastante incómodas para las pacientes, por lo que un conocimiento acabado de las molestias y evolución postoperatoria, las ayudará a entender y a tener paciencia en este período.
Las zonas de piel extraídas son amplias, y están a merced de los efectos de la gravedad, lo que produce una larga recuperación. Muchas pacientes tienen hematomas, extruyen suturas, y pequeñas áreas de la herida pueden formar costras antes de cerrar bien, por lo que es esencial el reposo y cuidados que su Cirujano Plástico le indicará.

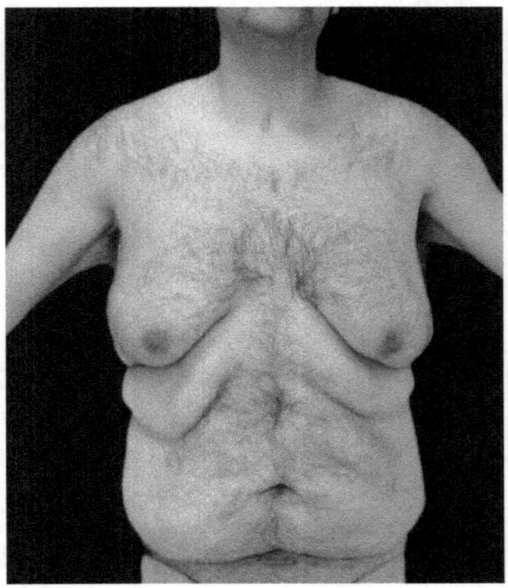

La complicación más frecuente de esta cirugía es la cicatriz anómala. El cuidado de estas cicatrices requiere de compresión con silicona, masajes y cuidados por bastante tiempo (Ver capítulo "Brazos").

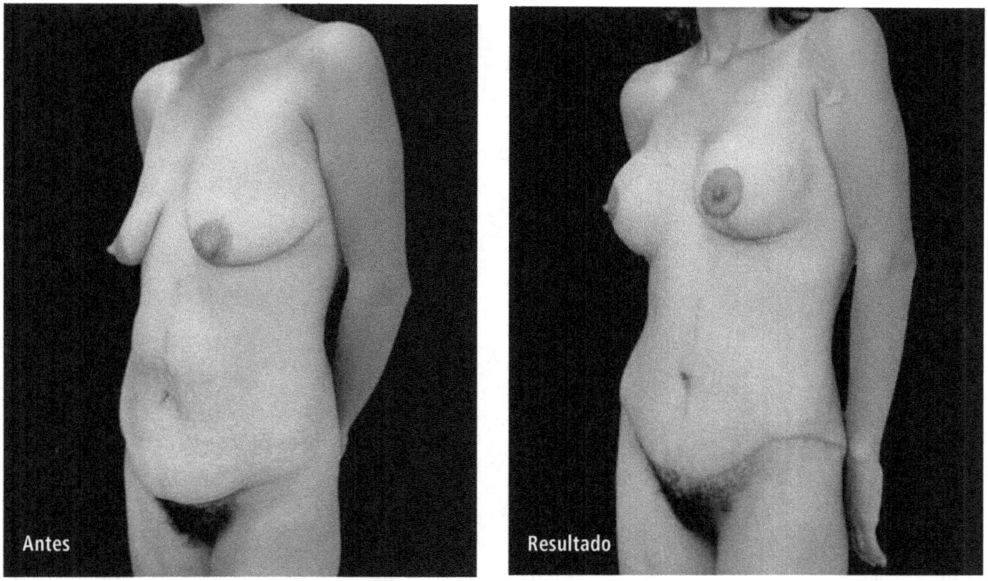

Abdominoplastía, Pexia y Aumento Mamario.

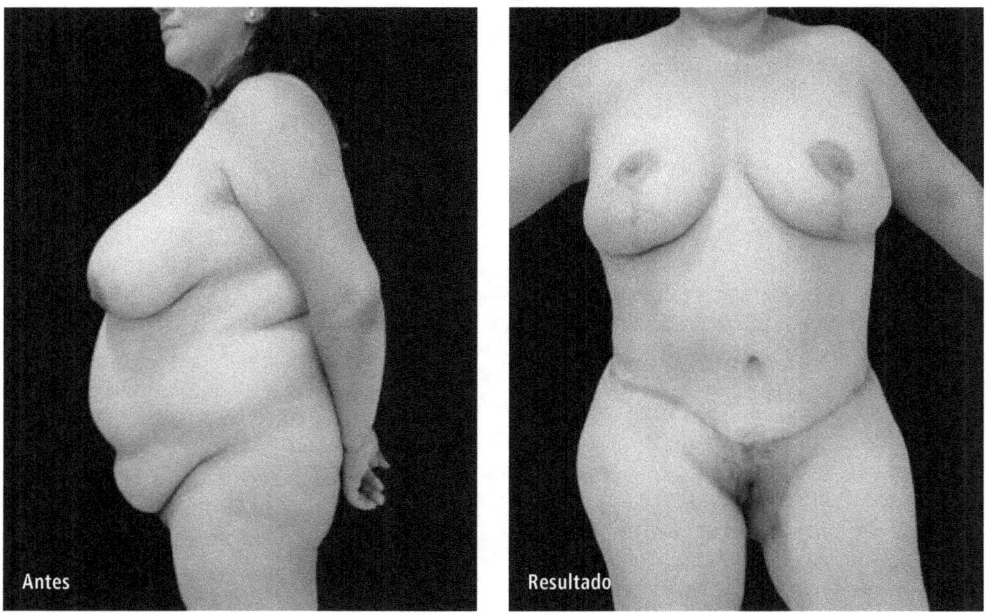

Abdominoplastía, Pexia Mamaria y Reducción de Muslos

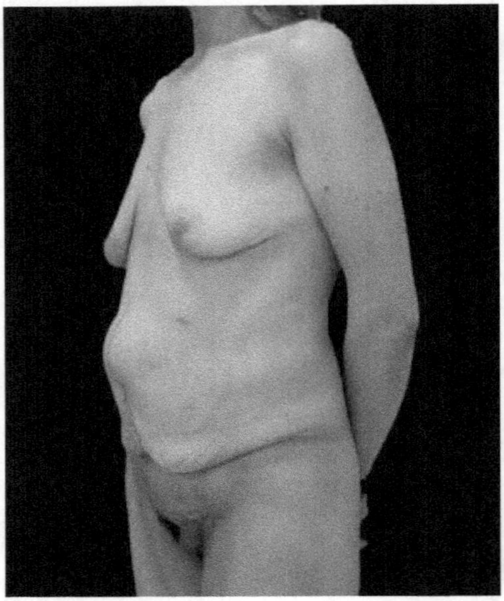

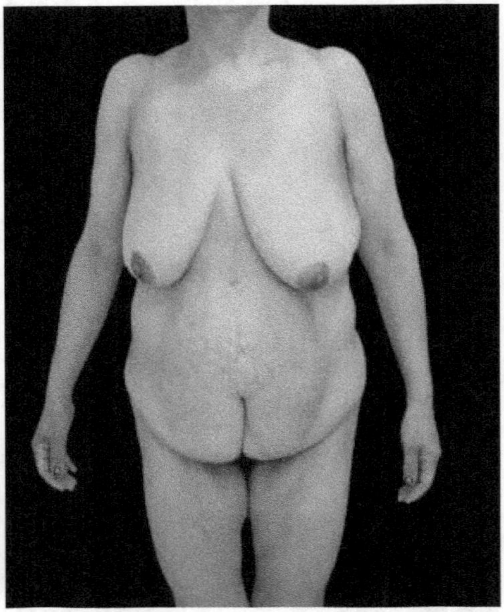

RIESGOS

Si la intervención es realizada por un Cirujano Plástico bien calificado, lo más probable es que su operación y recuperación postoperatoria no tengan inconvenientes. A pesar de esto, aun en circunstancias ideales, pueden desarrollarse complicaciones. Aparte de las complicaciones específicas relacionadas con esta operación, usted debe conocer los riesgos asociados a cualquier intervención quirúrgica (Ver Capítulo "Riesgos"). Además de estos riesgos generales hay algunos relacionados específicamente con las cirugías múltiples. Quien se somete a estos procedimientos debe comprender que requerirá algún procedimientos adicional para mejorar los resultados posteriores. Las complicaciones más frecuentes y específicas de esta cirugía son solucionables.

IRREGULARIDADES:

Diferencias en la cantidad de la grasa del panículo subcutáneo hacen que la mayoría de las personas tenga áreas más prominentes que otras. Al igual que con otras cirugías, estas irregularidades pueden permanecer en el cuerpo luego de la operación. También pueden quedar pequeñas áreas con fibrosis bajo la piel, que demorarán meses en desaparecer. Son una complicación frecuente, y puede requerir revisiones quirúrgicas.

ANEMIA:

Una cirugía grande produce anemia. En casos extremos se indica una transfusión de sangre. Es recomendable tomar tabletas de fierro unas semanas antes de la cirugía.

INFECCIÓN:

Es un riesgo como en cualquier cirugía. La gran mayoría genera síntomas en los primeros días de realizada la operación. Las infecciones asociadas a problemas médicos como la Diabetes o el tabaquismo son más difíciles de tratar.

HEMATOMAS:

Un hematoma es una colección de sangre dentro del cuerpo. Las enfermedades relacionadas con el sistema de la coagulación y el consumo de medicamentos anticoagulantes (como la Aspirina) aumentan este riesgo.

CICATRICES HIPERTRÓFICAS Y QUELOIDES:

A pesar de los cuidados del cirujano y del paciente algunas personas desarrollan cicatrices notorias y poco estéticas, que ocasionalmente se pueden mejorar con otra cirugía. Si usted no está dispuesta a asumir este riesgo, no debería operarse.

ASIMETRÍA DE FORMA Y POSICIÓN:

Recordar que no siempre se logra corregir completamente las diferencias existentes en la forma y volumen de la pared abdominal, muslos y caderas.

EXTRUSIÓN DE SUTURAS:

La expulsión de un punto de sutura puede provocar pequeños abscesos, como una espinilla grande. No son en realidad una complicación, sino más bien una molestia.

SEROMAS:

Acumulaciones de líquido en el tejido subcutáneo. Son relativamente frecuentes, y no revisten mayor problema.

EMBOLIAS Y COÁGULOS:

Es la aparición de coágulos en las piernas, los que pueden migrar. Ésta es una complicación rara y se toman medidas preventivas por un tiempo durante y después de la operación para minimizar este riesgo.

Capítulo 12

PIEL Y ESTRÍAS.

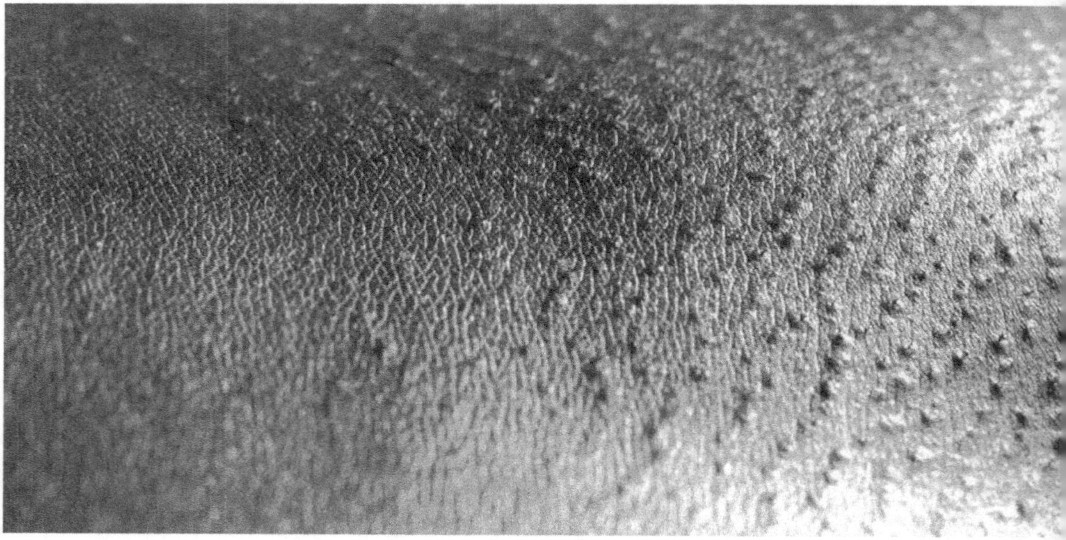

La piel es el órgano más extenso del cuerpo humano, por lo que es de gran importancia cuidarla permanente y correctamente. Todos los días la piel es afectada por fenómenos externos que la deterioran o debilitan: el sol, el frío, el viento, el humo del cigarrillo, etc. También es afectada por lo que sucede internamente en el cuerpo: la alimentación, las horas de sueño y vigilia, las alteraciones hormonales, etc. Es importante cuidar la piel cuando se altera su aspecto, ya que es un reflejo de nuestra salud. La falta de lozanía o humectación, la aparición de manchas o lesiones, pueden acusar un problema interno mucho mayor.

La Cirugía Plástica interviene en el área de las estrías, las secuelas de las quemaduras, la extracción de los tatuajes, la reducción de cicatrices y el tratamiento de lesiones cutáneas tales como quistes, tumores y manchas.

ESTRÍAS

La piel tiene entre sus componentes fibras elásticas, que al estirarse producen una cicatriz alargada rojiza, que finalmente será de tono nacarado, llamadas comúnmente estrías.

La principal causa de las estrías es la distensión de la piel, por embarazo o aumento rápido del peso corporal en una persona genéticamente predispuesta. Al subir de peso la piel se estira y destruye fibras elásticas, surgiendo las indeseadas marcas. Las estrías se mantienen eternamente, constituyendo un grave problema para muchas mujeres. Lo que usted debe saber, es que no hay tratamientos efectivos para las estrías, a pesar de la extensa propaganda que existe al respecto.

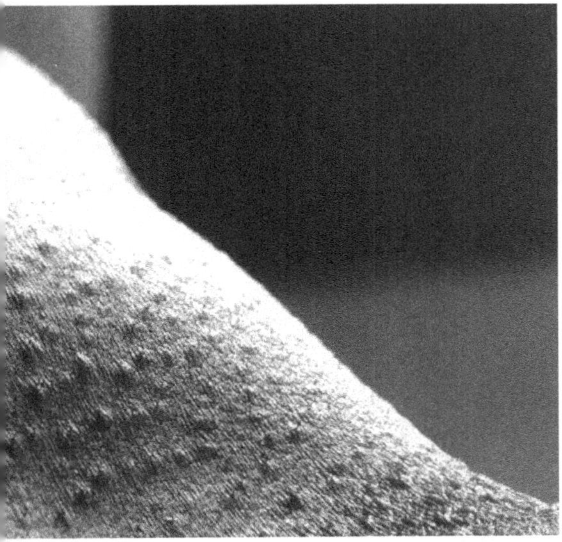

Si alguien le ofrece borrar las estrías con un tratamiento, probablemente perderá su tiempo, dinero y esperanza. Las estrías quedarán donde están.

El hecho de que las estrías se produzcan por una destrucción de las fibras elásticas de la piel, hace que borrarlas por completo sea imposible. En el mejor de los casos usted puede lograr atenuarlas. Existen, sin embargo, combinaciones de largos tratamientos, que pueden atenuar las estrías en algunas pacientes mejorando su aspecto. Estos tratamientos se basan en láser, ungüentos o cremas que bajan la pigmentación mediante un efecto de peeling, dermabrasión, que es el nombre técnico para un pulido fino de la piel y radiofrecuencia no ablativa. A los seis meses de iniciado un tratamiento, la mayoría de los pacientes nota una atenuación moderada de las estrías.
Finalmente se puede recurrir a los maquillajes cobertores si la atenuación no es suficiente.
Cuando las estrías están presentes en el abdomen bajo, una Abdominoplastía puede retirar la mayor parte de ellas, permitiendo realizar más tarde la combinación de tratamientos que mejoran el aspecto en un sector más pequeño afectado por estrías.

MEJORÍA DEL ASPECTO DE LA PIEL

TRATAMIENTOS INNOVADORES:

Cada fin de semana somos bombardeados por avisos y ofertas en las revistas femeninas que vienen incluidos en los periódicos, donde se ofrecen procedimientos casi mágicos para la mejoría estética de la piel.
Es difícil no poner atención en un aviso comercial o publirreportaje de este tipo, ya que las fotos de resultados que se exhiben son realmente impactantes.

Bajo el nombre de: Biomagnetismo, ultracavitación, thermoadelgazamiento, thermolipodren, tratamientos reafirmantes, lipoescultura no invasiva, radiofrecuencia cavitacional, lifting sin cirugías, lipoláser, laserlipólisis, espumas anticelulitis, tripolar, ultraláser, aumento mamario sin cicatrices, cremas que queman grasas, suplementos dietéticos que "actúan" sobre la grasa abdominal y otro número ilimitado de nombres de fantasía, caemos en publicidad engañosa.

Muchas de las fotografías exhibidas están burdamente retocadas y muestran resultados imposibles. Estos son clichés publicitarios muy exitosos, pero sin fundamentos científicos, y por lo tanto no logran resultados.

¿QUÉ PUEDO ESPERAR DE ESTOS TRATAMIENTOS?

Muy poco.

Hoy existen muchos equipos, llamados siempre de "última tecnología" que pueden producir una pequeña mejoría del aspecto de la piel, cara y otras partes del cuerpo.

Así, el Fraxel o láser fraccionado, Thermage, láser Co2, la terapia fotodinámica con luz pulsada, la radiofrecuencia tripolar y otros equipos pueden eliminar algunas manchas produciendo como resultado una piel más tersa y luminosa, pero sólo eso.

Aquí no hay magia.

Estos tratamientos pueden ser muy dañinos si son usados con demasiada frecuencia, por manos inexpertas o sin el diagnóstico de un médico especialista, y el resultado final podría ser peor que el problema original.

> *También debe considerar que, generalmente, "mini-tratamientos" producen "mini-resultados".*

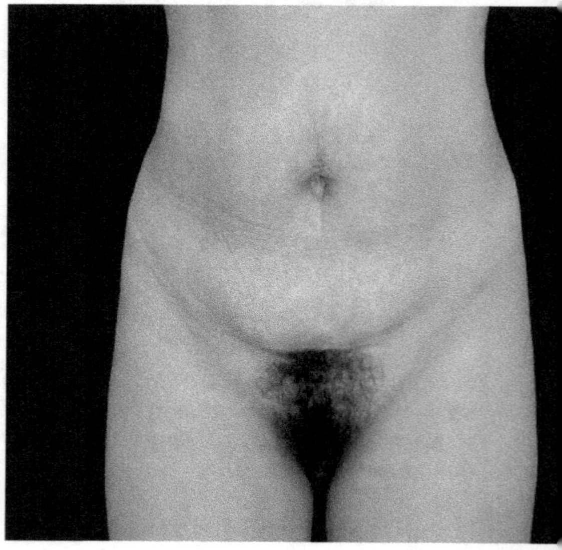

Esta paciente quería eliminar las estrías producidas por sus embarazos y además reducir el aspecto de su abdomen. Para ello se sometió a una Abdominoplastía, comprendiendo que con este procedimiento lograría reducir la apariencia de las estrías, pero no eliminarlas por completo.

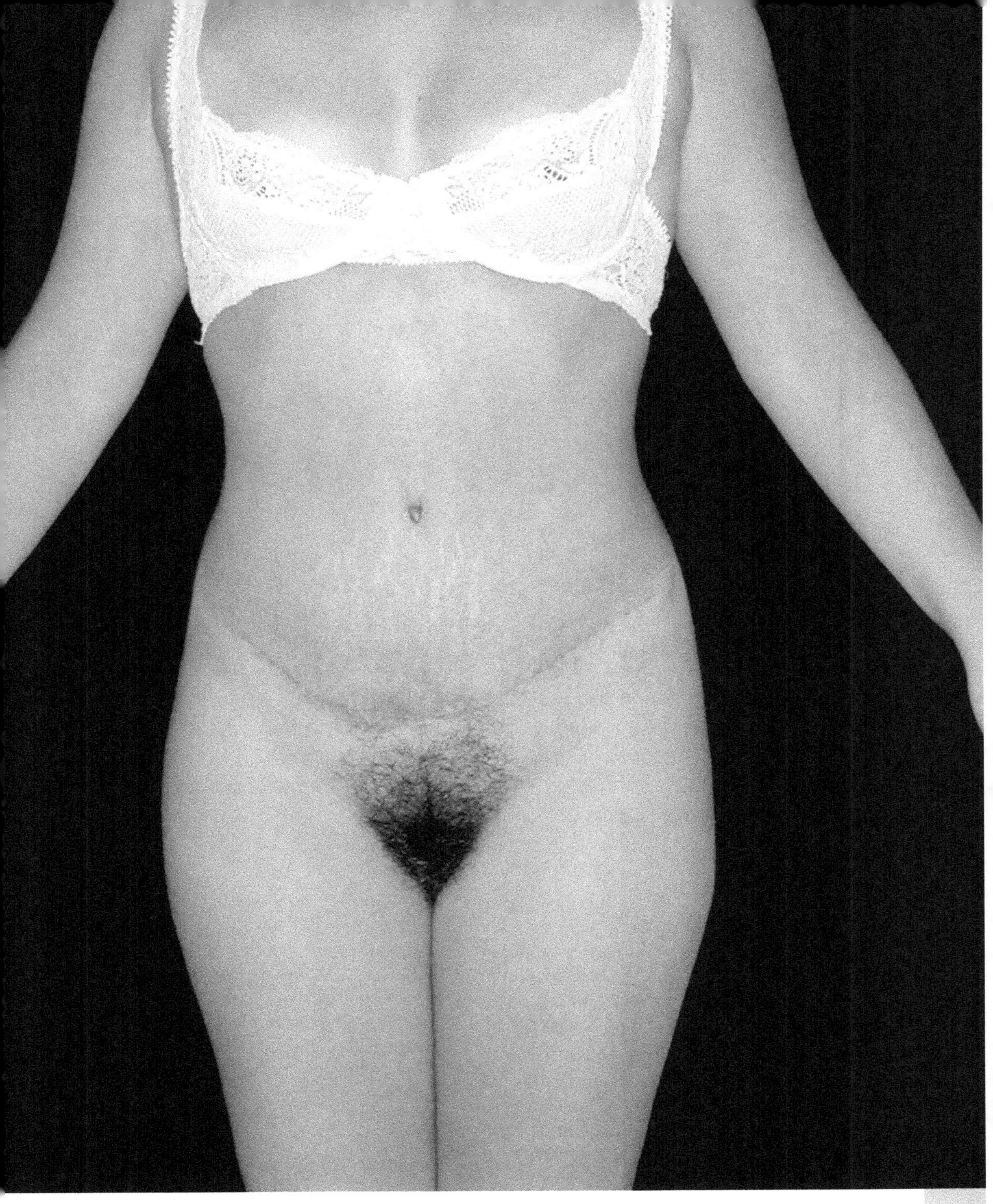

Capítulo 13

CAÍDA DEL PELO.

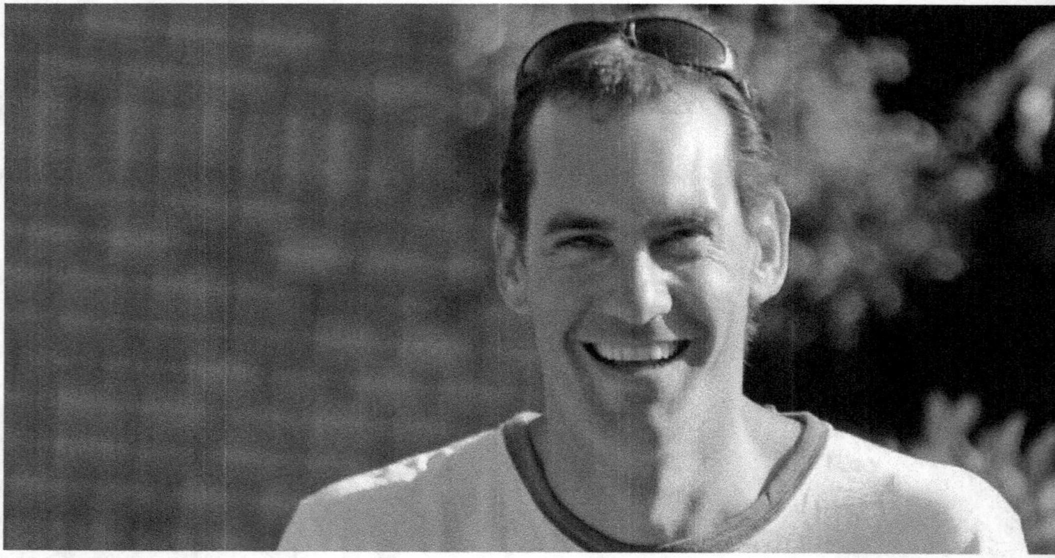

El pelo es una preocupación normal para el hombre, pero ocasionalmente produce cierto grado de ansiedad, ya sea porque se vuelve fino o delgado, porque se cae o se pone canoso. El implante capilar se ha convertido en una cirugía frecuente para los hombres, quienes consultan al respecto con mayor regularidad que las mujeres.

ANATOMÍA DEL PELO

La piel contiene muchísimos folículos pilosos densamente plantados uno al lado del otro, además de glándulas sudoríparas y sebáceas. La piel de un adulto tiene en promedio unos 100.000 pelos. El pelo está compuesto de queratina y de una colección de células muertas cementadas entre sí en forma de espirales. La queratina es la proteína muerta producida por el folículo piloso. Los pelos tienen 3 fases de crecimiento. La primera es la fase de crecimiento en la que se forma el pelo nuevo en el folículo piloso. La segunda es la fase intermedia, que puede durar algunos días, en la que el pelo sale hacia la piel. La tercera es la fase de descanso, que puede durar varios meses. Al final de la fase de descanso el pelo se cae, reiniciando el ciclo de crecimiento desde el folículo piloso. Es importante estudiar el ciclo del pelo mediante un examen llamado "Tricrograma" para detectar con antelación las causas de los problemas de caída y crecimiento.

ALOPECIA

Alopecia es el término técnico usado para hablar de la caída del pelo. Por el contrario, el exceso anormal de pelo en mujeres y niños recibe el nombre de "Hirsutismo".

Alopecia Androgenética: Es la pérdida de pelo, más común en hombres que en mujeres, y tiene relación con genes dominantes, por lo que si se encuentra en los genes heredados, lo más probable es que se exprese. Ésta ocurre sólo en aquella parte del cuero cabelludo que tiene potencial genético para ser inhibida por andrógenos, las hormonas sexuales masculinas. Esta forma de alopecia se expresa típicamente en la zona frontal, la corona y la tonsura de la cabeza. Las áreas del cuero cabelludo que no tienden a caerse permiten obtener pelos genéticamente diferentes para ser usados en implantes.

TRATAMIENTOS QUIRÚRGICOS PARA LA ALOPECIA

Colgajos: Se traslada una gran superficie de pelo desde una zona a otra de la cabeza, la que previamente puede incluir o no expansión de tejidos. También pueden realizarse resecciones parciales del área calva, eliminando así áreas centrales.
Injertos: Existen diversos métodos para trasplantar pelo que consisten en tomar pequeños grupos de pelo con sus folículos y ponerlos en otro lugar del cuero cabelludo. Los injertos pueden tener base redonda o cuadrada y ocasionalmente se realizan cintas, como las utilizadas para las cejas. Es un método poco usado ya que deja una apariencia poco natural, como de pelo de muñeca.

Microinjertos: Ésta es la técnica que más se usa hoy en día. Consiste en tomar una cinta de cuero cabelludo con pelo de la parte inferior de la nuca, cuyo defecto se cierra inmediatamente. Los 1.000 a 3.000 pelos de este trozo son divididos en folículos pilosos de 1 ó 2

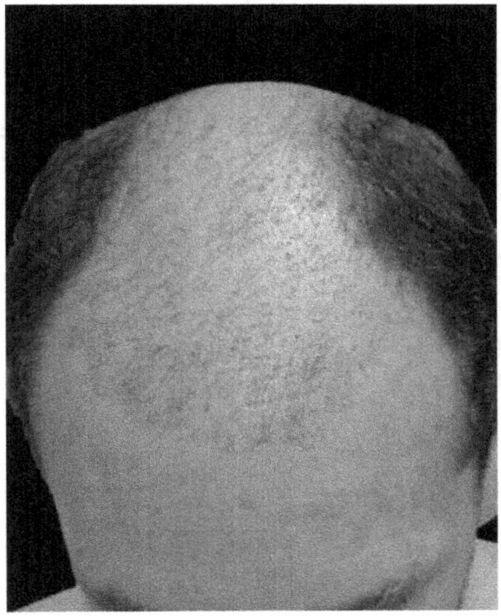

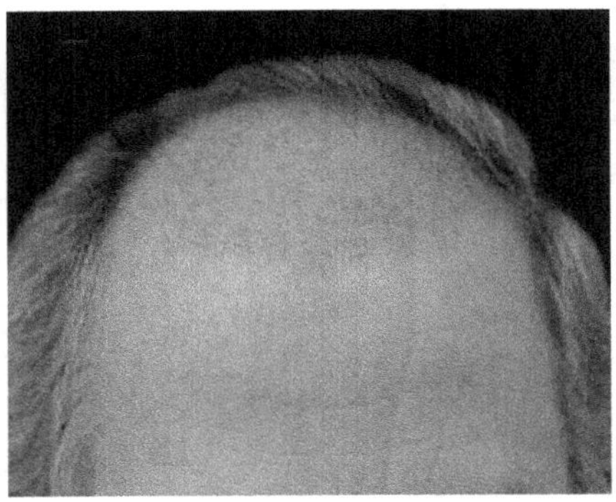

■ **Crecimiento del pelo:**
Luego de la cirugía de microinjertos en el cuero cabelludo, los folículos pilosos demoran algunos meses en crecer. Estos 2 pacientes llevan pocas semanas desde la operación.

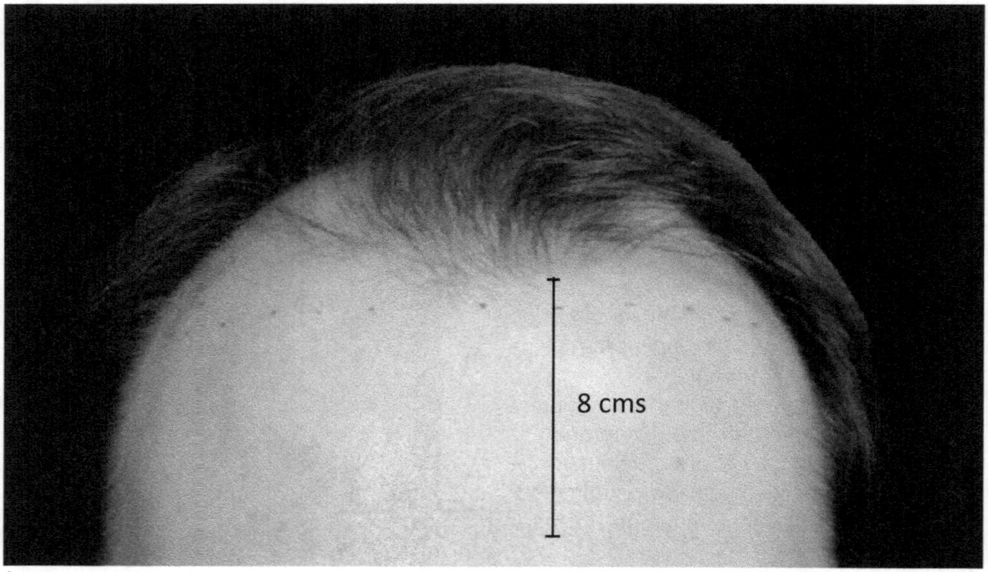

Antes

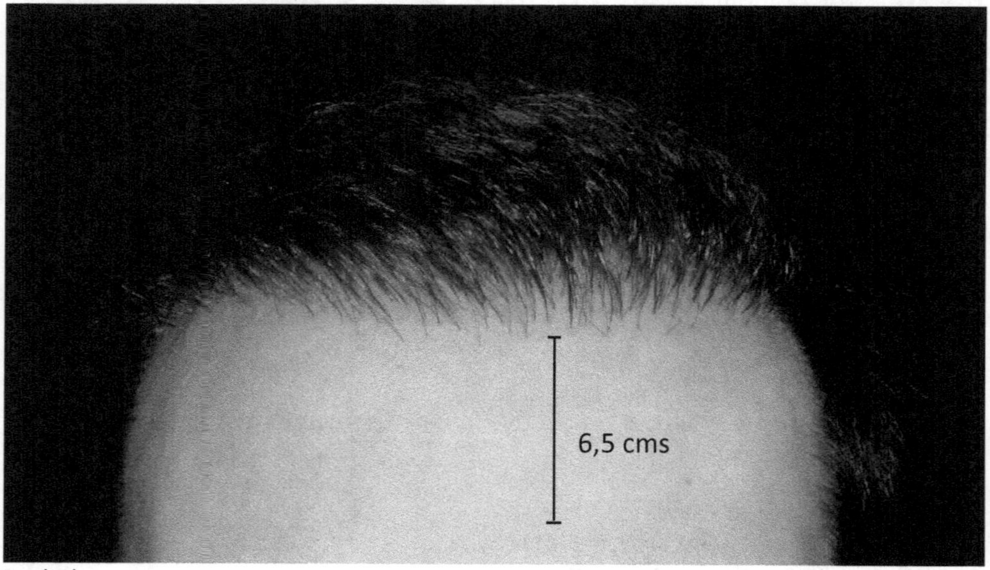

Resultado

Microinjertos de pelo, a los 9 meses. Caso operado por el Dr. H. Gacitúa.

unidades. Es el único método que da un buen resultado, aunque dependerá de las características del paciente. El microinjerto deja un aspecto más natural que las demás técnicas.

TRATAMIENTOS ALTERNATIVOS PARA LA ALOPECIA

Es muy importante cuidar aspectos como la limpieza, evitar el exceso de grasitud, no tocarse el pelo con las manos a cada momento, evitar sombreros que no permitan una ventilación adecuada, usar shampoo de buena calidad, etc.

Existen algunos tratamientos médicos que involucran el uso de shampoo con base de zinc, terapias locales con inyecciones, medicamentos tópicos como Minoxidil y Finasteride y medicamentos orales, como Finasteride. La efectividad de estos métodos depende de la constancia del paciente y del grado en que se encuentra desarrollada la caída del pelo.

Tipos de Pelo

- **Lanugo:**
Es suave y fino, sin médula ni pigmento.

- **Vello:**
Es suave, corto y sin médula y puede ser pigmentado. Rara vez supera los 2 cm de largo.

- **Pelo Terminal:**
Es largo, pigmentado, grueso y con médula. Éste es el que conocemos normalmente como pelo.

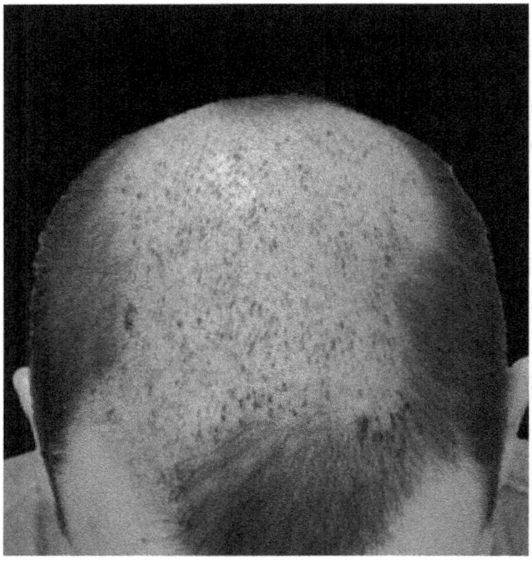

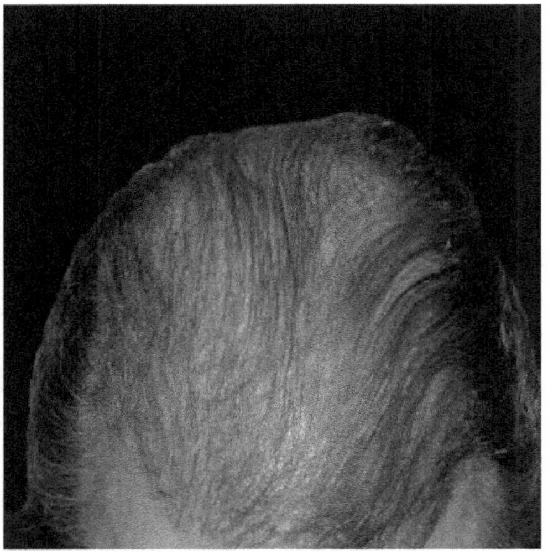

Capítulo 14

RECONSTRUCCIÓN MAMARIA.

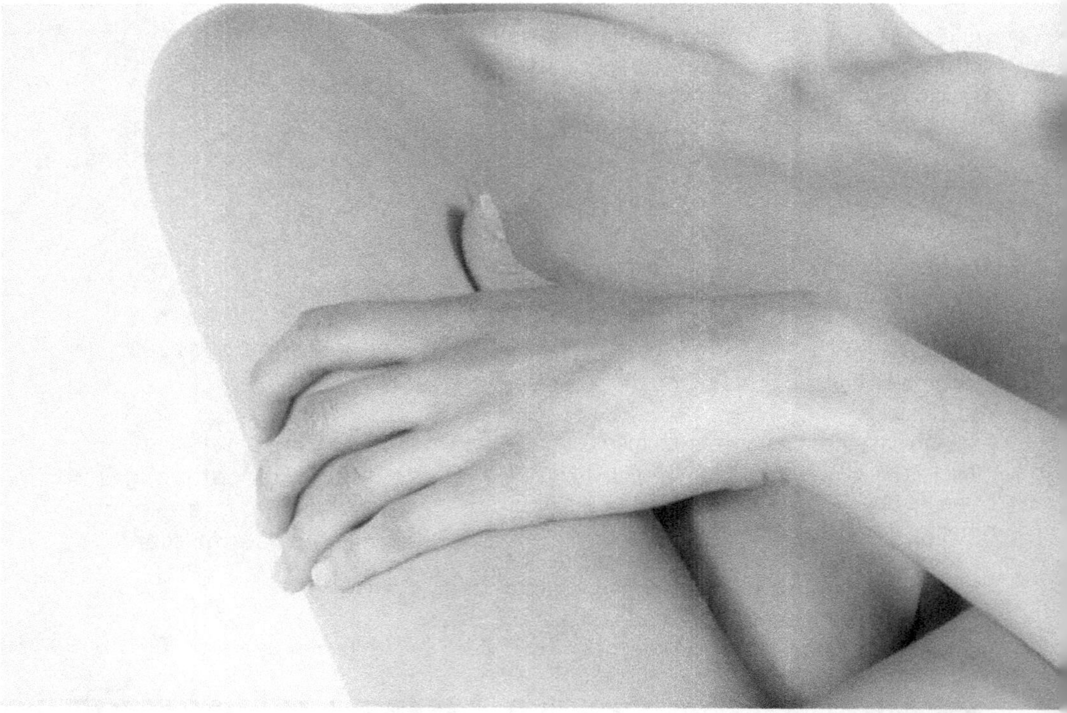

La Reconstrucción Mamaria es la cirugía que una mujer evalúa después de haber sufrido una "Mastectomía", debido a un cáncer de pechos.
Cuando se descubre un cáncer agresivo o avanzado en el pecho de una mujer se realiza una mastectomía, que corresponde a un tratamiento quirúrgico, donde se remueve la glándula mamaria con presencia de tejido canceroso o alterado. La cantidad extraída, varía según distintos factores, entre los que se encuentran: el tamaño, el estado del cáncer, la anatomía de la paciente y el tipo de cáncer que presente. Mientras más conozca acerca de las alternativas de Reconstrucción Mamaria disponibles, más fundamentada será su decisión y mayores argumentos tendrá para evaluar con su médico tratante, su pareja y familiares.

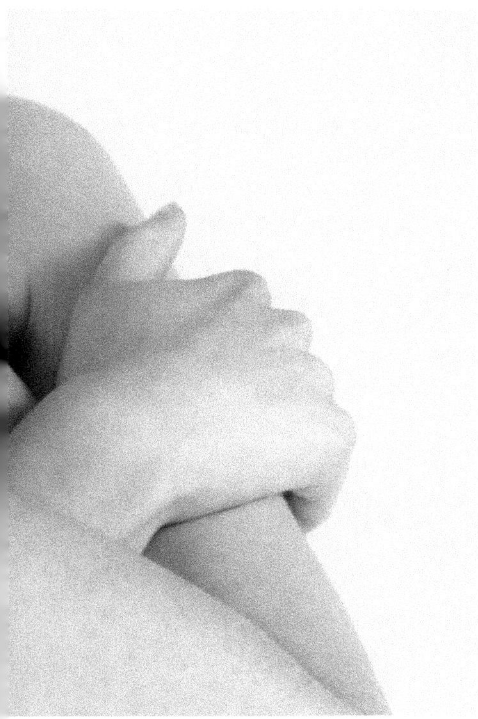

Tenga Presente

- No todas las mujeres que se enfrentan a una mastectomía pueden sentir la necesidad de una reconstrucción mamaria. Sin embargo, para muchas significa recuperar un estado de bienestar y satisfacción personal, que les permite seguir su vida con normalidad.
- El médico puede darle recomendaciones, y sus amigos entregarle su opinión, pero solamente usted puede tomar la decisión correcta.
- Una adecuada reconstrucción mamaria depende de los resultados que desee, del carácter del tumor eliminado y de otros factores físicos y psicológicos, que serán debidamente evaluados antes de la cirugía.
- Debe considerar que la primera prioridad del médico es eliminar el tumor. Sólo después vienen las consideraciones estéticas.
- Los mejores resultados se obtienen a través de intervenciones quirúrgicas realizadas por Cirujanos Plásticos con experiencia en este tema.

MASTECTOMÍA:
Existen tres tipos de mastectomía realizados frecuentemente por Cirujanos Oncólogos expertos en glándula mamaria:

MASTECTOMÍA RADICAL MODIFICADA:
Se remueve el tejido mamario incluyendo la aréola, pezón y los ganglios linfáticos, que se encuentran en la axila del mismo lado. Este procedimiento deja intacto el músculo pectoral mayor.

MASTECTOMÍA SIMPLE:
Sólo se remueve el tejido mamario y ocasionalmente ganglios linfáticos.

MASTECTOMÍA PARCIAL O TUMORECTOMÍA:
Se elimina el tejido tumoral y la inflamación local, dejando la mayor cantidad de tejido mamario posible.

¿Cómo Detectar un Cáncer Mamario?

Todas las mujeres mayores de 20 años deben autorrevisarse periódicamente de la siguiente manera:

- Recostarse y poner el brazo derecho detrás de la cabeza.
- Con la mano izquierda palpar el pecho derecho, buscando nódulos o irregularidades. Busque en forma circular en todo el pecho.
- Repita el mismo procedimiento en el pecho izquierdo y luego repita el examen de pie.
- El mejor momento para realizar este autoexamen es una semana después del período menstrual.
- Informe de inmediato a su médico ante cualquier inquietud o descubrimiento.

¿CUÁNDO RECONSTRUIR?

Las mujeres que han tenido una mastectomía, producto de un cáncer mamario, sufren muchas veces, un deterioro de su autoestima y desearían reconstruir su pecho. La Cirugía Plástica puede ofrecerles diferentes alternativas dado que el impacto psicológico, que una mastectomía puede causar en una mujer es tremendo, éstos van desde el duelo y la depresión leve, hasta cambios psicológicos irrecuperables.

Es mejor para la psique de la mujer optar por una Reconstrucción Mamaria en la misma cirugía en que se realiza la Mastectomía. Sin embargo, esto no siempre es posible, dependiendo del tipo de cáncer. Hay investigaciones que prueban que mientras más temprano se efectúe la Reconstrucción, menor será el daño psicológico.

PROCEDIMIENTO QUIRÚRGICO

Luego de una mastectomías, la paciente y su Cirujano Plástico decidirán si se realiza la Reconstrucción Mamaria en forma inmediata o diferida. La siguiente decisión es el tipo de procedimiento de reconstrucción a realizar. El método apropiado depende del tipo de mastectomía efectuado, del estado del cáncer al momento del hallazgo, de la experiencia de su Cirujano Oncólogo y de su Cirujano Plástico, y finalmente del tipo de seguimiento y cuidado postquirúrgico que usted tenga, de acuerdo a su salud y posibilidades.

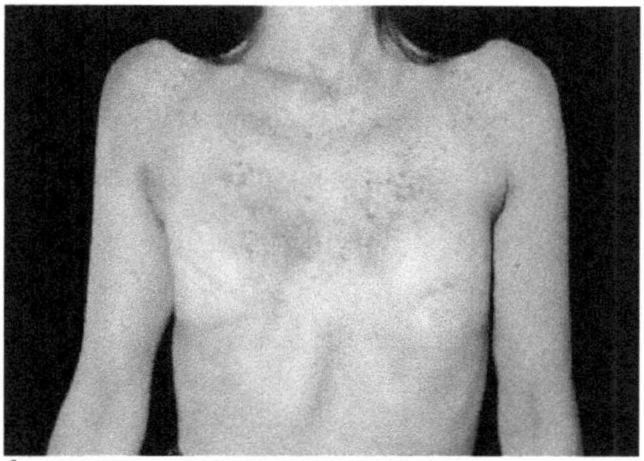

Antes

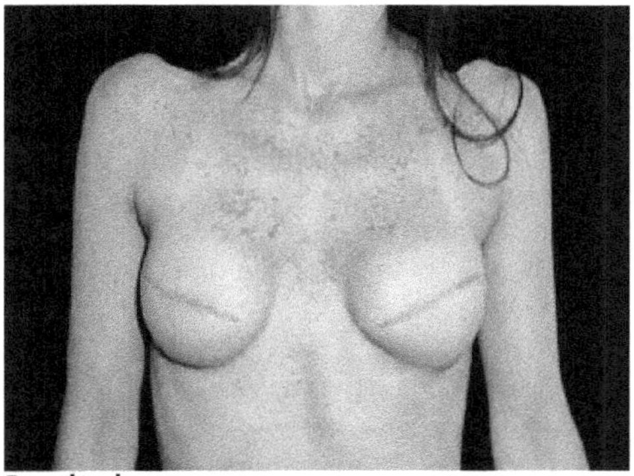

Resultado

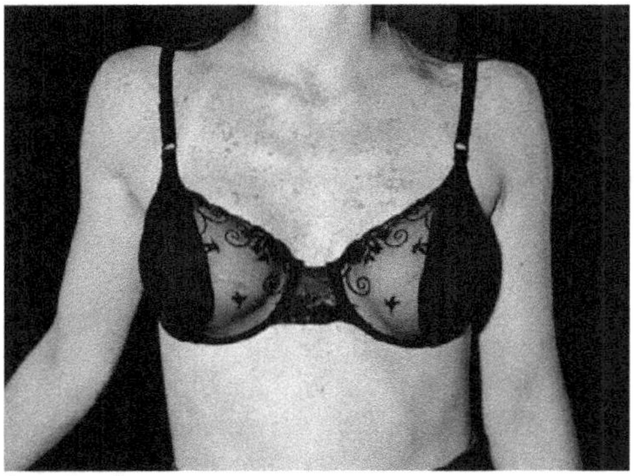

Resultado

Esta paciente perdió sus pechos debido a un cáncer. Ella eligió una reconstrucción mamaria con implante logrando una buena apariencia al estar vestida; posteriormente se decidirá si es necesario realizar la reconstrucción de la aréola y el pezón.

RECONSTRUCCIÓN CON PRÓTESIS (Fig. pág. 263)

Es una cirugía breve y relativamente simple, en la cual se levanta la piel pectoral para insertar una prótesis, que formará la nueva mama. La prótesis implantada se ubica entre el músculo y la piel o bien, bajo el músculo pectoral.
La prótesis utilizada en una Reconstrucción Mamaria puede ser igual a la usada en un Aumento Mamario, y en algunos casos requieren la expansión gradual de tejido, utilizándose un expansor-prótesis (solución salina) que va aumentando el volumen del implante, hasta llegar al tamaño deseado para la mama reconstruida.
El Cirujano Plástico determinará el tipo de implante a utilizar en cada caso.
El resultado estético de una Reconstrucción Mamaria con prótesis es menos bueno, pues la piel pectoral es delgada y el implante no logra tomar el aspecto de un pecho normal.

RECONSTRUCCIÓN CON COLGAJO MUSCULAR

El "colgajo muscular" es un tejido que usualmente contiene un trozo de piel, grasa subcutánea y un músculo, y es relocalizado a través de una cirugía para formar otra estructura, la nueva mama.
La reconstrucción mamaria con colgajo muscular usa el tejido propio de la mujer, sea de su espalda o abdomen.
Es el método aplicado a la mayoría de las pa-

Después de una Reconstrucción Mamaria

- Podrá volver a sus actividades normales a las 4 semanas de realizado el procedimiento.
- Debe evitar el ejercicio físico por las 3 semanas siguientes.
- El aspecto final de las mamas se verá 4 a 6 meses después de la cirugía.
- Debe mantener un control oncológico periódico.
- No hay posibilidad de lactancia después de una Reconstrucción Mamaria, pues la Mastectomía elimina las glándulas productoras de leche.

cientes y se realiza de varias maneras:

COLGAJO TUNELIZADO:

Se tuneliza el colgajo hacia la mama por debajo de la piel, permitiendo que permanezca unido a su lugar de origen y que mantenga su irrigación sanguínea. Para realizar este procedimiento se puede utilizar tejido de dos sectores: la espalda (colgajo "Latissimus dorsi") o del músculo recto abdominal (colgajo de "Tram").

1. COLGAJO LATISSIMUS DORSI:

Esta técnica utiliza la piel y tejido del músculo "Latissimus dorsi" que se encuentra en la espalda.

Este colgajo es llevado hacia la parte pectoral, poniéndolo sobre el defecto de la mastectomía. Es una excelente alternativa, siempre que la cirugía inicial no dañe los vasos de la axila. La mayoría de las veces se debe poner además una prótesis, pues la masa de músculo y grasa no es suficiente.

2. COLGAJO DE TRAM:

Este método es aplicado a la mayoría de las pacientes. Utiliza la piel y el tejido asociados al músculo recto abdominal, los cuales son tunelizados por debajo de la piel hacia la zona mamaria.

Produce mejor efecto estético y no requiere prótesis. Las pacientes con cirugías anteriores en el abdomen, como cesáreas o extracción de la vesícula, no son buenas candidatas para usar este método.

Esquema de Reconstrucción Mamaria

COLGAJO LATISSIMUS DORSI

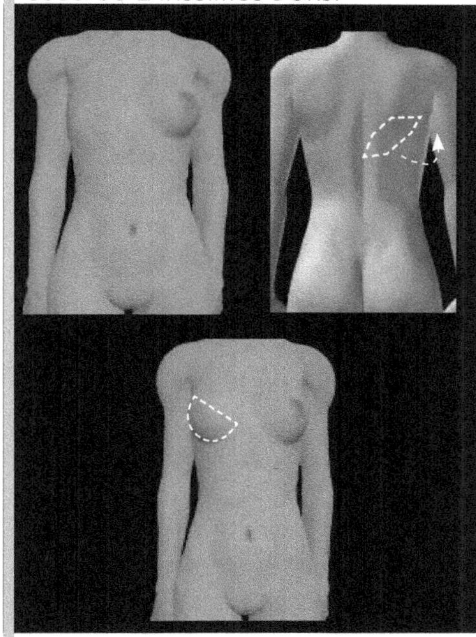

COLGAJO DE TRAM

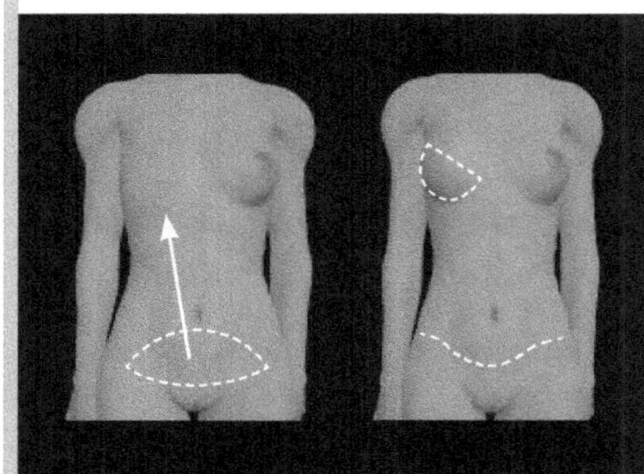

Ag

AGRADECIMIENTOS DEL AUTOR

Mi agradecimiento a todas las personas que motivaron la realización de este "Manual de Cirugía Plástica", con sus preguntas, casos, opiniones y comentarios. A Marzia Simonetti, por su dedicación y su gran paciencia conmigo y en la coordinación general de este proyecto, que han hecho posible su realización. A mis colegas y colaboradores Dr. Rodrigo Contreras, Dr. Sergio Valenzuela, Dr. Roberto Prado, Dr. Rodrigo Ramírez, Dr. Esteban Torres, Dra. Susana Searle, Dra. Angélica García Huidobro y Dra. Francisca León, quienes me ayudan diariamente en operaciones simples y complejas. A las Enfermeras que cuidan de nuestros pacientes, Mónica Mella, Tatiana Godoy y Claudia Acevedo. A nuestras asistentes administrativas Alejandra Vargas, Bernardita Castro, Sandra Torres y Patricia Ponce. A las Arsenaleras y todo el equipo de Pabellón del Hospital Clínico de la Pontificia Universidad Católica. Al equipo de Anestesiología de la Universidad Católica, por su gran contribución a la seguridad de nuestros pacientes. A Juan Carlos Jara y Daniela Jaramillo por su ayuda con el diseño gráfico. A María José Turull, por su ayuda. A las autoridades de la Pontificia Universidad Católica de Chile, por permitir el desarrollo de mi carrera profesional. Al Profesor Ivo Pitanguy, por sus consejos y ayuda en el desarrollo y prólogo de este libro. Finalmente agradezco a todos mis pacientes, alumnos y residentes becarios, de los que cada día sigo aprendiendo.

GLOSARIO

Abdominoplastía, Lipectomía: Cirugía que remueve el exceso de piel y grasa abdominal, además de tensar la musculatura abdominal subyacente.

Abrasión o úlcera Corneal: Lesión dolorosa de la córnea del ojo, que requiere del uso de antibióticos tópicos.

Ácido Alfa-hidróxidos: Ácidos glicólico, cítrico, málico y láctico, que se encuentran en la naturaleza, estimulan el crecimiento de las células y mejoran la vitalidad de la piel.

Ácido Glicólico: Ácido que se encuentra en la naturaleza, estimula el crecimiento de las células y mejora la vitalidad de la piel.

Adrenalina: Nombre comúnmente usado para la "Epinefrina", un compuesto químico fisiológico que contrae los vasos sanguíneos.

Alloderm: Tejido de colágeno congelado, preparado en láminas a partir de un donante.

Alopecia: Caída del pelo.

Anestesia: Privación general o parcial de la sensibilidad producida por drogas. Ocasionalmente se anestesian áreas del cuerpo por alguna enfermedad.

Anestesia Local: Es la anestesia inducida en una región determinada del cuerpo.

Anestesiólogo: Especialista en anestesia.

Aréola: Zona pigmentada en la glándula mamaria situada alrededor del pezón.

Aumento de Mentón: Cirugía para aumentar el mentón mediante un implante o desplazamiento de la mandíbula.

Aumento de Pómulos: Operación que consiste en aumentar los pómulos mediante la aplicación de grasa autóloga o implantes.

Aumento Mamario: Procedimiento por el cual se aumenta el tamaño mamario, mediante una prótesis.

Autólogo: Que proviene del mismo cuerpo. Ver grasa autóloga.

Blefaroplastía: Cirugía de rejuvenecimiento de párpados y ojos.

Bótox: Droga basada en una toxina de origen bacteriano, que se usa para borrar determinadas arrugas faciales mediante la debilitación de músculos del rostro.

Cantopexia: Cirugía para levantar y rejuvenecer el aspecto lateral del párpado inferior y el ángulo del ojo.

Cánula: Tubo fino para realizar Liposucción y lipoinyección.

Celulitis: Nombre popular usado para el aspecto de "piel de naranja" que adquiere la grasa acumulada bajo la piel de los muslos y nalgas. Estrictamente, significa inflamación de los tejidos por infección, pero no es usado en ese contexto en forma habitual.

Cirugía Ambulatoria: Procedimiento que no requiere estadía nocturna en el hospital.

Cirugía de Revisión o Secundaria: Una operación para corregir un resultado insatisfactorio.

Glosario

Cirugía Endoscópica: Cirugía que mediante cámaras diminutas permite ver y actuar dentro de cavidades corporales a través de pequeñas incisiones.

Cirugía Estética: Rama de la Cirugía Plástica relacionada con el embellecimiento y la armonía de los aspectos anatómicos del cuerpo.

Cirugía Plástica: Área de la cirugía general especializada en las formas corporales, su reparación, reconstrucción y rejuvenecimiento.

Cirugía Reconstructiva: Rama de la Cirugía Plástica relacionada con la reconstrucción de los tejidos, frecuentemente asociada a la Oncología y a los accidentes.

Colágeno: Proteína del tejido conjuntivo y huesos, que mediante cocción se transforma en gelatina.

Colgajo: Trozo de tejido con irrigación propia, generalmente usado para cubrir un defecto en un lugar distinto del que se toma. Se diferencia del injerto por llevar su irrigación.

Conjuntiva Ocular: Parte roja de la mucosa ocular, visible sólo al desplazar el párpado inferior hacia abajo.

Contorno corporal: Forma del cuerpo. Se usa con relación a Liposucción o Lipoescultura.

Contractura Capsular: Cicatriz interna con relación a un implante. Se usa para hablar de una complicación en implante mamario.

Córnea: Cubierta más exterior del ojo, transparente y sensible.

Cosmética: Relacionada a la higiene y a la belleza corporal y facial.

Decoloración: Alteración (aumento o disminución) en la coloración de la piel.

Dermabrasión: Peeling mediante un lijado fino (ver "peeling").

Dorso Nasal: Techo de la nariz.

Ectropión: Retracción anormal del párpado inferior, permitiendo ver la parte roja conjuntival.

Endermología: Masaje orientado a la succión de los tejidos superficiales, removiendo parte del agua contenida en ellos.

Endoscopio: Equipo médico que mediante una cámara diminuta permite ver y actuar dentro de las cavidades corporales.

Epidermis: Parte superficial de la piel.

Equimosis: Mancha oscura de la piel, resultante de la extravasación de la sangre.

Esclera: La parte blanca del ojo.

Esteroides: Drogas fisiológicas que reducen la hinchazón luego de la cirugía.

Estrías: Un deterioro en las fibras elásticas de las capas profundas de la piel, que produce estriaciones (marcas en la piel) nacaradas.

Exámenes Preoperatorios: Exámenes que se piden antes de una cirugía intermedia y mayor. Usualmente Hemograma, Velocidad de Sedimentación, Perfil Bioquímico, Pruebas de Coagulación, Sedimento Urinario y Electrocardiograma. Dependiendo de la cirugía podrían incluirse otros, como Mamografía, Ecotomografía Mamaria, Rinomanometría, etc.

Exfoliación: Pérdida de la capa superficial de la dermis en forma de escamas.

Extraer: Sacar, remover.

Extrusión: Eliminación de material extraño al cuerpo.

Flap: Anglicismo para colgajo.

Goretex, Gortex: Material de Politetrafluoroetileno, una mezcla entre goma y tela usada para cierto tipo de implantes, particularmente vasculares.

Grasa submentoniana: Comúnmente conocida como "Papada", es la grasa acumulada en la parte superficial del cuello.

Hematoma: Acumulación de sangre en una cavidad por extravasación desde las venas o arterias. Se reabsorbe muy lentamente.

Hidroquinona: Agente químico con propiedades blanqueadoras.

Hiperpigmentación: Aumento de los tonos oscuros de la piel.

Hipopigmentación: Aumento de los tonos claros de la piel, puede ser manchado.

Hirsutismo: Aparición de pelo en lugares o edades que no corresponden.

Implante Malar: Implante de pómulo.

Implante Mamario con Gel de Silicona: Implante mamario clásico. Puede ser de superficie lisa o rugosa.

Incisión Transconjuntival: Incisión para cirugía del párpado inferior a través de la conjuntiva ocular, que no deja cicatriz externa.

Incisión: Corte quirúrgico realizado con bisturí.

Injerto: Trozo de tejido vivo (como grasa, cartílago, hueso o piel) que es tomado desde una parte del cuerpo y puesto en otra, y que requiere irrigación del cuerpo para sobrevivir.

Láser: Máquina que emite una luz tan intensa que es capaz de quemar a una profundidad muy específica la capa superficial de la piel. Se usa para remover elementos no deseados de la piel. El término fue acuñado por Einstein.

Láser con Peeling: Uso concomitante de Láser y Peeling.

Láser resurfacing: Uso de láser para obliterar en parte las arrugas finas de la piel.

Laxitud muscular: Soltura de los músculos.

Lidocaína, Carbocaína, Novocaína, Bupivacaína: Drogas usadas comúnmente para anestesia local.

Lifting de Glúteos o Nalgas: Cirugía para levantar y modelar los glúteos.

Lifting de Mejillas o Pómulos: Operación para subir o aumentar mejillas y pómulos.

Lifting de Muslos: Cirugía para levantar y modelar los muslos, generalmente en su cara interna.

Lifting Facial: Cirugía de rejuvenecimiento facial.

Lifting Frontal: Cirugía de rejuvenecimiento de la frente, usualmente incluye los párpados.

Lipectomía Endoscópica: Forma endoscópica de realizar Lipectomía, usada en personas delgadas que tienen los músculos rectos laxos o separados. Esto permite cicatrices pequeñas.

Lipectomía: Es un procedimiento quirúrgico en el cual se busca remover el exceso de piel y grasa de la mitad inferior del abdomen, aunque el término es usado para cualquier parte del cuerpo.

Lipoescultura: Escultura de los tejidos grasos subcutáneos mediante la Liposucción para dar un contorno corporal más estético. Es sinónimo de Liposucción.

Lipoinyección: Procedimiento quirúrgico mediante el cual se aspira grasa subcutánea y se inyecta en otro lugar como grasa autóloga, permitiendo modelar el cuerpo hacia una forma más estética.

Liposucción: Procedimiento quirúrgico mediante el cual se aspira grasa subcutánea y se permite modelar el cuerpo. Es sinónimo de Lipoescultura.

Líquido Tumescente: Líquido que contiene suero y adrenalina, y que se inyecta antes de la Liposucción para producir vasoconstricción y ablandamiento de las grasas.

Mamografía: Tipo de radiografía específica para ver partes blandas de la glándula mamaria y sus alteraciones.

Mamoplastía de Aumento: Operación de aumento mamario.

Mastectomía: Cirugía que elimina la glándula mamaria.

Mastopexia: Operación para levantar pechos caídos o ptóticos, también llamada Pexia Mamaria o Lifting Mamario.

Melasma: Decoloraciones faciales o del cuello que aparecen asociadas al embarazo y al uso de anticonceptivos orales.

Microcirugía: Técnicas quirúrgicas con uso de microscopio.

Microdermabrasión: "Peeling" mediante un lijado fino, a través de polvillo metálico (ver "peeling").

Milia: Pequeños puntos blancos producidos por el bloqueo de una glándula de la piel.

Mini-Lipectomía: Pequeña lipectomía que tensa la musculatura abdominal. Se reserva para personas delgadas con piel laxa y deja una cicatriz tipo cesárea.

Mucosa: Cubierta interna de la boca, nariz, tubo digestivo y genital.

Músculo Pectoral: Músculo que se encuentra en la pared anterior del tórax, bajo la glándula mamaria.

Músculo Procerus: Pequeño músculo del entrecejo.

Músculos Rectos Abdominales: Dos músculos alargados paralelos que unen el esternón con el pubis. Se ubican en la zona anterior del abdomen y pasan a cada lado del ombligo.

Orejas: Término usado por los cirujanos plásticos para referirse al exceso de piel que queda, ocasionalmente, en los extremos de una cicatriz.

Párpados Caídos: Efecto de la gravedad sobre los párpados. Técnicamente se llama "Blefaroptosis".

Patas de Gallo: Arrugas de la parte lateral del ojo.

Pechos caídos: Término popular para la Ptosis Mamaria.

Peeling: Palabra del inglés que significa raspado de la piel. Puede realizarse mediante elementos químicos, mecánicos o calor (Láser).

Peeling de Fenol: Un "peeling" químico con un tipo de alcohol quemante.

Persona Frágil: Niño chico, anciano o persona enferma.

Pexia Mamaria: Operación para levantar pechos caídos o ptóticos. También se llama Mastopexia.

Pico de Loro: Una deformidad que aparece como complicación de la "Rinoplastía" (operación de nariz).

Platisma: Dos músculos muy delgados que cubren el aspecto superficial del cuello, ubicados inmediatamente bajo la piel.

Pliegue Inframamario: Pliegue normal bajo los pechos femeninos.

Pliegue Nasolabial: Pliegues divergentes que comienzan a los costados del ala nasal y se dirigen al costado del mentón.

Pliegues del Platisma: Pliegues longitudinales en el cuello debido a lasitud muscular.

Porex: Material con aspecto de coral usado para ciertos implantes faciales, a base de polietileno.

Protección Solar: Grado de potencia en bloqueo solar. Mientras más alto el número mejor es la protección. (Sun Protection Factor = SPF).

Ptosis: Caída, caído.

Ptosis Mamaria: Término técnico para pechos caídos. Existe una clasificación de cuatro grados.

Reconstrucción Mamaria: Operación para restaurar volumen, forma y apariencia de la glándula mamaria después de una Mastectomía. Puede usar implante mamario o tejidos en forma de colgajos.

Rinoplastía: Cirugía nasal, usualmente de carácter estético.

Rinoseptoplastía: Cirugía nasal que incluye trabajo sobre el septo o tabique nasal.

Ritidectomía, Ridectomía: Lifting facial, cirugía de rejuvenecimiento facial.

Rosácea: Inflamación cutánea y de las glándulas de la piel de la cara, muchas veces como reacción a condimentos y al alcohol.

Glosario

Sedación: Acción de adormecer y sedar mediante el uso de medicamentos. Puede ser como asociación a la anestesia local.

Septoplastía: Cirugía del Tabique o Septo Nasal.

Septum, Septo: Tabique Nasal.

Seroma: Acumulación anormal de suero o líquidos en una cavidad producida usualmente por una operación.

Silastic: Silicona en estado sólido.

Silicona: Compuesto químico inerte, encontrado normalmente en cantidades pequeñas en el organismo y basado en la combinación de Oxígeno y Silicio. En medicina se usa en múltiples elementos protésicos de caderas, articulaciones, sondas urinarias, prótesis cardíacas, etc.

Silicona Gel: Silicona altamente purificada para uso médico y llevada al estado gel, la cual se ha usado por muchas décadas para prótesis mamarias, testiculares y otras.

Síndrome de Ojo Seco: Enfermedad en la cual varias glándulas producen menos lubricación de la que es necesaria en el ojo.

Sinusitis: Inflamación de las cavidades paranasales, usualmente por infección.

SMAS: Capa de tejido fibroso bajo la piel facial. (Subcutaneous Musculo-Aponeurotic System), la que es estirada durante una Ritidectomía o Lifting Facial.

Subglandular: Bajo la glándula. Se utiliza usualmente para referirse a una prótesis mamaria ubicada bajo la glándula mamaria y por sobre el músculo pectoral.

Submuscular, Subpectoral: Bajo el músculo. Se utiliza usualmente referente a una prótesis mamaria bajo el músculo pectoral.

Suero, Suero Salino: Se refiere al líquido que se encuentra normalmente en la sangre y fluidos corporales, compuesto principalmente por agua y sal.

Tatuajes: Grabación de dibujos en la piel mediante la introducción de colorantes bajo la epidermis.

TCA: Acido Tricloro Acético, un agente químico usado para peeling facial.

Telangiectasias: Vasos sanguíneos aracniformes o tortuosos que se encuentran en la piel de la cara y piernas, discretamente visibles.

Terapéutico: Con fin de remediar males o enfermedades.

Texturizado: Tipo de implante mamario con superficie rugosa.

TRAM: Colgajo Muscular para Reconstrucción Mamaria, que utiliza uno o ambos músculos "rectos abdominales". (TRAM= Transverse Rectus Abdominis Muscle Flap.)

Trombosis: Coagulación de la sangre.

Várices, Venas Varicosas: Venas dilatadas, usualmente por destrucción de pequeñas válvulas que tienen dentro; son particularmente comunes en las piernas y muslos.

www.ingramcontent.com/pod-product-compliance
Lightning Source LLC
LaVergne TN
LVHW082213051026
849532LV00012B/3764